Knaur

Von Christine Heideklang ist außerdem erschienen:

*Mykosen. Ursachen und natürliche Behandlung
von Pilzerkrankungen* (Band 76111)

Über die Autorin:

Christine Heideklang wurde 1939 in Königsberg geboren. Sie wuchs
in Hamburg auf, wo sie nach der mittleren Reife und Handelsschule
als Fremdsprachensekretärin arbeitete. Später gründete sie ein eigenes Reiseunternehmen, das sie aber zugunsten einer Heilpraktiker-
ausbildung wieder aufgab. Sie arbeitet als Heilpraktikerin in eigener
Praxis.

CHRISTINE HEIDEKLANG

Pilzerkrankungen ganzheitlich heilen

Knaur

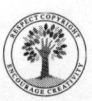

Originalausgabe Juli 1998
Copyright © 1998 bei Droemersche Verlagsanstalt Th. Knaur Nachf., München
Alle Rechte vorbehalten. Das Werk darf – auch teilweise –
nur mit Genehmigung des Verlages wiedergegeben werden.
Umschlagillustration: Susannah zu Knyphausen, München
Satz und Herstellung: Barbara Rabus
Druck und Bindung: Ebner Ulm
Printed in Germany
ISBN 3-426-76178-5

2   4   5   3   1

Inhalt

Vorwort

Liebe Leserin, lieber Leser,

viele von Ihnen werden mein Buch *Mykosen* kennen. Noch immer ist das Thema »Mykosen« in den Medien heiß umstritten. Diejenigen jedoch, die an sich selbst die zunehmende Erschöpfung und Schwäche, die innere Unruhe und Gereiztheit, die vielfältigen körperlichen und seelischen Mißempfindungen erleben – alles das, was man früher nicht kannte –, sie wissen, daß da etwas Neues in ihnen ist, das ihnen die Kraft und Lebensfreude raubt. Und so richtet sich *Pilzerkrankungen ganzheitlich heilen* an die, die bereits an den angedeuteten Symptomen leiden oder auch für andere nach Hilfe und Rat suchen.

Durch mein Buch *Mykosen* ergaben sich manche Kontakte zu völlig verzweifelten Menschen. Auf diese Weise eröffnete sich mir ein tiefer Einblick in Schicksale von Schwerstleidenden, die am Ende ihrer Kraft stehen und die sich in dieser Not von ihrer Umwelt und meist auch von ihren Behandlern allein gelassen fühlen. Für diese Menschen – und für diejenigen, die gar nicht erst so krank werden wollen – ist dieses Folgebuch zum Thema Mykosen geschrieben.

Wir modernen Menschen, die wir den menschlichen Verstand (Wissenschaft) und den materiellen Fortschritt anbeten und nicht mehr den Schöpfer aller Dinge, haben unsere Umwelt und die Natur so vielfältig verändert, daß gesundheitliche »Entgleisungen« früher oder später folgen müssen. Je nach Konstitution und Erbmasse brechen das Abwehrsystem und die Leberentgiftungsleistung bei dem einen eher zusammen als bei einem anderen. Besonders die sensiblen Menschen geraten eher in Schwierigkeiten.

Vieles können wir heute als einzelner Mensch nicht ändern. Wir müssen die mit immer mehr Auto- und Flugzeugabgasen verpestete Luft einatmen, wir können uns nicht gegen die weiter zunehmende Elektrosmogverstrahlung und Radioaktivität wehren, wir leiden unter den klimatischen Veränderungen, dem Ozonloch und anderen Veränderungen. Diesen Dingen sind wir alle ausgesetzt und können sie nicht einfach abstellen oder abschaffen. Dennoch bleibt uns noch genug zu tun übrig, was uns hilft, uns diesen vielfältigen Umweltbelastungen gegenüber besser zu schützen, so daß wir unsere Lebenskraft und Lebensfreude wieder stärken.

Bei Friedrich Hölderlin heißt es: »Wo die Not ist, wächst das Rettende auch!« Um dieses »Rettende« auf vielerlei Gebieten geht es in diesem Buch. Möge es vielen Menschen in ihrer Not eine Hilfe sein.

Zu den im Text genannten Buchtiteln und Bezugsquellen werden im Literatur- und Adreßverzeichnis genauere Angaben gemacht.

Christine Heideklang

1 Mykosen

Pilze im Blut

Inzwischen gibt es in zunehmendem Maß eine Krankheit, der sehr viele Behandler – besonders in den Kreisen der Schulmedizin – noch völlig hilflos gegenüberstehen: den Pilzen im Blut. Sie werden als »Modekrankheit«, als »eingebildete Krankheit« abgetan. Nach Meinung der Schulmedizin entwickeln sich die Pilze im Blut (systemische Pilzerkrankungen) äußerst selten, meist nur bei sehr alten, schwerstkranken Menschen, die im Endstadium stehen.

Die Wirklichkeit sieht leider inzwischen ganz anders aus, denn gerade jüngere Menschen werden von Mykosen geplagt, vermutlich aufgrund des Zucker- und Antibiotikamißbrauchs seit frühester Jugend. Viele Kinder werden heute bereits mit Mundsoor (Befall der Mundschleimhaut mit Candida albicans) geboren. Häufig nehmen aber nur die Betroffenen die Pilzerkrankungen ernst, denn die üblichen diagnostischen Methoden ergeben oft keinerlei Anhaltspunkte.

Wenn bei einem Patienten mit der üblichen Diagnostik nichts zu finden ist, dann kann er – laut Ansicht vieler Behandler – auch nicht krank sein. Da die Patienten jedoch trotzdem über stärkstes Unwohlsein und schwere Probleme klagen, für die die Behandler keine Erklärung finden, schiebt man sie oft genug in die Ecke der psychisch Kranken ab und überweist sie zum Psychiater. Da die Betroffenen jedoch in erster Linie unter den Vergiftungssymptomen der Mykotoxine (Stoffwechselgifte der Pilze) leiden, was Ängste, innere Spannungen, Unruhe, Verkrampfungen und Mißempfindungen aller Art verursacht, helfen dann auch die sogenannten Psychopharmaka, die die Giftwirkung der Mykotoxine unterdrükken. Auch aus diesem Grund verfestigt sich die Meinung immer mehr, daß diese Kranken tatsächlich nur »psychisch« krank, daß sie einfach nur überempfindlich seien und sich vieles nur einbilden.

Ich habe früher selbst viele Jahre lang unter schwerster Mykose gelitten, die mir Angstzustände und vielerlei Beschwerden verursachte, deren Symptome ich heute im Mykose-Bild wiederfinde. Damals wußte noch niemand etwas von den Pilzen. Deshalb kenne ich die vielen feinen Abstufungen der nervlichen Mißempfindungen, die Überdrehtheit und Unruhe, das Angstempfinden, das Beteiligtsein der Bauchspeicheldrüse, der Leber, der Blase und der Nieren, des Verdauungstraktes.

In Fachzeitschriften werden neue Krankheitsbilder diskutiert, die sich mit den Symptomen einer Mykose beschäftigen, wie zum Beispiel das Hypoglykämiesyndrom (Unterzuckerung mit Heißhungeranfällen), das Erschöpfungssyndrom, die immer mehr zunehmenden psychischen Erkrankungen und so weiter, aber die tiefere Ursache der Symptome wird allgemein noch nicht erkannt: es sind die Pilze, die sich immer mehr – im wahrsten Sinn des Wortes – in unserem Blut »breitmachen«.

Blutanalyse auf Pilze im BHS-Labor von Bruno Haefeli
Bisher ist nur das BHS-Labor von Bruno Haefeli in der Schweiz in der Lage, diesen Pilzbefall des Blutes deutlich sichtbar zu machen. (Wer sein Blut auf Pilze hin untersuchen lassen möchte, kann Unterlagen für seinen Arzt oder Heilpraktiker im BHS-Labor anfordern. Der Kostenpunkt beträgt

ca. 218 Schweizer Franken. Diese Methode wird leider noch nicht von den Krankenkassen anerkannt.)

Bruno Haefeli erforscht seit mehr als 40 Jahren die Blutpilze. Inzwischen ist ein wissenschaftliches Standardwerk mit vielen faszinierenden Abbildungen – auch aus den USA – über die Blutpilze erschienen: *Pleomorphismus: Blutpilze – Blutsymbionten – Blutparasiten unter besonderer Berücksichtigung der Enderleinschen Cyclogenie und der diagnostischen Methoden nach Haefeli*, das die neuesten Forschungen auf diesem Gebiet zum ersten Mal umfassend darlegt. Die Verfasser sind der Arzt Jost Dumrese (Internist und Immunologe) und Bruno Haefeli. Dieses umfassende Werk stellt den Alleinvertretungsanspruch der monomorphistischen Anschauung, die Louis Pasteur kraft seiner Popularität durchsetzte, in Frage. Auf dieser unrichtigen Erkenntnis von Louis Pasteur – wie dies auch Professor Günter Enderlein in seinen Forschungen ganz eindeutig bewiesen hat – fußt unsere heutige Schulmedizin, die davon ausgeht, daß zum Beispiel Bakterien ihre Form nicht wandeln können. Die orthodoxe Medizin ist der Meinung, alle Zellen bleiben, was sie sind. Aus dieser Ansicht heraus entstand die Idee, krankhaft vermehrte Bakterien als von außen eindringende Feinde mit Antibiotika abzutöten.

Gefesselt durch das Dogma Louis Pasteurs, machte man sich nicht die Mühe, das Leben dieser Kleinstformen und ihr Verhalten im Blut genau zu erforschen, denn dann hätte man beobachtet, daß sie – je nach Veränderung des Milieus – einem ständigen Wandel ihrer Form unterliegen. (Siehe hierzu das Kapitel »Die Bakterien-Cyclogenie« in meinem Buch *Mykosen*.)

Die Wunderwaffe Antibiotika

So wurden Antibiotika zur »Wunderwaffe« der modernen Medizin, die ein Reinigungsbegehren des Körpers, wie dieses sich durch eine verstärkte Abwehrleistung in Schweißausbrüchen, Fieber, Entzündungsschüben und akuten Erkrankungen aller Art äußert, sofort im Keim erstickt. Auf diese Weise wird das Immunsystem ständig geschwächt und in seiner Reinigungs- und Entgiftungsarbeit behindert. Wie inzwischen immer mehr Ärzte, Behandler und Forscher erkennen, sind es heute gerade die so häufig eingesetzten Antibiotika, die sehr viel Unheil in den komplizierten Vernetzungen unseres Körpers anrichten. Neben der Abwehrschwächung und Vernichtung der so wichtigen Darmflora bereiten sie der Pilzentwicklung in uns noch aus anderen Gründen direkt den Boden. Die Wunderwelt der Mikroben bedeutet Vielgestaltigkeit (Pleomorphismus) und Formenreichtum. Aus kolloidalen Eiweißen, d. h. aus uns schützenden Kleinstformen, denen wesentliche Steuerungsaufgaben obliegen, entwickeln sich spermienähnliche Gebilde, Urzellformen, dann Kokken, Stäbchen und schließlich Pilzstrukturen. Eines geht aus dem anderen hervor und ist im ständigen Wandel begriffen, je nachdem, wie die Lebensbedingungen, das Milieu des Wirtes, sich verändern.

So können sämtliche Formen der Höherentwicklung (worunter diese neue Sichtweise uns schadende Bakterien und Pilze versteht) durch Kopplungsvorgänge mit Niedrigstufen (unseren noch gesunden Urformen, Endobionten genannt) wieder »abgebaut« werden. Aus diesen uns schützenden Kleinstformen sind inzwischen Medikamente entstanden, die bereits seit Jahren sehr erfolgreich zur Auflösung von Pilzen und Bakterien verwendet werden. Ich denke da an die Chondritpräparate der Firma Sanum. Solange wir aber unser inneres Milieu nicht entscheidend verbessern, wird keine große Änderung eintreten. Die »schlechten Säfte« in uns, gebildet aus der fehlgedüngten, häufig auch giftbelasteten Nahrung, der giftbelasteten Außenwelt und des Körpers (z. B. mit Amalgam) und ständig ansteigenden Elektrosmogverstrahlung, lassen – so erkenne ich es – immer wieder Pilze in uns entstehen. Die bisher von der Schulmedizin eingesetzten Antibiotika töten dagegen – wie der Name genau sagt – *alle* Bakterien in uns, auch die sehr wichtigen, uns schützenden Darmbakterien. Wie wir wissen, ist ca. 80 Prozent unseres Immunsystems im Darmbereich angesiedelt, so daß eine Schädigung der Darmflora nicht ohne Folgen bleiben kann.

Inzwischen verlagert sich auch das Geschehen im Menschen durch die allgemeine Schwächung immer mehr aus dem Milieu des Bakterienbefalls in das ernstere Milieu der Viren- und Pilzüberflutung. Im Magazin *Der Spiegel* erschien vor einiger Zeit der Artikel »Dann gnade uns Gott«, der die Sorge der Schulmedizin ausdrückt, die bereits bemerkt, daß ihre Wunderwaffe »Antibiotika« immer stumpfer wird und sie viele Geschehen nicht mehr wie bisher in den Griff bekommt. Durch Antibiotikaanwendung sterben sämtliche Bakterien, die wir als Gegenspieler der Pilze betrachten können, im menschlichen Körper ab. Von den toten Bakterien ernähren sich verschiedene Pilzstämme besonders gut. Auf den von Bakterien frei gewordenen Flächen können sich die Pilze ungehindert ausbreiten. So wird durch Antibiotikagaben die Pilzentwicklung direkt »angeheizt«. Antibiotika werden aus Pilzen gewonnen. Besonders bei bereits in ihrer Abwehr geschwächten Patienten wirkt sich diese vermehrte »Pilzinformation« pilzfördernd und häufig auch allergiefördernd aus. (Das so oft eingesetzte Nystatin wird zum Beispiel aus dem

Strahlenpilz Streptomyces noursei hergestellt. Gerade Strahlenpilze bilden die verschiedenen Antibiotika wie Tetracyclin, Aureomycin, Viomycin etc.)

Alles steht in einer Ordnung, die nicht ungestraft zerstört werden darf. Es hat eine Ursache, wenn sich Bakterien, Viren und schließlich Pilze in uns entwickeln. *Diese Ursache gilt es immer besser zu erkennen und alles abzustellen,* was unser inneres und äußeres Milieu so negativ verändert, daß sich diese pathogenen (krankmachenden) Formen überhaupt in uns entwickeln können. *Hier* haben wir unsere einzige Chance, unsere Gesundheit wieder zu erlangen, indem wir alle positiven Kräfte auf der stofflichen und auch auf der seelisch-geistigen Ebene stärken.

Die Überladung mit Giften und Verstrahlungen aller Art – wobei unsere immer minderwertiger werdende Nahrung und das so wichtige Trinkwasser nicht zu vergessen sind –, hat uns ja überhaupt erst in diesen Zustand hineingebracht und ein Milieu geschaffen, so daß höher entwickelte Entartungsformen bis hin zu Pilzen in uns entstehen konnten. Deshalb ist es falsch, bei einem mit vielen Giften und Säuren beladenen Organismus mit Medikamenten zu arbeiten, die eine extreme Giftwirkung haben, wie zum Beispiel Antimykotika (Azole) bei systemischen (generalisierten) Pilzerkrankungen. Häufig sind, wenn wir damit aufhören, die Pilze wieder da, und wir haben zuzüglich unser Immunsystem, das allein uns vor solchen Entwicklungen schützen kann, unsere Leber, unsere Nieren geschädigt, so daß wir immer tiefer in einen Teufelskreis geraten.

Ein gesundes Funktionieren unserer Leber – man kennt bereits über 400 Funktionen – ist bei jedem Krankheitsgeschehen von größter Wichtigkeit, denn sie hat die größte Aufgabe bei der Zerlegung und dem Abbau uns belastender Stoffe.

Erst wenn die Entgiftungsarbeit der Leber versagt, beginnen wir uns unwohl zu fühlen. Immer mehr Menschen vertragen die chemischen Medikamente auch nicht mehr. Selbst das bisher als unschädlich angesehene Nystatin, das, wie gesagt, aus Strahlenpilzen gewonnen wird, scheint Nieren und Leber zu belasten und hat bei wiederholter Anwendung, wie mir Betroffene erzählten, katastrophale Verschlechterungen ausgelöst.

Die innere Verpilzung (Blutmykose) nimmt zu

Wie Bruno Haefeli im Verlauf seiner Blutbeobachtungen feststellen konnte, hat der Pilzbefall des Blutes beim Menschen – parallel dazu auch bei den Tieren – ständig zugenommen. In seinen kleinen Einführungsschriften schreibt er, daß 1978 nur 42 von 100 Patienten, die ihr Blut zur Untersuchung an das BHS-Labor eingesandt hatten, Pilzauswucherungen im Blut zeigten. 1989 waren es bereits 90 von 100, und heute würde er so gut wie kein unbefallenes Blut mehr finden.

Aufgrund meines Buches *Mykosen* rufen mich immer wieder verzweifelte Menschen an, die keinen Rat mehr wissen. Die Schulmedizin finde bei ihnen nichts, und doch fühlen sie sich oft so elend, daß sie nicht mehr fähig sind, einer Arbeit nachzugehen.

So rief mich eines Tages eine junge Frau aus Österreich an. Sie erzählte mir von ihrem qualvollen Zustand, der so schlimm war, daß sie zuerst nicht reisefähig war, um zu mir zu kommen. Sie fühlte sich ständig wie betrunken, ohne einen Tropfen Alkohol angerührt oder Rohkost gegessen zu haben. (Auch zuviel Rohkost kann zu Alkoholproduktion im Körper führen, da Rohkost sehr zügig aufgespalten werden muß, wozu nur ein sehr stabiler, noch gesunder Verdauungstrakt in der Lage ist.) Sie erzählte, sie sei manchmal richtig benebelt, so daß sie die Leute auf der Straße wie Gespenster sehe und manchmal kaum in ihre Wohnung zurückfinde. Sie habe ihr Studium abbrechen müssen, niemand könne ihr helfen, sie wisse sich keinen Rat mehr. Sie war dann 4 Monate bei mir. Zuerst war ihr Leib so »zugestopft« mit Pilzen – ihr Bauch war sehr hart, nicht einzudrücken und schmerzte ständig –, daß wir bei den ersten Darmspülungen nicht durchkamen. Später, als wir zu den Darmspülungen eine Mayr-Kur machten, gingen unvorstellbare Mengen von Pilzen ab, die wir gut im durchsichtigen Plastikschlauch sehen konnten. Es waren teils richtige Knäule von algenartigen Pilzgebilden, die manchmal aufgrund ihrer Verfilzung das Abflußrohr verstopften. Es ging nur langsam mit ihr aufwärts. Leider vertrug sie die nach der Amalgamsanierung eingebrachten weißen Kunstharzfüllungen nicht – diese Füllungen enthalten u. a. Formaldehyd –, die zu schweren Entzündungen im Mundraum und unerträglichen Schmerzen führten, so daß alle Füllungen, die sie sich so tapfer ohne Spritzen setzen ließ, in Österreich wieder entfernt werden mußten.

Trotz unerträglicher Zahn- und Kieferschmerzen (Entzündung, Lymphstau) – ihr wurden inzwischen alle Zähne gezogen – geht es ihr jetzt etwas besser. Die Patientin erlaubt mir, an dieser Stelle ihre Symptome aufzulisten. Über ihre zum Teil sehr traurigen, zum Teil haarsträubenden Erfahrungen auf ihrem Leidensweg möchte sie ein Buch schreiben. In ihrer Krankheitsnot suchte sie überall nach Hilfe und hat vieles ausprobiert. Hätte sie nicht selbst nach Wegen gesucht und diese auch gefunden, wäre für sie nur die Psychiatrie übriggeblieben. Erst heute erkenne ich dank der Broschüre *Amalgam* von Max Daunderer, daß Claudia eine schwerste Quecksilbervergiftung als Grundlage ihrer Mykose hatte und anscheinend noch immer hat, denn es ist sehr schwierig, eine

Amalgamvergiftung ohne Kenntnis gewisser Zusammenhänge zu beheben. Die größten Erfahrungen auf diesem Gebiet hat inzwischen der Toxikologe Max Daunderer in München. Ich gehe auf dieses wichtige Thema im Kapitel 10 »Grundsätzliches zum Schutz unserer Gesundheit« noch ausführlicher ein.

Symptome einer schweren Mykose

Die wichtigsten Symptome nennt uns die 21jährige Claudia aus Österreich wie folgt:
– totale Benommenheit, Unwirklichkeitsgefühl
– keine Fähigkeit mehr, richtig bewußt wahrzunehmen und zu handeln, dieser Zustand läßt kein normales Reagieren und Empfinden zu
– kaum Kontrolle über den Körper, alles funktioniert nur automatisch
– Gesichtsfeldeinschränkungen
– Halluzinationen, Verworrenheit, Desorientiertheit, Delirien
– Unfähigkeit, mich zu konzentrieren
– Gefühl, unter Drogen zu stehen und total betrunken zu sein, völlige Benebelung (sie hat in ihrem Leben noch nie Drogen angerührt und hatte nur einmal auf ihrem Abiturfest etwas zuviel getrunken)
– Menschen erscheinen wie Gespenster
– Stimmen und Geräusche werden wie durch ein Rohr wahrgenommen
– starker Kopfdruck, schwerer Kopf, kann den Kopf kaum aufrechthalten
– jeder kleinste Druck auf den Kopf schmerzt

- Flimmern vor den Augen, ständig wechselndes Sehvermögen
- schmerzende Augen, Schmerzen im ganzen Gesicht, in Nebenhöhlen und im Kiefer
- schmerzende Lymphknoten am Hals, unter den Achseln etc.
- starke Zahnschmerzen
- Anschoppung und Schwellung von Leber und Milz, dadurch erschwerte und schmerzhafte Atmung
- auch sonst starke Luftnot
- Herzklopfen und Herzrasen, Herzkrämpfe. Fühle manchmal das Herzklopfen im ganzen Körper, bis in die Zähne und Augen
- Schmerzen im gesamten Körper: Nervenschmerzen entlang der Meridiane, Muskel- und Gelenkschmerzen, Nierenschmerzen, Unterleibsschmerzen, starke Rückenschmerzen, Bauchschmerzen
- schmerzhaft aufgetriebener harter Leib (kein Blähbauch)
- Juckreiz im Inneren des Körpers (im Bauch), sonst außen auf der Haut, an Auge und Nase
- allgemein großer Durst, Trockenheit des Mundes, oft das Gefühl auszutrocknen; trinke nachts 1–2 Liter
- Lichtempfindlichkeit, Ohrensausen
- schwere Depressionen und Angstzustände, schnelle Stimmungsschwankungen
- längeres Sitzen, Gehen oder Stehen unsagbar schmerzhaft
- Knacken und Reiben von Gelenken; das Gefühl, als ob die Gelenke »morsches Holz« wären und brechen würden
- andauernde schwere Müdigkeit und Antriebslosigkeit
- ständiges Hungergefühl (vertrage gerade noch etwas Spirulina, Buchweizen, Hirse und Gemüse)
- nachts Drehschwindel; Gefühl, als ob etwas näher käme

- Kreise, die größer werden, vor den Augen, mal Sternchen, Flimmern etc.
- starke Übelkeit
- der schnelle Wechsel des Zustands. Fühle mich mal besser und in der anderen Minute kann ich umfallen
- Muskelzucken im Liegen (Arme, Beine, der Kopf)
- nachts Speichelfluß
- Ohren fallen zwischendurch zu, höre dann nichts
- manchmal so starker innerer Körperdruck, daß eine Injektion wie bei einer Wasserpistole wieder herausschießt
- Steifheit und Starrheit
- Empfindlichkeit auf die kleinste Menge Autoabgase, Tabakrauch und sonstige chemische Stoffe
- innere Unruhe und Gereiztheit
- schwere Schlafstörungen trotz völliger Erschöpfung und vieles andere mehr.

Weitere Symptome einer starken Mykose

Da ist zum Beispiel ein 29jähriger junger Mann, seit 5 Jahren aufgrund seines gesundheitlichen Zustandes arbeitslos. Er hat mir eine ganze DIN-A4-Seite seiner Symptome aufgelistet:
- lähmende Erschöpfung, seit Jahren das Gefühl des totalen Ausgebranntseins, Angstgefühle
- innere Unruhe, Gefühl unter Drogen zu stehen
- Empfindung von Entfremdung und Isolation
- menschenscheu, manchmal Bewußtseinstrübungen, Druck- und Schwellungsgefühle im Kopf
- Konzentrationsschwäche, schlechtes Erinnerungsvermögen (z. B. für Gesichter, manchmal peinlich)
- Gefühl von Betrunkenheit
- ständiges Ohrensausen und Augenflimmern, Augendruck
- stark lichtempfindlich

- manchmal Atemnot, Herzklopfen
- Haarausfall
- Schwellung im Kieferbereich: vor circa 7 Jahren vom HNO-Arzt als Ohrspeicheldrüsenschwellung diagnostiziert
- Rachenmandeln ständig belegt
- ständiges Frieren, manchmal leichtes Fieber
- bei Blutuntersuchungen wiederholt stark reduzierte Leukozytenzahl
- starkes Verlangen nach Zucker, Alkohol, Koffein
- chronische Magen-Darm-Beschwerden besonders im rechten Unterbauch, aufgeblähter Bauch, Völlegefühl, unverdaute Nahrungsreste
- häufiger Harndrang
- Unverträglichkeit von Nahrungsmitteln, Chemikalien, Medikamenten; nach bestimmten Dingen Gefühl von Wasseransammlung im Körper
- Nase ständig blockiert, kaum Geruchsempfinden

Niemand konnte ihm bisher helfen. Nach 6 Wochen Behandlung bei mir besserte sich sein Zustand. Das Wichtigste war jedoch die völlige Umstellung der Lebensweise mit viel Bewegung in frischer Luft bei strengem Verzicht auf Süßes aller Art, auf Kaffee und Alkohol. Diese radikale Lebens- und Ernährungsumstellung ist – speziell bei einem gewissen Suchtverhalten – am Anfang schwer, besonders wenn man ganz allein dasteht.

Alkohol im Blut

Auch der vorstehend erwähnte junge Mann nennt das Gefühl von Betrunkenheit, über das die 21jährige Claudia aus Österreich gleichfalls immer wieder klagte. Diese Alkoholrauschzustände werden meiner Meinung nach durch die Candida-Pilze im Blut erzeugt und stellen bereits einen sehr starken Verpilzungsgrad dar. Alles Gärfreudige, wie Obst, Säfte, alkoholische Getränke und Süßes aller Art, und am Anfang selbst Brot (Produkte aus Brotgetreide) etc. sollten dabei streng gemieden werden. Das Vorhandensein der Candida-Pilze im Blut, worauf ja auch die häufig extrem hohen Candida-Titer* hinweisen, wird leider noch immer, selbst von Heilpraktikern, abgestritten, weil Professor Günter Enderlein seinerzeit mit der Dunkelfeldmikroskopie die Candida-Pilze im Blut nicht sichtbar machen konnte.

Als mein Buch *Mykosen* entstand, habe ich innerhalb von 8 Monaten sechsmal mein Blut im BHS-Labor fotografieren lassen. Dabei konnte ich ganz eindeutig feststellen, daß durch Maßnahmen, die die Schimmelpilze auflösten (diese gingen dabei in die von Bruno Haefeli beschriebene kristalline Auflösungsform über), die Candida-Pilze extrem und aggressiv zur Auswucherung angeregt wurden. (Im Gegensatz zu der Dunkelfeldmikroskopie sind die Candida-Pilze, wie auch alle anderen Pilze bei dem von Bruno Haefeli angewandten Verfahren ganz deutlich zu erkennen.) Denn Candida-Pilze ernähren sich anscheinend nicht nur von unseren Nahrungsstoffen, insbesondere auch vom Zucker im Blut (was Heißhungeranfälle – Hypoglycämie – erzeugen kann), sondern auch von dem Pilzmüll der zugrunde gehenden Schimmelpilze (Mucor racemosus, Aspergillus niger etc.) Diese Candida-Pilze im Blut scheinen es zu sein, die vorrangig die Fuselalkohole erzeugen, unter denen immer mehr Menschen zu leiden haben. Ein Kollege aus München betonte 1995 auf dem Mykose-Kongreß in Stromberg ebenfalls, daß es nach

---

* Höhe der Antigen-Antikörperreaktion als Maß für die Schwere des Befalls mit Candida albicans

seinem Erkennen Candida-Pilze im Blut gibt. Er riet dringend, nicht nur die Schimmelpilze mit Chondritpräparaten anzugehen, sondern vor allen Dingen auch die Candida-Pilze. Würde man nur die Schimmelpilze mit homöopathischen Aufbereitungen von Mucor racemosus und/oder Aspergillus niger auflösen, so würden sich zum Teil deutliche Verschlechterungen zeigen. Man müsse gleichzeitig auch die Candida-Pilze (Candida albicans, Candida parapsilosis) durch entsprechende Chondritpräparate zur Auflösung bringen.

Ich kann diese Erfahrung aus eigenem Erleben bestätigen. Wenn ich anfangs zu lange, d. h. über 40 Minuten, im belebten Wasser nach Johann Grander gebadet hatte – nach meinem Erkennen wird die Lebenskraft so stark angehoben, daß Pilze in uns zugrunde gehen (ich konnte dies auch an einer Blutaufnahme nach 14tägigem Trinken von belebtem Wasser erkennen) –, dann gehen, wie ich es auf zwei vom BHS-Labor gemachten Blutaufnahmen gesehen habe, sehr viele Pilze in die kristalline Auflösungsform über, so daß ich einen unangenehmen Herzdruck, vermutlich durch den sich stauenden Pilzmüll bekam. Injizierte ich mir dann die pilzauflösenden Ampullen Mucokehl und Albicansan, so waren der Herzdruck und das Überdrehtheitsgefühl innerhalb kürzester Zeit verschwunden. Es dauerte meist nicht einmal 10 Minuten, und ich konnte einschlafen.

So gut die Chondritpräparate sind, so nützt es nicht viel, sie nur *allein* zu nehmen. Sobald wir damit aufhören, stellen sich durch die täglich neu hinzukommende minderwertige Nahrung, die uns überall begegnenden Gifte und die uns ständig Tag und Nacht treffenden Elektrosmogverstrahlungen die Pilze wieder ein. Es ist praktisch eine Sisyphusarbeit. Erst wenn wir darangehen, uns rundherum nur noch mit sehr vitaminreicher optimaler Nahrung und gesundem lebendigem

Wasser zu versorgen, neben Zahnsanierung und Abstellung aller anderen Umweltbelastungen, so gut es heute noch geht, stellt sich eine Stabilisierung ein. Nach meiner Erfahrung sind die dauerhafte Beibehaltung einer optimalen gesunden Lebensweise, die Eliminierung aller Wohnungs- und Zahngifte, eine gründliche Darm- und Darmflorasanierung und besonders eine gegen die Pilze gerichtete lebende, vollwertige Nahrung das Wichtigste bei einer Mykose. Ohne dies ist bei den meisten – trotz einer guten Therapie und diverser Darmspülungen – sehr schnell alles wieder beim alten. Immer wieder erzählen mir Patienten enttäuscht, daß ihre anfänglichen Erfolge, die ihnen eine gründliche Darmsanierung mit strenger Antipilzdiät einbrachte, sich sehr schnell verflüchtigt habe, nachdem sie die Diät wieder gelockert hatten. Das zeigt uns doch, wie sehr gerade die Ernährung eine Schlüsselstellung einnimmt, die vieles auffangen kann.

Ich lege hier meine persönlichen Erkenntnisse bezüglich der Mykosen dar, denn in der Pilzfrage ist alles noch im Fluß. Deshalb ist es wichtig, daß wir die Erfahrungen und Erkenntnisse veröffentlichen und uns austauschen, damit wir dieser zunehmenden Gefahr immer effektiver begegnen können.

Von größter Wichtigkeit: Die Antipilzdiät

Die Antipilzernährung ist so ausgelegt, daß sie die Säurebildung in unserem Körper drastisch vermindert. Und hierin scheint das Geheimnis zu liegen. Durch ständige Elektrosmogverstrahlung, durch Streß, Amalgamzahnfüllungen, Zucker, Weißmehl, zuviel milchsaure Erzeugnisse, durch Chemiegifte, Formaldehyd in unseren Möbeln (Spanplatten), Formaldehyd auch in nervtoten Zähnen wie in Kunststoffzahnfüllungen, zuviel Fett, Fleisch, auch durch Obst, das zu schnell in Gärung übergeht etc., wird – ohne daß wir es bemerken – unser Blut-pH-Wert ständig zum Sauren hin verschoben. Da wir die Elektrosmogverstrahlung zur Zeit noch nicht als lebensfeindlich und säuernd erkennen – es werden weltweit noch mehr Satelliten, Funktelefone, Computer eingesetzt –, so bleibt uns einfach gar nichts anderes übrig, als zu den Bereichen Zuflucht zu nehmen, die wir als einzelne noch in der Hand haben. Das ist unsere Lebensweise ganz allgemein mit möglichst täglicher Bewegung in frischer Luft und natürlichem Sonnenlicht und eben ganz besonders auch die Ernährung.

Vor 50 Jahren noch war alles ganz anders. Da waren die Menschen in Abwehr und Verdauungskraft so stabil, daß sie ihren Säure-Basen-Haushalt weitgehend in Ordnung hatten und am Sonntag voller Genuß ihr Stück Kuchen und eine Tasse Bohnenkaffee ohne Reue zu sich nehmen konnten. Auch Fleisch gab es ja damals – wenn überhaupt – meist nur am Sonntag. Bedenken wir, was sich alles durch Industrie und Verkehr in dieser Zeit verändert hat. Die Belastung durch Verbrennungsgase und -gifte, durch radioaktive und Elektrosmogverstrahlung, Kunststoffe und Chemiegifte ist rasant gestiegen. Bei all diesen schwerwiegenden Veränderungen ist es höchst erstaunlich, wie lange der Mensch dies alles schon aushält. Es scheint nun aber die Zeit gekommen, wo die in ihrer Konstitution Schwächeren in ihrer Abwehr- und Entgiftungskraft zusammenbrechen. Sie werden von qualvollen Mißempfindungen und Erscheinungsbildern geplagt, die wir als Behandler häufig noch nie gesehen haben. Auch das wird ein Grund sein, warum so mancher Therapeut gewisse Zustandsbeschreibungen, die er in seiner Ausbildung nie gehört hat, zu leicht mit dem Etikett »psychische Erkrankung« versieht.

Wer sich also bereits geschwächt fühlt (Müdigkeit, Erschöpfung, leichte Schwindelgefühle, Durchblutungsstörungen aller Art, innere Unruhe, Gereiztheit, Depressionen, Allergien, Hauterscheinungen, Heißhungeranfälle, Blähbauch, Breistuhl bis zum Durchfall oder auch schwere Verstopfung, rheumatische Erscheinungen etc.) sollte sich möglichst an die zum Schluß des Buches abgedruckte Antipilzdiät halten. Sehr schnell wird er sich besser fühlen, auch wenn es – besonders in der ersten Zeit – immer wieder schubweise Reinigungsverschlechterungen geben kann. Die durch zuviel Säure überlasteten Organe und Gewebe müssen sich ja erst wieder reinigen und erholen, was je nach Belastung kürzere oder längere Zeit dauern kann.

Im guten wie im bösen ist alles eine Sache der Gewohnheit. Wie schnell hat man sich dann an die neue Ernährung gewöhnt und entdeckt immer mehr gutschmeckende Speisen. Wir selbst haben – im großen und ganzen – noch immer den Schlüssel für unser Wohlergehen bzw. Nichtwohlergehen in der Hand.

Die Antipilzdiät

Die Antipilzdiät und Antipilz-Lebensweise erfordert viel Wissen. Diese Ernährung und Lebensweise sollte am besten in mehrtägigen Seminaren vermittelt und eingeübt werden. Inzwischen habe ich ein Haus gefunden, das in idealer Weise dieser Forderung gerecht wird. Es ist das *Haus der Begegnung »Die Quelle«* in Bad Berneck, ein ehemaliges Kneipp-Sanatorium, in dem in mehrtägigen Kursen dieses praktische Wissen an Interessierte weitergegeben wird. Hinzu kommt, daß das Haus vollständig mit belebtem Wasser nach Johann Grander versorgt ist.

Das Seminar beginnt mit einigen Tagen knapper, sehr leichter

Darmreinigungsdiät, um die verkümmerten Speicheldrüsen wieder zu trainieren. Nach einigen Tagen wird dann gemeinsam eine Antipilzernährung eingeübt.

Die Kursteilnehmer bereiten sich selber unter Anleitung ihre Speisen zu. Sie lernen, wie man Keimlinge züchtet, Waffeln und Knäckebrot bzw. gut verträgliches Brot backt, wie man – ganz gegen die Pilze abgestimmt – sich leckere Gemüsespeisen und Brotaufstriche zubereiten kann, welche Wildkräuter für den Speiseplan geeignet sind etc., so daß die große Umstellung, die bei einer Mykose das Wichtigste ist, ganz einfach und wie von selbst vonstatten geht. Auch ist es in solch einer Umgebung eher möglich, schädigende Gewohnheiten abzulegen. Dazu gibt es Gespräche der Teilnehmer über ihre Erfahrungen, entspannende Körperübungen, Lichtsauna, Atemübungen, Massagen, gemeinsame Wanderungen, Thermalbäder in der Nähe und vieles mehr. In 10 Tagen kann jeder eine grundlegende Kenntnis der Gesundheitspraxis erlernen, und wer es schafft, das vermittelte Wissen auch zu Hause beizubehalten, wird erleben, wie schnell die Lebenskraft wieder ansteigt.

Das Haus befindet sich an einem sehr schön gelegenen bewaldeten Südhang im Luftkurort Bad Berneck, 15 km nördlich von Bayreuth, etwas außerhalb des Ortes, so daß gute Luft und herrliche Spazier- und Wandermöglichkeiten vorhanden sind. Ganz besonders das Wandern in der Natur wie auch jegliche Arbeit im Freien führt zu einer sehr guten Blut- und Säfteverbesserung, zu einer »Blutwäsche«, wie der bekannte Mayr-Arzt und Darmspezialist Dr. Erich Rauch es nennt. Die Bewegung in einer natürlichen Umgebung in Sonnenlicht und frischer Luft wie auch die vertiefte Atmung zählen unbedingt zu einer pilzfeindlichen gesunden Lebensweise.

2 Boden und Gesundheit

Auf einem Bio-Hof

Praktisch alle Menschen wissen, wie wichtig die Bewegung in frischer Luft für das Gesundwerden und -bleiben ist. Dennoch möchte ich gerade auch für Städter, die sich gesundheitlich schwach fühlen, das Leben in der Natur über einen längeren Zeitraum sehr empfehlen, damit sie ihr Blut wieder stabilisieren können.

Die Arbeit auf einem biologisch geführten Hof (Bewegung in frischer Luft, keine Gifte, wenig Strombelastungen, aktives Schwitzen, natürliche, gesunde Nahrung, sinnvolle Tätigkeit im Umgang mit der Natur und Tieren) sollte auch von staatlicher Seite als eine Art Therapie unterstützt werden. Wie viele junge Menschen sind arbeitslos oder bereits aufgrund einer häufig nicht erkannten Mykose in ihrem Allgemeinzustand so geschwächt, daß sie Frührentner sind. Viele leiden daran, daß sie keine erfüllende Aufgabe haben. Sie dürfen offiziell nicht arbeiten, weil sie dann die Arbeitslosenunterstützung verlieren. Wäre es nicht sinnvoll, denen, die arbeiten wollen, zu erlauben, auf einem Bauernhof mitzuarbeiten? Es müßte als Arbeitsbeschaffungsmaßnahme für Bauernhöfe erlaubt sein, daß Arbeitslose, die zum Beispiel auf solche Höfe gehen wollen, ihre Arbeitslosenunterstützung weiter beziehen, da unsere Bauern (wenn überhaupt) nur ein kleines Taschengeld als Lohn zahlen können. Unterkunft und biologische Ernährung wären frei. So kämen unsere jungen Leute von der Straße, sie erhielten wieder Lebensmut, würden viel lernen, könnten mithelfen, die Erde gesund zu machen, damit für uns alle wieder bessere Nahrung wachsen kann, und würden dabei auch selbst wieder Kraft und Gesundheit erlangen. Wie sehr die Arbeit auf einem Bio-Hof die Gesundheit stärkt, geht aus einer dänischen Studie hervor, die die zunehmende Zeugungsunfähigkeit der Männer untersuchte. Während bei einem großen Teil der Städter die Spermienzahl bereits so verringert war, daß sie zeugungsunfähig waren, stellte man fest, daß die untersuchten Bio-Bauern mit 120 Millionen Spermien noch die volle, gesunde Zeugungsfähigkeit hatten. Das zeigt ganz eindeutig, daß die Lebensbedingungen auf einem ohne Kunstdünger und Spritzgifte geführten Hof noch in Ordnung sind, so daß man hier seine Gesundheit sich im wahrsten Sinn des Wortes »wiedererarbeiten« könnte.

Wer an einer Arbeit auf einem biologisch geführten Hof (Demeter) Interesse hat, kann sich an die Carbonis GmbH in Endeholz wenden. Dort werden händeringend Arbeitskräfte gesucht bzw. an in gleicher Weise arbeitende Höfe weitervermittelt.

Wichtige Stoffe fehlen in unserer Nahrung

Die wissenschaftlichen Ausführungen über das Tripeptid Glutathion öffneten mir die Augen für tiefgreifende Zusammenhänge. Glutathion gehört, neben vielen anderen Aufgaben, zum Enzymkomplex Glutathionperoxydase, *einem unserer wichtigsten Entgiftungskomplexe*, zu dem auch das Spurenelement Selen gehört, das *unbedingt* zum Aufbau dieses wichtigen Enzyms vorhanden sein muß. In meinem Buch *Mykosen* schreibe ich sehr ausführlich darüber, daß wir in Europa durch den sauren Regen und unsere falsche, naturferne Bodenbehandlung kaum noch das so wichtige Spurenelement Selen in unseren Nahrungspflanzen haben. Bei Selenmangel kann die selenabhängige Glutathionperoxydase ihre Arbeit nicht ausführen, was zu Zellentgleisungen bis hin zum Krebs führt. Deswegen wird das Spurenelement Selen inzwischen als Krebsschutzfaktor angesehen. Das Spurenelement Selen bindet giftige Schwermetalle, wie das ständig freiwerdende Quecksilber aus den Amalgamfüllungen. Damit dieser Schwermetallkomplex den Körper verlassen kann, ist unbedingt das Spurenelement Zink erforderlich, das auch kaum noch vorhanden ist.

Wie ich an den beschriebenen Erfolgen und jetzt auch selbst erlebten Verbesserungen mit dem konzentriert eingesetzten reduzierten Glutathion erkennen durfte, sind nicht nur die Spurenelemente Selen und Zink wichtig und inzwischen zu wenig vorhanden, sondern ebenso das reduzierte Glutathion. Darauf werde ich später noch ausführlich eingehen.

Falsche Düngung – minderwertige Nahrung

All diese Mängel, die immer schneller in Krankheiten wie Allergien, Verpilzung bis hin zu bösartigen Zellentartungen ausarten, haben ursächlich etwas mit unserer falschen Düngung zu tun. Es ist vor allem die Mangelversorgung der Pflanzen durch die im konventionellen Anbau übliche mineralische Düngung, den sogenannten Kunstdünger, bei dem den Pflanzen meist nur drei Stoffe (synthetischer Stickstoff, Kali und Phosphor) in wasserlöslicher Form angeboten werden bzw. wo sie – z. B. in großem Stil in Holland –, ohne Erde in mineralischen Nährstofflösungen stehend, gezogen werden. Der saure Regen kommt im Freiland jetzt immer mehr belastend und gravierend hinzu, denn er verändert den Boden-pH-Wert zum Sauren hin, so daß wichtige Elemente, wie

z. B. Selen, nicht mehr von den Pflanzen aufgenommen werden können. Nur ein optimal mit gut verrotteter organischer Masse (Humus) versorgter Boden weist den richtigen pH-Wert um 7 auf, bei dem das so wichtige Selen von den Pflanzen am besten aufgenommen wird. (Inzwischen liegt der Boden-pH-Wert bei 5–6 und häufig – besonders in den Wäldern – noch darunter, was Selenmangel bedeutet.) Nur das vielfältige Bodenleben – man spricht von Milliarden Kleinstlebewesen in einem Gramm guter Komposterde – kann den Pflanzen all die unendlich vielen verschiedenen Bausteine liefern, die für die Bildung von Vitaminen, Enzymen, Hormonen, Aminosäuren etc., die allesamt für die Aufrechterhaltung unserer Gesundheit unerläßlich sind, benötigt werden. Da diese für unser Gesundbleiben so wichtigen Stoffe in zunehmendem Maß fehlen, geraten wir in Stoffwechselentgleisungen bis hin zu schwersten Krankheiten.

Das Bodenleben jedoch braucht organische Stoffe vielfältigster Art. Es stirbt durch versalzende Mineraldünger oder unbehandelte Gülleausbringung. Ebenso benötigt es heute die immer häufiger fehlenden Spurenelemente, wie sie in den Gesteins- und Algenmehlen vorhanden sind, damit Hormone, Enzyme und Vitamine überhaupt erst gebildet werden können.

Algen und Steinmehle liefern die unseren Böden fehlenden Stoffe

Der braunen Nordmeeralge, einer Art Seetang, sagt man nach, daß sie durch ihren Reichtum an Spurenelementen (90 Spurenelemente!) sogar in der Lage ist, vergiftete Böden wieder zu regenerieren. Die graue Kalkalge mit ihren 60 Spurenelementen bringt den Böden auch Selen und das oft fehlende Jod und verbessert die Böden ebenfalls enorm, so daß Rinder,

deren Weiden in Frankreich seit alters mit der grauen Kalkalge versorgt und auch damit gefüttert werden, gegen Tuberkulose sowie gegen die so sehr gefürchtete Maul- und Klau-
enseuche resistent sind.

Wie wir heute wissen und wie es auch die Fotos von Albert
von Haller in dem wichtigen Buch *Gefährdete Menschheit* so
eindringlich belegen, stellt sich die Gesundheit ganz von allein ein, wenn einem Lebewesen, ganz gleich ob Mensch oder
Tier, alle dafür notwendigen Bausteine in einer natürlich ge-
zogenen Nahrung geboten werden. Statt dessen wurde in unserer modernen Zeit nur auf einen höheren Ertrag und *quantitativ* höheren Eiweißgehalt geschaut, ohne daß man sich um
die *innere* Qualität der Nahrung Gedanken machte, so daß
unsere Nahrung durch die konventionelle, einseitig treibende
Düngung so gefährlich an vielen sehr wichtigen Vitalstoffen
verarmen konnte.

Vitamin- und Mineralstoffpräparate

In vielen Veröffentlichungen liest man, daß die überall in
steigender Tendenz angebotenen (und immer mehr auch ge-
brauchten) Vitamin- und Mineralstoffpräparate etc. notwendig seien, weil unsere Nahrungspflanzen diese Stoffe nicht
(mehr) ausreichend enthalten. Und doch zieht man – allgemein – noch keine Konsequenzen und produziert weiter in
steigenden Mengen eine qualitativ immer wertloser werdende Nahrung.

Bereits Anfang der 50er Jahre, als man die Bedeutung der
Spurenelemente für die Ernährung gerade erst zu erahnen be-
gann, sprachen Chemiker von der »kommenden Spurenele-
mentkrise« (so Dr. Hermann Römpp in einer Publikation des
Jahres 1954). Schon damals wies man darauf hin, daß die
Spurenelemente in der Erdkruste sehr unterschiedlich verteilt

seien und daß die intensive Bodenbewirtschaftung die Ressourcen ständig schmälern würde, neben steigenden Verlusten durch die Auswaschung und Erosion. (Siehe Gesundheits-Forum »Selen, Zink und Chrom«, Metz KG.)

Bessere Humusversorgung
für vitalstoffreiche Pflanzen

Im Buch *Mykosen* gehe ich auf dieses brennende Thema ausführlich ein. Wir sollten so schnell wie möglich alles tun, um wieder zu einem natürlichen Pflanzenanbau mit optimaler Humuspflege zurückzukehren, denn nur über den Weg der Humusrückführung bleiben dem Boden die vielseitigen Elemente erhalten. Nur so ernährte Pflanzen können uns durch »das Wunder des Lebens« gesunde Nahrung liefern, die alle nötigen komplizierten Bausteine enthält, wie uns dies früher – durch die Jahrtausende – die Natur vorgemacht hat.

Laut *Gefährdete Menschheit* hatten um 1920 die von Dr. Price besuchten Naturvölker, die sich noch ganz natürlich ohne Zivilisationskost ernährten, eine optimale Gesundheit und gesunde Zähne, ohne die Zeichen einer Degeneration, wie sie z. B. die zu schmale Ausbildung des Kiefers darstellt, die heute auch bereits bei uns immer mehr Zahnregulierungen erforderlich macht. Diese Eingeborenen kannten auch keine Karies. Price konnte mit vielen Fotos sehr eindrucksvoll belegen, daß, sobald die Zivilisationskost des weißen Mannes zu diesen Eingeborenen vordrang, es in der nächsten Generation bereits um ihre beneidenswerte Gesundheit geschehen war. Damals gab es noch keine Umweltvergiftungen und Verstrahlungen, wie sie heute erschwerend hinzukommen. So zeigen uns die Untersuchungen von Price, daß in unserer

Nahrung der Hauptschlüssel für unser Gesundbleiben oder Krankwerden liegt.

Leider stimmt selbst im Bioanbau heute nicht mehr alles, weil man – um konkurrenzfähig zu bleiben – die zeitaufwendige Kompost- und Humuspflege auf ein Mindestmaß beschränken muß. So nehmen auch dort die Pflanzen gemeinhin zu wenig Selen auf, wobei ich betonen möchte, daß es um die natürliche Vielfalt *aller* Stoffe geht, und nicht nur einseitig um Selen. Das Spurenelement Selen ist aber ein guter Anzeiger für die Qualität eines Bodens. Je humoser und lebendiger ein Boden ist, um so mehr Selen kann von den Pflanzen aufgenommen werden.

Inzwischen sucht man weltweit nur nach Mitteln, um unsere Fehler und die sich daraus ergebenden Krankheiten zu korrigieren. Es wäre einfacher und sinnvoller, wenn wir uns gleich um die tiefere Ursache all dieser Mängel – und das ist der Boden unserer Nahrungspflanzen – kümmerten, denn dann könnten wir Nahrung erzeugen, die all diese komplizierten, heute teuer herzustellenden Nahrungsergänzungspräparate, Medikamente, Krankenhausaufenthalte und Operationen etc. überflüssig machten.

In der Zeitschrift *Natur und Medizin 4/92,* die Frau Dr. Veronika Carstens herausgibt, las ich einmal einen Leserbrief, in dem ein Mann erzählte, daß seine Frau MS-krank war. Er begann dann, den Boden und den Kompost mit diversen Gesteinsmehlen, die ja reich an den verschiedensten Spurenelementen sind, und mit den zwei Hauptalgensorten, die auch neben 60–90 Spurenelementen das fehlende Jod mitbringen, zu versorgen. Von dem Zeitpunkt an – und es sind inzwischen bereits 19 Jahre vergangen – hatte die Frau keinen einzigen Krankheitsschub mehr.

3 Das Eiweiß – ein Schlüssel im Stoffwechselgeschehen

Die Rolle von Eiweiß bei Krebserkrankungen

»Ein hochdosierter Eiweißstoff, das reduzierte Glutathion an L-Cystein gebunden – wie dieser in Recancostat comp. hochkonzentriert angeboten wurde –, bringt Krebszellen zum Zerplatzen und kann eine Zellvergiftung verschiedenster Art wieder rückgängig machen.« So las ich im Zusammenhang mit der aufsehenerregenden Heilung der kleinen Verena von einem Neuroblastom, einer Krebserkrankung im Kindesalter, in der von ihren dankbaren Eltern herausgegebenen kleinen Broschüre. Ich hatte die Gelegenheit, dieses Mittel bei einem Krebskranken zu prüfen. Es hatte in unserem Fall die sehr schnell verlaufende Krankheit (3–4 Hirnmetastasen) nicht stoppen können, aber ich durfte die deutliche Kraftanhebung und Verbesserung des Gesamtzustandes des vorher sehr geschwächten Patienten, auch das Wiederkehren der Beweglichkeit seiner vorher fast steifen Beine, das Wiederkehren des Appetits und der Lebensfreude deutlich erleben, so daß ich erkennen konnte, daß gerade in diesem Stoff ein wesentlicher Schüssel für das Entgiftungsgeschehen unserer Zellen zu sehen ist. »Gesundheit ist Freisein von Giften« ist das Motto des bekannten Arztes Dr. med. Hans-Heinrich Reckeweg, der uns das große Standardwerk der Naturheilkunde »Homotoxikologie« geschenkt hat.

Für mich ist die Krebserkrankung die Endstation einer jahrelangen Zellüberlastung mit Giften, so daß die gesunden Stoffwechselvorgänge wie auch die gesunde Zellatmung zusammenbrechen, bis dann je nach Abwehrsituation und Stoffwechsellage – auch durch Beteiligung von Viren und Pilzen – das ganze Geschehen in die Zellentgleisung umschlägt, die wir heute als Krebs bezeichnen.

Da ausgerechnet eine konzentrierte Eiweißkombination, wie sie in Recancostat comp. vorlag (und inzwischen wieder vorliegt), so außerordentlich positive Ergebnisse erzielte, sollten wir dieser Eiweißfrage einmal gründlicher nachgehen. Wie in wissenschaftlichen Untersuchungen festgestellt wurde, haben Schwerstkranke und Krebspatienten einen großen Mangel bzw. ein völliges Manko gerade an diesen so wichtigen Aminosäuren.* Aminosäuren sind Bausteine des Lebens und bilden bei Pflanzen, Tieren und Menschen ein gemeinsames Grundmuster aller Zellen. Eiweißzellen bestehen aus langen Proteinketten, deren einzelne Glieder aus Aminosäuren zusammengesetzt sind. Es gibt insgesamt 20 Aminosäuren. Je nachdem, wie diese Bausteine zusammengefügt sind, ergeben sich unterschiedliche Stoffe mit unterschiedlichen Wirkungen. Jede menschliche Zelle besitzt eine Vielzahl solcher Eiweißbausteine. Sie werden als Baumaterial für Zellwände, Muskeln, Sehnen, Bänder, zur Hormonbildung oder für die körpereigene Abwehr benötigt. Man unterscheidet zwischen essentiellen (lebensnotwendigen) und nicht essentiellen Aminosäuren. Erstere müssen täglich mit der Nahrung zugeführt werden, letzere können im Körper aus den vorhandenen essentiellen Aminosäuren gebildet werden. Für den Organismus ist es wichtig, daß er mit *allen* essentiellen Aminosäuren versorgt ist. Beim Fehlen nur einer Aminosäure bedeutet dies für den Organismus, daß er mit einem totalen Eiweißmangel leben würde. Da der Organismus über keine wesentlichen

* Aminosäuren: kleinste Eiweißbausteine

Speichermöglichkeiten für Proteine verfügt, bildet der tägliche Ersatz von Aminosäuren eine wichtige Voraussetzung für Gesundheit bzw. Wiedergenesung.

Das Tripeptid Glutathion (G–SH) und die Aminosäure Cystein können wir zu den stärksten Entgiftern und Schutzstoffen in unserem Körper zählen. Ebenfalls ist die schwefelhaltige Aminosäure Methionin wichtig, aus der Cystein gebildet wird. Und ausgerechnet diese wertvollen Aminosäuren (Eiweißbausteine) fehlen immer mehr in uns, so daß weltweit die Krankheiten im Steigen begriffen sind, wie die Statistiken zeigen.

Die genannten Aminosäuren schützen uns nicht nur vor Krebs, sondern auch vor anderen entzündlichen und degenerativen Zellveränderungen, wie sie sich uns zum Beispiel im Bereich des rheumatischen Formenkreises in Arthritis, Arthrosen, Osteoporose, rheumatischen Erkrankungen aller Art, Muskelschwund, Steifheit etc. zeigen. Bei der Osteoporose zum Beispiel geht es ja nicht nur um Kalziummangel. Es fehlen auch die Eiweißbälkchen in den Knochen, in die die Mineralien eingelagert werden. Überall stoßen wir – bei näherem Hinsehen – auf das Eiweiß. Die Erfahrung hat inzwischen gezeigt, daß die aufgeführten rheumatischen Erkrankungen mit Eiweißkombinationen, wie sie die Natur uns im Haifischknorpelpulver oder in der grünlippigen Muschel bietet, gebessert bzw. geheilt werden können. Wir sollten die Eiweißfrage ernst nehmen, denn im Eiweiß scheint tatsächlich ein wichtiger Schlüssel für unser Krank- oder Gesundsein zu liegen.

Als ich durch besondere Umstände und nach extremer Überarbeitung sehr erschöpft und am Ende meiner Kraft angelangt war, habe ich Recancostat genommen, das auf Rezept über eine bestimmte Apotheke zu bekommen ist. Diese Kombination enthält keine chemischen Stoffe, sondern nur eine Konzentration wesentlicher Nahrungsbausteine, die außerordentlich günstige Funktionen im Stoffwechsel ausüben, so daß vielseitige Verbesserungen und Heilungen möglich werden. Bereits nach wenigen Tagen durfte ich an mir selbst die frappierende Wirkung dieser Eiweißkombination erleben. Deshalb möchte ich auf die Wirkungsweise der Hauptstoffe von Recancostat comp. – das reduzierte Glutathion, an L-Cystein gebunden sowie die Anthozyane der Roten Bete und schwarzen Johannisbeere – etwas ausführlicher eingehen.

Das Glutathion

Das Glutathion ist ein Tripeptid, das heißt eine Kombination dreier Aminosäuren, die unser Körper aus dem Eiweiß der zugefügten Nahrung im allgemeinen selbst herstellen muß. Glutathionerzeuger im Menschen sind vor allem die Leber und die Muskeln.

Starke Muskelarbeit, wie zum Beispiel beim Hochleistungssport, verbraucht jedoch sehr viel Glutathion, so daß immer mehr Hochleistungssportler mit gutem Erfolg Präparate wie Scave 1 forte etc. zu sich nehmen.

Glutathion ist seit 1888 bekannt und in zahlreichen wissenschaftlichen Untersuchungen erforscht. Es sorgt für die Entgiftung *aller* Zellen, es ist an der Strukturbildung von Proteinen und besonders auch an der Reparatur von Erbgutschäden beteiligt. Nach Herders Lexikon der Biochemie und Molekularbiologie ist Glutathion von elementarer Bedeutung bei der »Reparatur von DNS-Schäden (DNS-Reparatur), Beeinflussung des Zellmilieus und damit Beteiligung an Entwicklungs- und Altersprozessen«.

In einem gesunden Körper kommt Glutathion normalerweise in hohen Konzentrationen vor. Bei seinem Einsatz, das heißt, wenn es sich an Gifte bindet, verändert es sich zu Glutathion-Disulfid, das sich wieder in das freie aktive, sogenannte reduzierte Glutathion zurückbilden kann. Nur dieses freie reduzierte Glutathion kann die großen Schutzaufgaben in uns ausüben.

Das Tripeptid Glutathion besteht aus den drei Aminosäuren: L-Cystein, Glutaminsäure und Glycin. In der Natur kommt diese Kombination eher selten vor, aber gut in Hefepräparaten, Spirulina, Spinat und Brokkoli. Ich vermute, daß Glutathion in Wildkräutern reichlicher vorhanden ist als in Gartengemüse, da ein »Spinat« aus Wildkräutern so außerordentlich sättigt und auch von den Sikhs in Indien berichtet wird, daß sie ihren hervorragenden Gesundheitszustand u. a. mit grünen Pflanzen erreicht hatten. (*Mykosen,* Seite 45.)

L-Cystein: Cystein gehört zu den so wichtigen schwefelhaltigen Aminosäuren und schützt als Antioxidans die Zellen vor den zerstörerischen Angriffen der freien Radikale. Es ist Struktur- und Funktionselement aller Enzyme. Eine Ausleitung von Schwermetallen ist u. a. nur mit dieser Aminosäure möglich. Eine andere wichtige Aufgabe von L-Cystein ist die Vorratshaltung der Spurenelemente, wie z. B. Zink, Selen, Magnesium usw. Diese binden sich an L-Cystein.

Neben den zellschützenden Aufgaben gegen oxidativen Streß bewirkt Cystein die Bildung von Glutathion und die Stimulation der so wichtigen T-Lymphozyten, der sogenannten Krebskillerzellen. Cystein wird zumeist aus der essentiellen Aminosäure Methionin gebildet, so daß wir darauf achten sollten, Lebensmittel zu uns zu nehmen, die möglichst einen höheren Anteil an Methionin enthalten. (Siehe nachstehende

Methionin-Tabelle Seite 47f.) In einigen Pflanzen ist es auch als Cystin enthalten.

In der Leber gehört Cystein mit zum Entgiftungssystem. Wie bereits erwähnt, ist Cystein ganz wesentlich am Aufbau vieler Enzyme beteiligt. Durch Schwermetalle (z. B. das ständig aus den Amalgamfüllungen freiwerdende Quecksilber) wird es verbraucht und inaktiviert. Dieser Vorgang läuft über das sogenannte Redoxsystem ab. Dabei wird das sonst wasserlösliche Cystein in das wasserunlösliche Cystin umgewandelt, das über die Nieren ausgeschieden wird. Dieses kann zur Nierensteinbildung (Cystinsteine!) führen. Ist genügend Vitamin C (möglichst aus natürlicher Quelle wie im Buch *Mykosen,* Seite 237, aufgeführt) im Körper vorhanden, so wird der Abbau in Cystin verhindert. Zusammen mit Vitamin C und Vitamin B_1 bildet Cystein einen wesentlichen Schutzfaktor gegen die schädlichen Aldehyde in Smog, Tabakrauch und Alkohol. (Eine ideale Kombination der vorerwähnten Stoffe liegt zum Beispiel in dem Enzymhefepräparat Zell Oxygen plus vor.)

Glutaminsäure: Sie treffen wir überall im menschlichen Körper an, wo große Stoffumsetzungen stattfinden, so besonders im Gehirn, Herz, Leber sowie im Blutplasma, und zwar als die Mono-Aminosäure Glutamin, als das Salz Glutamat oder als Stoffwechselintermediärprodukt (Stoffwechselzwischenprodukt).

Glutaminsäure entsteht ständig im sehr kompliziert ablaufenden Eiweißstoffwechsel und hat zahlreiche, wichtigste Aufgaben, zum Beispiel bei den Transaminierungen (Transaminasen: Enzyme, die Aminogruppen von einer Substanz auf eine andere übertragen). Auch bei den vielfältigen Entgiftungsaufgaben in unserem Körper (Citronensäurezyklus u. a.) hat sie wichtigste Aufgaben.

Glycin: früher auch Glykokol genannt, wurde erstmals aus Leim (= Kolla) gewonnen. (Deshalb hilft die Gelatine so gut bei degenerativen Gelenkproblemen, weil sie besonders viel Glycin enthält. Ich gehe auf dieses Thema noch ausführlicher im Absatz »Das Haifischknorpelpulver« ein.)

Diese Dreierkombination von Eiweißbausteinen, Glutathion genannt ist, laut Bodo Kuklinski, ähnlich wie reines Cystein ein hervorragendes Antioxidans, das heißt, es verhindert, daß die äußerst reaktionsfreudigen »freien Radikale« sehr aggressiv die umliegenden Zellen durch Sauerstoffoxidation zerstören bzw. altern lassen. *Freie Radikale* (siehe das Buch *Neue Chancen* von Bodo Kuklinski) entstehen unaufhörlich im menschlichen Körper bei der körpereigenen Energiegewinnung durch die ständig ablaufende Oxidation von Sauerstoff. Glutathion verhindert auch die gefährliche Lipidperoxidation, das heißt die als Kettenreaktion ablaufende Oxidation von Fetten = Fettverderbnis, die sich letztlich auch in einem negativ erhöhtem Cholesterinspiegel mit all seinen Folgen der Arteriosklerose niederschlägt. (Siehe zum Thema Cholesterin: Seite 67 im Buch *Mykosen.*)
Wie Professor G. Ohlenschläger in seinem Buch *Das Glutathionsystem* darlegt, ist Glutathion wohl der wichtigste Zellschutzfaktor, den wir kennen. Jede Zelle ist immens belastbar, solange sie einen Vorrat an reduziertem Glutathion hat, das heißt, solange das Glutathion eine reduzierte (freie) radikalfangende Schwefelgruppe, abgekürzt G-SH, aufweist.
Die Theorie der Wirkungsweise des Glutathions wird wie folgt beschrieben: Wie bereits erwähnt, gibt es zwei Arten dieses Stoffes: einmal das noch aktive, sogenannte reduzierte Glutathion (G-SH), bereit, mit seiner freien Schwefelgruppe Gifte unschädlich zu machen und Gene zu reparieren, was

täglich bis zu 10 000 Mal in unseren Zellen geschieht, so daß ständig Mutationen wieder rückgängig gemacht werden, solange das Glutathion in seiner reduzierten Form in uns anwesend ist, und zweitens die oxidierte Form des Glutathions, bei der die freie Schwefelgruppe durch Sauerstoff oxidiert (gebunden) ist, so daß sie uns nicht mehr in der vorgenannten Art schützen kann. Glutathion finden wir bei einem optimal gesunden Menschen in jeder seiner Körperzellen in einem Verhältnis von 400 reduziertem Glutathion zu 1 oxidierten Glutathion. Dieses Verhältnis von 400 : 1 wird das »Redoxpotential« genannt, das ungeheuer vielseitige, wichtigste Schutzaufgaben in unseren Zellen auszuführen hat.

Reduziertes Glutathion (G-SH) gehört zu den wichtigsten Antioxidantien, die wir kennen. Verringert sich dieser Komplex in uns, dann verschiebt sich das vorbeschriebene Verhältnis in ungünstiger Weise. Bei Krebskranken haben wir zum Beispiel ein Verhältnis von 1 : 350. Somit können diverse Prozesse im Körper, je nach Grad des Fehlens des reduzierten Glutathions, nicht mehr optimal geregelt werden. Besonders das Reparatursystem der Gene, das am Ende der Versorgungskette des Glutathionsystems steht, wird dadurch am ehesten unterversorgt und kann die täglich auftretenden Mutationen nicht mehr reparieren, so daß die stärksten fehlentwickelten Zellen sich durchsetzen und ungehindert eine Krebserkrankung oder andere Störungen hervorrufen können.

Heute haben bereits sehr viele Menschen mittleren Alters ein Verhältnis von 200 : 200 in ihren Zellen. Es bedarf nunmehr nur noch eines kleinen Anstoßes, der das Verhältnis weiter ins Ungute verschiebt, und die Krebserkrankung beginnt sich zu entwickeln. Oxidiertes Glutathion wird normalerweise wieder »recycled«. Leider fehlen die dafür notwendigen Anthozyane und Vitamine häufig in der üblichen denaturierten Nahrung.

Das Enzym Glutathionperoxidase wird aus Selen, Cystein und Glutathion gebildet. Alle drei Vorstufen haben ebenfalls für sich allein eine antioxidative, uns schützende Wirkung.

Wie im Kapitel 10 »Das Redox-Meßverfahren« dargelegt wird, wird durch elektronische Messungen auch in dem Buch *Vom Lebendigen in Lebensmitteln* – gezeigt, daß Cystein mit –220 und Glutathion mit –230 besonders starke Radikalenfänger und somit Schutzstoffe erster Ordnung sind, da sie durch sehr hohe Redox-Eigenschaften hervorstechen.

Außer der selenabhängigen Glutathionperoxidase (Se-abh. G-SHPx) finden wir in lebenden Systemen noch weitere selenabhängige Peroxidasen, die alle zellschützende Aufgaben haben.

Das sehr wissenschaftlich geschriebene Buch von Prof. Ohlenschläger eröffnet uns einen Blick in die Wunderwelt der kompliziertesten vielseitigsten Abläufe und Regelmechanismen. Als ich dieses Buch las, hatte ich den Eindruck, daß diese Kompliziertheit und Großartigkeit, mit der die Gesundheit und das Leben in uns und allen lebenden Wesen geschützt und täglich erhalten wird, jeden Materialisten überzeugen müßte, daß Leben mit all seiner komplizierten Regulation nicht zufällig von ganz allein ohne weise Führung und Planung eines größeren Geistes, als wir es sind, hat entstehen können.

Methionin in der Nahrung

Die für unsere Entgiftung so wichtigen Aminosäuren Cystein und Glutathion werden aus Methionin gebildet, weshalb es heute ratsam ist, generell auf eine verstärkte Methioninzufuhr zu achten.

TABELLE: METHIONIN – LYSIN

Gerechnet auf 100 g	Eiweiß in %	Methionin in mg	Lysin in mg
Ei, ganz	13	450	890
Eigelb	16	470	1300
Edamerkäse	26	780	2370
Schafsmilch	5,3	140	440
Ziegenmilch	3,7	95	340
Kuhmilch 3,5%	3,3	85	260
Hüttenkäse	20	350	1650
Hammelfleisch	20	560	2000
Rindfleisch	20	570	2020
Kartoffel	2	30	130
Kohlrabi	1,9	16	65
Steckrübe	1,2	12	20
Möhre	1,0	8	45
Sellerie	1,6	18	75
Brokkoli	3,3	50	150
Chinakohl	1,2	30	60
Grünkohl	4,3	50	240
Kerbel	4,1	65	240
Knoblauch	6,1	125	210
Rote Rübe (Bete)	0,1	5	80
Rosenkohl	4,5	40	250
Spinat	2,5	45	160
Weißkohl	1,4	13	65
Linsen	23,5	220	1890
Mohn	20,2	430	1390
Kichererbse	19,8	260	1370
Bohnen, trocken	33,1	450	2930
Erbsen, trocken	22,9	350	2130
Sesamsamen	17,7	640	640

Gerechnet auf 100 g	Eiweiß in %	Methionin in mg	Lysin in mg
Paranuß	13,6	890	420
Cashewnuß	17,5	330	750
Sojabohne	33,7	580	1900
Sonnenblumensamen	22,5	490	890
Apfel, frisch	0,3	3	15
Apfel, getrocknet	1,4	13	65
Edelkastanie	2,5	40	150
Haselnuß	12,0	140	380
Mandel	18,7	270	580
Walnuß	14,4	220	440
Kokosnuß	3,9	70	150
Dinkel	13,1	200	360
Weizen, ganzes Korn	11,7	220	380
Weizenkeimlinge	26,6	560	1900
Buchweizen	9,1	190	580
Gerste, ganzes Korn	9,8	180	380
Gerstengraspulver	k. A.	430	830
Hafer, ganzes Korn	11,7	230	550
Hirse	9,8	250	280
Reis, unpoliert	7,2	170	300
Roggen, ganzes Korn	8,8	140	400
Roggenkeimlinge	39	620	2130

Auffallend ist die Eiweißsteigerung durch den Keimvorgang bei Weizen und Roggen.

Die Paranuß hat wohl den höchsten Methioningehalt. Wie Professor Popp in seinem Buch *Die Botschaft der Nahrung* schreibt, fallen leider gerade Paranüsse durch ihren erhöhten Gehalt an Radionukliden (vor allem Radium und Strontium) wie auch an Barium und Mykotoxinen auf, so daß in Österreich der Verkauf dieser Nüsse verboten ist.

Knoblauch als eine Gemüsepflanze weist mit 6,1 Prozent nicht nur einen sehr hohen Eiweißanteil, sondern auch einen für eine Gemüsepflanze im Verhältnis hohen Anteil an Methionin auf. Gemüsepflanzen enthalten im allgemeinen einen Eiweißanteil von nur max. 1,5 Prozent, wovon der Methioninanteil sich im Durchschnitt auf 5 bis 50 mg stellt. Mit 125 mg Methionin ragt der Knoblauch auffallend aus diesem Spektrum heraus. Auf diese Weise werden uns auch die so außerordentlichen Wirkungen des Knoblauchs verständlich (weitere Ausführungen siehe im Kapitel 13 »Heilpflanzen im Dienst unserer Gesundheit«). Interessanterweise tritt in obigem Vergleich die Sesamsaat mit einem sehr hohen Methioningehalt hervor. Wir erinnern uns an die Selentabelle im Buch *Mykosen*. Neben der Kokosnuß zeichnete sich gerade die Sesamsaat durch einen sehr hohen Selengehalt aus. Sesamsaat hat auch einen sehr hohen Kalziumgehalt mit 785 mg, reichlich das entzündungshemmende Kupfer, neben anderen wertvollsten Aufbaustoffen. Wir sollten sie täglich zu uns nehmen. Sesammus sollte – wie alle aufgebrochenen Nüsse bzw. Samen – dunkel aufbewahrt und baldmöglichst verbraucht werden, da alle freigesetzten Öle, die hochungesättigte Fettsäuren enthalten, sehr schnell durch Sauerstoffzutritt oxidieren. (Über die Gefährlichkeiten der Sauerstoffoxidation von Ölen, die hochungesättigte Fettsäuren enthalten, im Kapitel »Distelöl und Sonnenblumenöl können krank machen« im Buch *Mykosen*)

Sehr interessant ist auch der Unterschied bei Roggen und Weizen im normalen und im gekeimten Zustand. Durch die Keimung finden gewaltige Stoffumsetzungen und eine auffallende Erhöhung des Eiweißes statt. In einer anderen Untersuchung las ich, daß gekeimter Weizen nach 7 Tagen 42% (!) Eiweiß ausgebildet hatte. Gekeimter Weizen machte ja vor einigen Jahren sehr in der Diät der MS-Kranken von sich reden, der sogenannten Evers-Diät, durch die gute Erfolge verzeichnet werden. Durch die Keimung haben wir auch kein »rohes« Getreide mehr. Unter großen Veränderungen geht es in den Zustand der werdenden Pflanze über.

Homocystein

Wie wissenschaftliche Untersuchungen in aller Welt inzwischen belegen, ist nicht das Cholesterin in erster Linie für die Arteriosklerose verantwortlich, sondern das Homocystein, eine negative Variante der Aminosäure Cystein.

Homocystein als hochtoxische, schwefelhaltige Aminosäure wird ausschließlich im Zwischenstoffwechsel gebildet. Normalerweise wird es sofort nach seiner Bildung im Körper weiter abgebaut. Am Abbauvorgang des Homocysteins sind die Vitamine B_{12} und B_6 wie auch die Folsäure wesentlich beteiligt. Dies geschieht über zwei Wege: Entweder wird das Homocystein zu Methionin zurückgewandelt (Folsäure- und B_{12}-abhängig) oder über Cystathionin zu Cystein oder Glutathion weiter verstoffwechselt. Dieser letztere Übergang ist B_6-, B_{12}- und folsäureabhängig. Inzwischen belegen zahlreiche wissenschaftliche Untersuchungen aus aller Welt, daß Homocystein als hochreaktive Aminosäure

- die Selbst-Oxidation von LDL* fördert
- toxisch auf das Gefäßendothel (die Innenhaut unserer Blutgefäße) wirkt
- die Entstehung von Thrombosen fördert

---

* LDL: Low Density Lipoprotein, die oxidierte negative Variante des Cholesterins, die für die Cholesterinablagerungen und Arteriosklerose verantwortlich gemacht wird. Nicht das Cholesterin an sich, sondern seine Oxidationsprodukte, die verstärkt durch Homocystein entstehen, lösen Arteriosklerose aus.

Schlaganfälle nehmen immer mehr zu: Im Jahr 1975 zählte man 250 000 Schlaganfälle. Diese Zahl erhöhte – sich mit steigender Tendenz – 1996 bereits auf 350 000!

In einer schwedischen Studie, die alle verfügbaren Schlaganfallpatienten einer Region untersuchte, hatten vierzig von hundert Patienten stark erhöhte Homocysteinwerte, unabhängig von der Art des Schlaganfalles. In einer amerikanischen Untersuchung mit ca. hundert Schlaganfallpatienten war Homocystein etwa 50% höher als bei vergleichbaren Kontrollen, unabhängig von allen etablierten Risikofaktoren. Bei einer irischen Studie wurden bei 42% aller untersuchten Patienten mit Schlaganfall auffällig hohe Homocysteinwerte festgestellt. Ein hoher Homocysteinspiegel bedeutet ein 40fach erhöhtes Schlaganfallrisiko (zum Vergleich: Bluthochdruck ein 18faches, Nikotinkonsum ein 3,6fach erhöhtes Schlaganfallrisiko).

Homocystein wird bei Anwesenheit von Vitamin B_6, Vitamin B_{12} und Folsäure aus seiner toxischen (giftigen) Phase in das uns schützende Cystein bzw. Glutathion weiter verstoffwechselt, weshalb wir auf die ausreichende Zufuhr dieser Vitamine größten Wert legen sollten. Sie sollten täglich in unserer Nahrung vorhanden sein.

Vitamin B_6: Kuzuya, ein japanischer Forscher, fand bei Affen, die er 1–2 Jahre auf eine Vitamin-B_6-Mangeldiät setzte, massive Arteriosklerose (Arterienverkalkung), besonders in den Hirn- und Koronararterien. Nachdem er dieselben Affen zwei weitere Jahre mit B_6-Zugaben ernährt hatte, konnte er einen deutlichen Rückgang der Arteriosklerose nachweisen, die besonders eindrucksvoll die Koronararterien betraf. Wir finden Vitamin-B_6-Mangelzustände bei Alkoholismus, bei hormonalen Kontrazeptiva (der Pille), Fehl- bzw. Mangelernährung, seniler Kachexie (schlechte Ernährung), Schwangerschaft, Laktation (Milchabsonderung/Stillen), Dauerhämolyse. Auch ein erhöhter innerer Pilzbefall erzeugt Tag und Nacht Fuselalkohole, die die Leber entgiften muß, und kommt einer (ungewollten) Alkoholabhängigkeit gleich (siehe Vitamin B_6-Angaben im Buch *Mykosen* auf Seite 238). Theophyllin* ist u. a. ein starker Zerstörer von Vitamin B_6. Klassische Vitamin-B_6-Mangel-Zustände gehen beim Kind mit Reizbarkeit und Krampfneigung einher, beim Erwachsenen mit Depressionen, Verwirrtheit und Krampfneigungen.

Vitamin B_{12} (Cobalamin): Der Mensch ist auf die Zufuhr dieses so wichtigen Vitamins von außen angewiesen. Die viel B_{12} enthaltenden Innereien wie Leber, Herz und Nieren von Tieren werden aufgrund ihrer Toxinanreicherung kaum mehr gegessen. Das Muskelfleisch von Tieren enthält nur 2–3 mcg Vitamin B_{12}, ein Ei 2 mcg, Speisequark ca. 1 mcg, Hüttenkäse und Käse allgemein ca. 2 mcg, so daß inzwischen nicht nur Vegetarier auf eine ausreichende B_{12}-Zufuhr achten sollten (siehe Tabelle). Viele Patienten mit neuropsychiatrischen Symptomen leiden an einem B_{12}-Mangel ohne Anzeichen einer Anämie oder nachweisbar verringertem Vitamin-B_{12}-Spiegel.

Die Folsäure (Pteroylglutaminsäure (PteGlu)): Auch beim Fehlen der Folsäure treten neurologische und psychiatrische Störungen auf, ebenso Störungen der Pyramidenbahn sowie Neuropathien. Auch tritt eine Verminderung unserer weißen Blutkörperchen, d. h. unserer Abwehrpolizei auf (Leukopenie und Lymphopenie).

---

* Theophyllin = Purinderivat, im schwarzen Tee in geringer Menge vorkommend

Wir hören im Gesundheits-Forum der Metz KG »Folsäure – das unterschätzte Vitamin«: »Folsäure spielt generell eine wichtige Rolle bei der Teilung und dem Wachstum von Körperzellen. Besonders wichtig ist die Folsäure in der Schwangerschaft für die gesunde Entwicklung des Kindes. Neuere Studien zeigen immer wieder, daß Folsäure Mißbildungen des Kindes verhindern kann. Auch können dadurch Fehlbildungen am Mund und im Gesicht wie die gefürchtete ›Hasenscharte‹ verhindert werden.« »Folsäure schützt optimal vor Mißbildungen des Kindes in den ersten zwei Schwangerschaftswochen, zu einer Zeit also, in der die Mutter häufig noch nichts von der Schwangerschaft weiß.« »Wie Studien des Münchner Klinikums Großhadern und der Kinderklinik der Universität Düsseldorf zeigen, sind nur 9% aller Wöchnerinnen ausreichend mit Folsäure versorgt.« »Des weiteren kann Folsäure vor Gebärmutterkrebs schützen. – Es mehren sich zudem die Hinweise, daß Folsäure auch vor anderen Krebserkrankungen wie Dickdarmkrebs und Lungenkrebs schützen kann.«

Der normale Tagesbedarf liegt bei 300 mcg täglich. Während einer Schwangerschaft sollte auf eine Zufuhr von mindestens 400 mcg geachtet werden. Folsäure ist wasserlöslich und kann daher nicht überdosiert werden. Ein Überschuß wird über die Niere ausgeschieden. Dieses zur Gruppe der B-Vitamine gehörende Vitamin ist empfindlich gegenüber Licht und Hitze. Daher sollte Gemüse und Obst dunkel und kühl gelagert werden.

Folsäuremangel entsteht durch Fehlernährung (überwiegend Fast food), chronischen Alkoholismus bzw. eine stärkere Mykose, Dünndarmerkrankungen wie Morbus Crohn, Zöliakie oder Resektion des oberen Dünndarms, wie auch durch langfristige Einnahme bestimmter Medikamente. Auch Amalgam und tote Zähne benötigen zu ihrer Entgiftung laufend größere Mengen von Folsäure. Psychische Erkrankungen mit Schlaflosigkeit, Erregtheit und genereller Abgeschlagenheit gehen häufig mit Folsäuremangelzuständen einher, ohne die Symptome einer megaloblastischen Anämie zu zeigen.

Deshalb verbessern sich solche Zustände häufig durch eine Injektionskur mit Medivitan N (Medice). Diese Injektionen werden sehr gern von Schulmedizinern als sogenannte Aufbauspritzen gegeben. Die Dreierkombination von B_6, B_{12} und Folsäure hat sich inzwischen als wichtiger Stoffwechselregulator erwiesen, so daß auch die gefürchteten Depressionen häufig gut darauf ansprechen. Ebenso alle Gefäßschädigungen (Arterioklerose), die auf erhöhte Homocysteinwerte zurückzuführen sind. (Diese Vitamin-Dreier-Kombination ist unter anderem im Weizengras mit 1280 mcg B_6, 43 mcg B_{12} und 1080 mcg Folsäure auf 100 g ideal enthalten.)

Vermutlich liegt im erhöhten Homocysteinspiegel auch ein Grund für die Verringerung des so wichtigen Zellschutzfaktors Glutathion in unseren Zellen (siehe oben). Durch das Fehlen der vorgenannten Vitamine bleibt Homocystein in seiner toxischen Zwischenstufe stehen, ohne weiter zu Methionin, Cystein oder Glutathion verstoffwechselt werden zu können.

Durch den allgemein üblichen naturfernen Nahrungsanbau fehlen auch diese Vitamine immer mehr in unserer Nahrung. »Wer regelmäßig in der Kantine ißt, hat häufig zuwenig von diesen Vitaminen. Man sollte darauf achten, daß er sich zu Hause gesünder ernährt.« So stand es kürzlich in einer Zeitung zum Thema Homocystein und den zunehmenden Schlaganfällen zu lesen. Auch bezüglich des Schlaganfalls kommen Wissenschaftler vermehrt darauf, daß der Ernährung und auch hier ganz speziell der Frage des Eiweißes und der immer mehr fehlenden Vitamine und Vitalstoffe eine Schlüsselstellung zukommt.

TABELLE: VITAMIN B6, B12 UND FOLSÄURE

Gehalt in 100 g	Vitamin B6	Vitamin B12	Folsäure
Camembert	240 mcg	3 mcg	55 mcg
Chlorella	1400 mcg	130 mcg	27 mcg
Dorsch/Kabeljau	200 mcg	1 mcg	12 mcg
Edamer	75 mcg	2 mcg	20 mcg
Eigelb	300 mcg	2 mcg	150 mcg
Emmentaler	65 mcg	2 mcg	4 mcg
Gerstengras	300 mcg	k. A.	640 mcg
Hammelfleisch	290 mcg	3 mcg	3 mcg
Hühnerei	120 mcg	2 mcg	65 mcg
Hüttenkäse	30 mcg	2 mcg	3 mcg
Kichererbsen	549 mcg	—	200 mcg
Linsen	600 mcg	—	35 mcg
Lupineneiweiß	—	3,7 mcg	—
Makrele	630 mcg	9 mcg	1 mcg
Ölsardine	220 mcg	160 mcg	16 mcg
PANAKTIV Bier-hefe	800 mcg	170 mcg	200 mcg
Rinderherz	280 mcg	10 mcg	4 mcg
Rinderleber	710 mcg	65 mcg	220 mcg
Rindfleisch	—	3 mcg	—
Sojabohne	1190 mcg	—	230 mcg
Speisequark 20%	60 mcg	1 mcg	9 mcg
Spirulina	800 mcg	320 mcg	10 mcg
Thunfisch	460 mcg	4 mcg	15 mcg
Weizengras	1280 mcg	43 mcg	1080 mcg
Zell Oxygen-plus Hefe	6000 mcg	8,5 mcg	1000 mcg
Zell Oxygen Hefe	540 mcg	0,7 mcg	500 mcg
Ziegenkäse 45%	200 mcg	8 mcg	3 mcg

Zunehmender Mangel an Glutathion in unseren Zellen

In früheren Jahren, als es noch deutlich weniger Krebserkrankungen gab – um 1900 erkrankte nur jeder dreißigste über 50 Jahre an Krebs, heute bereits jeder dritte –, müssen die vorerwähnten Schutzstoffe in unserer Nahrung noch vorhanden gewesen sein. Warum fehlt zum Beispiel das so wichtige Glutathion und Cystein immer mehr in unseren Zellen? Ich habe vier Gründe gefunden:

1. durch die weltweite Veränderung und Minderung unseres Nahrungseiweißes (Kunstdünger, saurer Regen, Silofutter, Entfernung der Eiweißschicht bei der Getreidevermahlung),

2. durch die allgemein zunehmenden Giftbelastungen (Amalgam in den Zahnfüllungen, Formaldehyd in unseren Möbeln und Kunststofffüllungen, Gifte in unserer Kleidung, in der Nahrung, der Luft und im Wohnbereich etc.) wird immer mehr Glutathion verbraucht,

3. aufgrund der ständig zunehmenden radioaktiven und Elektrosmogverstrahlung, die ununterbrochen in uns freie Radikale erzeugt, die das reduzierte Glutathion oxidieren und damit verbrauchen,

4. außerdem fehlen – aufgrund noch nicht optimaler Düngung, speziell durch Humusmangel – häufig wichtige Vitamine, die unbedingt zum Aufbau des Glutathions benötigt werden.

Auch große körperliche Anstrengungen wie Training und Hochleistungssport verringern vorübergehend den Glutathionspiegel in den Muskeln, da durch höheren Energieverbrauch vermehrt freie Radikale entstehen. Durch den gesteigerten Stoffwechsel der Muskeln ist der örtliche Bedarf an Glutathion entsprechend hoch, um die entstehenden freien

Radikale unschädlich zu machen. Besonders stark zehren auch Streß, Alterungsprozesse und schwere Krankheiten am Glutathion-Vorrat. Bei Krebskranken ist der Glutathionspeicher zum Beispiel weitgehend leer.

Anthozyane

Man hat untersucht, auf welche Weise sich Pflanzen vor dem UV-Licht und vor ionisierenden Strahlen (Radioaktivität) schützen, und stieß dabei auf die Anthozyane. Anthozyane sind rot-violette und blau-schwarze Pflanzenfarbstoffe, die – wie Prof. Dr. Otto Warburg entdeckte – die Atmungsfermente der Zelle enorm stärken, so daß ein Krebsgeschehen damit verbessert werden kann. (Laut Prof. Warburg entsteht Krebs durch eine entgleiste Zellatmung, das heißt durch Zerstörung der Atmungsfermente der Zellen, so daß diese den angebotenen Sauerstoff nicht mehr verwerten können. Um nicht zu ersticken, schlägt die Atmung der so geschädigten Zellen in Gärung um, die sehr viel Zucker verbraucht, und eine ungehemmte Zellteilung – der Krebs – setzt ein.)

Inzwischen weiß man, daß ganz besonders die Anthozyane in der Lage sind, in großem Umfang freie Radikale unschädlich zu machen, die für das Krebsgeschehen, wie für alle Krankheiten und Entgleisungen überhaupt, verantwortlich gemacht werden. Wie wir wissen, zerstören die freien Sauerstoffradikale, wenn diese nicht an ihrer zerstörerischen Arbeit gehindert werden, sehr schnell, oft in Kettenreaktionen, die Membranen (Außenhaut) unserer Zellen, ebenso die kollagenen und elastischen Fasern wie auch den wichtigen Säurespeicher in unserem Bindegewebe, die Hyaluronsäure. Sie machen selbst vor dem Inneren unserer Zellen nicht halt und zerstören die Nukleinsäuren, unser Zellkerneiweiß. Da die Anthozyane so sehr unsere Bindegewebsstrukturen vor dem Angriff der freien Radikale schützen, können wir sie auch als einen Geheimtip gegen ein zu frühes Altern bezeichnen.

Wichtig ist auch, daß Anthozyane als besonders starke Radikalenfänger unsere Zellen auch vor der heimtückischen Verstrahlung schützen, denn durch den ständigen Strahlenbeschuß, dem wir inzwischen ungewollt ausgesetzt sind, entstehen in uns in jeder Sekunde die aggressiven, krebsauslösenden freien Sauerstoffradikale. Der Vorteil bei den Anthozyanen ist, daß sie im Gegensatz zu anderen Antioxidantien nicht von Enzymen abhängig sind und auch nicht selbst radikalisch werden können. Allein durch die Einstrahlung von UV-Licht (wir werden ja inzwischen vor einer zu langen Sonnenlichtbestrahlung als Hautkrebsauslöser immer wieder gewarnt) entstehen in uns radikalische Kettenreaktionen, die durch Anthozyane an der Massenzerstörung von Zellen und Gewebe gehindert werden. So haben wir in den Anthozyanen einen höchst wichtigen Schutz und sollten sie – möglichst täglich – zu uns nehmen.

Wir finden sie in den rot-violetten und blau-schwarzen Pflanzenfarbstoffen, z. B. in der roten Bete (als Pulver in der Apotheke, Reformhaus oder über den Spira-Versand), in dunklen Muttersäften aus dem Reformhaus, schwarzen Johannisbeeren, Heidelbeeren, Holunderbeeren, Brombeeren etc. Auch wenn wir uns z. B. über Bierhefe vermehrt Glutathion zuführen wollen, so sollten wir unbedingt dunkle Muttersäfte oder Rote Bete dazunehmen, weil sonst das so wertvolle reduzierte Glutathion sehr schnell oxidiert. Gordon Fraser hat die Mischung Bierhefe mit schwarzem Johannisbeersaft bereits seit vielen Jahren empfohlen. Über sein erstaunlich junges Aussehen mit 82 Jahren berichte ich im Absatz »Die Bierhefe«.

Auch das Pycnogenol zählt zu den Anthozyanen. Es ist ein reiner Naturstoff, der in blauen Traubenschalen und -kernen (Korinthen, Weinbeeren) sowie in der Pinienrinde enthalten ist.

Glutathionhaltige Nahrungsergänzungsmittel

Es gibt glutathionhaltige Nahrungsergänzungsmittel (z. B. Scave 1 forte), die bewußt darauf ausgelegt sind, das Bindegewebe, Skelett und Gelenke zu stärken, den Verbrauch von Glutathion bei Hochleistungssportlern auszugleichen, vor zu früher Alterung zu schützen und Entgleisungen ernsterer Art vorzubeugen. Wie ich von Scave 1 forte hörte, hat dieses eine so stark regenerierende Kraft, daß eine ältere Dame mit sehr vielen Falten nach regelmäßiger Einnahme auffallend verjüngt war.

Ein weiteres Nahrungsergänzungsmittel, das Scave Immun, wurde aufgrund neuester wissenschaftlicher Erkenntnisse zum Schutz des Immunsystems entwickelt. Diese neuesten Erkenntnisse besagen, daß ein optimales Arbeiten *aller* Immunzellen nur bei Vorhandensein von genügend reduziertem Glutathion und bei Anwesenheit von *Folsäure* (sehr reichlich enthalten in selbstgezogenem Weizengras!) möglich ist. Besonders eine Studie des Instituts für Immunologie und Genetik des deutschen Krebsforschungszentrums in Heidelberg beweist sehr eindrucksvoll, daß z. B. für alle T-Lymphozyten (Krebs-Killerzellen) ohne das notwendige Glutathion-Redoxpotential ein physiologisches Arbeiten nicht möglich ist. Scave Immun enthält neben Glutathion, Anthozyanen und der so wichtigen Folsäure die beiden schwefelhaltigen Aminosäuren L-Methionin und L-Cystein, die beide (zusammen mit dem Glutathion, den Anthozyanen und der Folsäure) für *alle* Immunfaktoren absolut notwendig sind wie: Proteinbiosynthese für Antikörper, Zellneubildung von T-Helferzellen, T-Killerzellen, Monozyten, Makrophagen, Umwandlung von B-Lymphozyten zu Plasmazellen, DNA-Neubildung in allen Immunzellen etc. (Info über Syncomp Pharma, Frankfurt.)

Sehr viel Glutathion – auch in reduzierter Form – neben vielen anderen die Leber schützenden Stoffen enthalten die flüssigen Bierhefepräparate (Reformhaus). Sie wäre für die Glutathionversorgung die preisgünstigste Variante, wobei unbedingt Rote-Bete-Pulver oder anthozyanhaltige Muttersäfte hinzugefügt werden sollten.

4 Humusmangel und unzureichende Düngung

Durch ein Gespräch mit einen Demeter-Anbauer wurde mir klar, warum in unserer Nahrung wichtige Aminosäuren und Vitamine fehlen. Wir wissen aus dem bereits erwähnten Buch von Albert von Haller, *Gefährdete Menschheit*, daß alle Naturvölker, die noch nicht die Ernährungsgewohnheiten des weißen Mannes übernommen hatten, vollständig – körperlich und seelisch – gesund waren, während sich sehr bald nach Übernahme der gedüngten Zivilisationskost und Entfernung des Getreidekeimes Karies, schmalere Kieferausbildung als Zeichen der Degeneration und andere bei uns übliche Krankheiten zeigten. Auf den vielen abgebildeten vergleichenden Fotos ist auch die seelische Veränderung durch die Nahrung sehr gut zu beobachten. Die natürlich und somit vollwertig mit den schützenden Aminosäuren, Vitaminen, Spurenelementen etc. ernährten Menschen hatten harmonische, frohe Gesichter. Sie strahlten eine positive Kraft aus. Die mit Zivilisationskost fehlernährten waren mißmutig und gereizt. Die Fotos zeigen uns heute ganz eindringlich, daß der Zustand optimaler Gesundheit in erster Linie von der Ernährung abhängt, denn zu Anfang unseres Jahrhunderts, als diese Fotos entstanden, gab es die weitreichenden Umweltbelastungen, mit denen wir heute zu tun haben, noch nicht.

Minderwertiges Eiweiß

Rudolf Steiner nun gibt uns den Schlüssel zu dem, was, tiefer gesehen, in der Eiweißfrage abläuft (siehe *Naturgrundlagen der Ernährung, Themen aus dem Gesamtwerk 6*). Ich zitiere wörtlich:

> Ja, sehen Sie, meine Herren, wenn man mineralischen Dünger verwendet, so ist das gerade so, wie wenn man bloße Salze in den Boden bringt; da wird bloß die Wurzel kräftig. Da kriegen wir dann also aus der Pflanze bloß dasjenige heraus, was in den menschlichen Knochenbau geht. Wir kriegen aber aus der Pflanze nicht ein richtiges Eiweiß heraus. Daher leiden die Pflanzen unserer Feldfrüchte seit einiger Zeit alle an einem Eiweißmangel. Und der wird immer größer und größer werden, wenn die Leute nicht wiederum zu ordentlichem Düngen kommen. – Wenn man nur immer düngen würde mit mineralischem Dünger, wie man es in der neueren Zeit liebt, oder gar mit Stickstoff, der aus der Luft erzeugt wurde – ja, meine Herren, da werden schon Ihre Kinder, und noch mehr Ihre Kindeskinder ganz bleiche Gesichter haben. Daß der Mensch eine lebhafte, gesunde Farbe haben kann, hängt eben davon ab, daß die Äcker ordentlich gedüngt werden.

Rudolf Steiner warnte bereits um 1920 vor der mineralischen Düngung. Er sagte, daß diese in den Pflanzen den Wurzelbereich und beim Menschen den Knochenbereich stärke (vermutlich werden die jungen Menschen deshalb so groß!), daß so ernährte Pflanzen aber kein richtiges Eiweiß in der richtigen Zusammensetzung mehr ausbilden können. Er sagte weiterhin, daß sich seit Einführung des mineralischen Düngers die Zusammensetzung des Nahrungseiweißes bereits zum Minderwertigen hin verändert habe. Um hochwertiges Eiweiß ausbilden zu können, benötigt eine Pflanze gut gerotteten Humus, ohne die Faulstoffe, die heute in der Gülledüngung oder Mistdüngung üblich sind. Nur optimal gepflegter Mist und Kompost, der lange genug gelagert hat und richtig gepflegt wurde, so daß keinerlei Fäulnis (unangenehmer Geruch) mehr vorhanden ist, liefert alle notwendigen Bausteine für Bodenleben und Pflanzen.

Wir verderben heute unsere Böden außerdem mit großen Mengen unbehandelter roher Gülle oder unbehandeltem Mist aufgrund der intensiven Mast- und Milchwirtschaft. Die Pflanzen so gedüngter Felder und Wissen können auch kein optimales Eiweiß mehr aufbauen. Über Feldfrüchte, Fleisch, Milch und deren Produkte gelangt dieses minderwertige Eiweiß auch in die menschliche Nahrungskette.

Vermutlich ist es dieses minderwertige Eiweiß, das die sich von Eiweiß ernährenden Schimmelpilze in unserem Blut – neben der Zunahme von Giften und Übersäuerung – auf den Plan ruft. Deshalb ist es so dringend notwendig, daß unsere Bauern wieder zu einer nach besonderen Erfahrungen und Kriterien durchgeführten Kompostwirtschaft übergehen. Um gesund zu werden oder zu bleiben, benötigen wir immer dringender Nahrungspflanzen, die wieder ein vollwertiges Eiweiß aufbauen können und die alle Vitamine und Vitalstoffe enthalten, wie es Schöpfer und Natur für uns vorgesehen haben.

Rudolf Steiner war in vielen Dingen seiner Zeit voraus. In den zwanziger Jahren warnte er bereits vor einer Minderung des Nahrungseiweißes durch die treibende, unnatürliche mineralische Düngung, die der Menschheit langfristig schwerste gesundheitliche Folgeschäden bereiten würde. In dem vorstehend zitierten Text beschreibt er genau das, was wir heute mit unseren anfälligen jungen Menschen und der Zunahme der Krankheiten erleben. Was nützt uns die Quantität der Überproduktion, wenn die so erzeugte Nahrung durch ihre qualitative Minderwertigkeit Krankheiten wie Allergien, Verpilzung und Krebs hervorruft? Wie recht Rudolf Steiner hatte, zeigt sich nun in unserer Bodenmisere und dem Fehlen dieser so wichtigen, uns schützenden Aminosäuren und manch anderer Stoffe.

Inzwischen liegen wissenschaftliche Beweise vor. Man weiß heute, daß der Weizen im konventionellen Anbau durch die mineralische Düngung, besonders auch die Stickstoffspätdüngung, einen höheren Proteingehalt (Eiweißgehalt) mit einer sehr guten Backfähigkeit ausbildet, wobei die so wichtige Aminosäure Methionin verringert ist. Der Verbraucher verlangt nach wie vor die duftigen, luftigen Brötchen, das feine lockere Brot, das nur durch die mineralische Düngung (den sogenannten Kunstdünger) zu erreichen ist. Auch die meisten Bäcker legen in erster Linie Wert auf die guten technischen Backeigenschaften. Über die Qualität des Eiweißes entscheiden nicht allein zahllose wissenschaftliche Recherchen, sondern das Resultat, das solche langjährig genossene Nahrung hervorbringt.

Gesunder Boden – gesunde Menschen

Allen kranken Menschen kann ich aus meiner Erfahrung nur raten: *Kümmert euch um den Anbau eurer Nahrung!* Wir können nur so gesund sein, wie es unsere Nahrung ist. Unterstützen wir unsere wenigen Bio-Bauern, von denen einer nach dem anderen das Handtuch werfen muß, weil sie die teuren Arbeitskräfte für die zeitaufwendige Kompostpflege etc. einfach nicht bezahlen können. Heute bekommt ein Bauer für einen Zentner Getreide nur die Hälfte des Preises, den er nach dem Krieg erhielt. Während sich unser aller Löhne inzwischen um ein Vielfaches erhöht haben, nehmen wir unseren Bauern die Existenzgrundlage, so daß immer mehr bäuerliche Betriebe aufgeben müssen. Einen Boden optimal gesund zu machen, besonders, wenn er durch mineralische Düngung und rohe Gülle jahrzehntelang geschädigt wurde, braucht viele Jahre. Wer wird uns die gesunde Nahrung liefern, wenn wir jetzt nicht bald aufwachen und die höheren Preise für eine optimale Qualität zu zahlen bereit sind? Die Folgen unseres zu einseitig profit- und quantitätsorientierten Denkens zeigen sich bereits in einem sehr deutlichen schleichenden gesundheitlichen Niedergang. In unserer Nahrung, das heißt im richtigen Anbau unserer Nahrung, liegt – neben Ausschaltung der ständig zunehmenden Gifte und Verstrahlungen – der Schlüssel für ein gesundes Leben.

Anbauverbesserung unserer Nahrungspflanzen

Deshalb ist es so dringend notwendig, daß sich Anbauer von Nahrungspflanzen zusammenschließen, um gemeinsam einen Weg zu finden, der uns – trotz widrigster äußerer Umstände (saurer Regen, Ozonloch, Klimaveränderungen, zunehmende Vergiftung und Elektrosmogverstrahlung, Radioaktivität) einen Weg finden läßt, um Nahrungspflanzen zu ziehen, die wieder ein gutes Eiweiß bilden können und ebenso möglichst alle zu unserer Gesundheit nötigen Stoffe enthalten. Das gesunde Bodenleben (Bodenbakterien, Bodenpilze, Kleinstlebewesen in ungeheurer Vielfalt, Regenwürmer) und besonders fachgerecht behandelter Kompost, der nur auf

die obere Bodenschicht aufgebracht bzw. oberflächig eingearbeitet werden sollte, geben den Pflanzen alles, was wir
brauchen, um gesund zu bleiben, und solche »lebende« Erde
kann nicht nur Gifte aus dem sauren Regen, sondern auch
Radioaktivität abbauen, wie ich ebenfalls in meinen Buch
Mykosen ausführlich darlege. Ein gesunder Boden mit seiner
Vielfalt von Bodenbakterien und anderen Kleinstlebewesen
ist laut Erhard Hennig das »größte Laboratorium der Erde«.
Auch der immer mehr zunehmende Selenmangel (Selen wird
am besten bei 7 pH aufgenommen, einem Wert, wie ihn nur
ein gepflegter, humoser Boden aufweist) bedeutet gerade bei
uns in Europa eine große Gefahr. Am Spurenelement Selen,
das verhältnismäßig leicht untersucht werden kann, können
wir die Qualität unserer erzeugten Nahrungspflanzen überprüfen. Dabei geht es nicht nur einseitig um Selen, sondern
die Gesamtheit aller Stoffe. Wir leiden bereits seit vielen Jahren an einem erheblichen Spurenelementmangel in Europa,
so daß wir immer schneller in Abwehrschwäche und Krankheiten geraten.

Mehr Humus für unsere Nahrungspflanzen

Unsere Gesundheit fängt bereits im Boden an. Daher wäre es
so wichtig, wirklich optimal gezogene, rundum vollwertige
Pflanzen für unsere Ernährung zu erhalten. Bisher ist die dafür nötige Humuserzeugung aus Kostengründen noch kaum
möglich.
Inzwischen laufen bereits Versuche in Richtung optimaler
Bodenverbesserung – wobei auch die Eiweiß- und Spurenele-
mentpflege (Selen u. a.) beachtet wird –, zum Beispiel bei der
Carbonis GmbH – Gesellschaft für Humusforschung auf dem
Hof Michael in Endeholz – auf der Grundlage der biologisch-
dynamischen Wirtschaftsweise (Demeter).

Hier können Verbraucher auch Adressen von Höfen erfahren, die bereits nach dieser neuen, erweiterten Methode arbeiten bzw. darauf umstellen wollen. Die so gepflegten Böden brauchen ein erhebliches Maß an Arbeitsaufwand zur optimalen Kompostbereitung und an Bodenverbesserungsmitteln, als bisher eingesetzt werden kann. Über eine möglichst mehrjährige Kompostbereitung mit zweimaliger Umsetzung des Kompostes im Jahr müssen bestimmte Präparate, diverse Algen- und Steinmehle u. a. gegeben werden, damit diese kostbaren Stoffe gleich in die Komposterde mit eingebaut werden können. Diese mit solchem Humus erzeugte Nahrung ist leider teurer, da sie *sehr* viel »Handarbeit« und auch die genannten Zuschläge verlangt. Wir wissen alle, wie hoch heute die Löhne liegen. So werden von diesen Höfen auch Arbeitskräfte gesucht, die bereit sind, mit möglichst wenig Lohn mitzuhelfen, die Erde gesund zu machen. Kein Betrieb kann vom Zusetzen leben. Es muß sich alles kalkulieren lassen. Ich habe das Gefühl, daß es sehr bald nur noch um ein gesundes Überleben gehen wird und daß solch eine vollwertige Nahrung sehr kostbar werden wird. Die zunehmende Verpilzung von Menschen und Tieren und der Anstieg schwerster Krankheiten bis hin zum Krebs zeigen es uns.

Die Humuswirtschaft, wie sie allgemein gehandhabt wird, genügt heute nicht mehr. Wir benötigen – unserer inzwischen total veränderten Umwelt angepaßt – Vorgehensweisen zur Bodenpflege, die über die bisher angewandten Methoden noch hinausgehen. Vor allen Dingen muß auch *viel mehr* Humus durch Mist und Kompost erzeugt werden, als es bisher im biologischen Anbau aus Kostengründen möglich ist.

Die von der Carbonis GmbH beratene Höfegemeinschaft ruft auch gerade uns Verbraucher aus den nachfolgenden Gründen zur tatkräftigen Unterstützung auf:

Eine Landwirtschaft von 100 ha Nutzfläche benötigt zur Gesundung ihrer Böden pro Jahr etwa 3000 Tonnen (!) ausgereifte Pflanzenkomposte. Deren Herstellung kostet etwa 25 000 Mark an Maschinenstunden und Arbeitslöhnen. Vier Jahre Reifezeit der Komposte wären das Optimale. Soll eine bodengesundende Kompostwirtschaft neu aufgebaut werden, muß der Landwirt also etwa 100 000 Mark vorfinanzieren, bis er – nach vier Jahren – mit dem ersten Kompost düngen kann. Nun wirkt Kompostdüngung aber nachhaltig und damit langsam. Die Gesundung der Pflanzen wird also erst zwei bis drei Jahre nach Beginn der Kompostdüngung, das heißt sechs bis sieben Jahre nach Beginn der Kompostwirtschaft, einsetzen und dann über höhere Einnahmen (gesündere Pflanzen erzielen höhere Erlöse) das investierte Kapital refinanzieren. Rechnet man diese Zeiten dazu, so wird eine Kapitalsumme von mindestens 150 000 Mark, wahrscheinlich aber 200 000 Mark notwendig sein, eine Kompostwirtschaft neu einzurichten.

Solche Summen kann heute keine ökologische Landwirtschaft mehr erwirtschaften. Dieses Geld kann nur geschenktes, gespendetes Geld sein durch die Bildung von Interessengemeinschaften von Erzeugern und Verbrauchern, die eine solche Kompostwirtschaft durch finanzielle Unterstützung und/oder kostenlose Mitarbeit unterstützen. Dafür gibt es verschiedene Wege. Es wäre dringend notwendig, daß viele Menschen die wirtschaftlichen Nöte unserer ökologischen Landwirtschaften zum Anlaß nähmen, sich mit einer solchen Landwirtschaft fester zu verbinden. So könnten sie einen Teil ihrer Arbeitskraft dem Hof schenken. Sie könnten zum Beispiel auch Besitzanteile an einem Hof erwerben und geben den Teil ihrer Arbeitskraft dann in den eigenen Hof! Damit flösse zugleich auch Kapital in den Betrieb.

Am einfachsten ließe sich eine solche Kompostwirtschaft

noch von Kleingärtnern im privaten Anbau ermöglichen. Auskunft und Literatur über eine optimale Humuserzeugung für den Privatmann bzw. den Landwirt gibt die Carbonis Gesellschaft für Humusforschung gern allen Interessierten. Für den Kleingärtner gibt es eine kleine Kompost-Info. Grundsätzliche Regeln zur Gartenpflege nach der biologisch-dynamischen Wirtschaftsweise (Demeter) werden neben der Herstellung der so wichtigen Steinerschen Präparate in dem Buch *Der erfreuliche Pflanzgarten* von Ehrenfried Pfeiffer und Erika Riese beschrieben.

Reifer Kompost

Heute muß alles schnell gehen. Der moderne Landwirt zwingt der Natur rücksichtslos seinen Willen auf, um schnell eine größtmögliche Menge zu produzieren. Um die innere Qualität macht man sich bislang noch zu wenig oder gar keine Gedanken.

In alten Überlieferungen über die Kompostbereitung aus Indien, China, Ostafrika und im arabischen Raum (siehe das Buch *2000 Jahre Erfahrung im biologischen Gartenbau* von Wilhelm Lugerth) wird über eine *vierjährige* Reifezeit der Komposte berichtet. Auch die moderne Humusforschung bestätigt diese lange Reifezeit als den besten Dünger. Die erfolgreichen und erfahrenen Gartenanbauer früherer Zeiten hatten zum Beispiel jeweils vier Komposthaufen, und erst der *vierjährige Kompost* wurde voll ausgereift als der beste Dünger für ein optimales Pflanzenwachstum verwendet. Der Araber El Awam beschreibt die Kompostentwicklung in den verschiedenen Jahren wie folgt: »Im ersten Jahr zieht Kompost Schädlinge an; im zweiten Jahr ist er noch nicht gut. Ab dem dritten Jahr kann man ihn verwenden, ab dem vierten Jahr ist er vollreif.« Hier wird auch geraten, keine frischen, noch grünen Pflanzen wie Brennesseln, Beinwell etc. zu verjauchen, wie dies im biologischen Anbau üblich ist. Dadurch entsteht eine starke Eiweißfäulnis mit ihrem furchtbaren Gestank, die dem Bodenleben schadet. Die getrockneten Pflanzen, in Wasser gegeben, ergeben dagegen einen optimalen Dünger. Inzwischen haben Hobbygärtner dieses Prinzip entdeckt. Sie geben als Hauptdüngung getrocknete Brennesselblätter ins Gießwasser. Ich hörte von unvorstellbar großen und gesunden Tomaten, riesigem Eisbergsalat, bester roter Bete, sehr gesunden schwarzen Johannisbeeren und großen, nicht zerfressenen gut schmeckenden Möhren. Pflanzenjauchen sollten nur aus gut getrockneten Pflanzen bereitet werden, wie es auch gut wäre, auf den Komposthaufen möglichst nur gut durchgetrocknete Pflanzen zu bringen.

Entwicklung einer höheren Bodenfruchtbarkeit

Wir hörten vorstehend aus alten Überlieferungen: »Im ersten Jahr zieht der Kompost Schädlinge an.« Ein zu frühes Anbringen eines noch unreifen Kompostes, der noch zu viele Faulstoffe enthält, kann alle Mühe im Pflanzenanbau zunichte machen. Da immer mehr Menschen, durch die Not gezwungen, ihre eigene Nahrung anbauen, möchte ich eine kleine Geschichte erzählen, die mir die Wichtigkeit des obigen Satzes sehr deutlich vor Augen führte.

Bei den Kanalarbeiten an unserem Grundstück platzte den Arbeitern der Hydraulikschlauch eines schweren Baggers, und das hochgiftige Öl spritzte weit in meinen Garten. Ohne viel zu fragen, wurde dann ein großer Teil meines mühevoll gepflegten Bio-Gartens nebst Komposthaufen von einem Bagger hinweggerafft. Es war im Frühjahr. Nun stand ich da mit meinen vielen selbstgezogenen Kohlpflänzchen. Von unserem Nachbarn wurde mir ein freies Gartenstück angeboten, von dem ich wußte, daß die Pflanzen im Jahr zuvor darauf sehr schlecht gewachsen waren. Das Gemüse wuchs nicht richtig, es gab viele Schnecken und andere Schädlinge. Die Möhren und der Kohl faulten schnell bei der Herbstlagerung. Die Gläser mit den eingekochten Möhren gingen alle auf. Auch die Sonnenblumen wuchsen auffallend schlecht und hatten zum Teil verkrüppelte Blätter. So war ich nicht allzu begeistert von diesem Angebot, doch in meiner Not pflanzte ich meine Pflänzchen und die mir geschenkten Blumenpflänzchen in aller Eile in diesen dunklen, lockeren Boden, legte noch Stangenbohnen und Buschbohnen und ebenso »geäugelte« Kartoffeln.

Von den »geäugelten« Kartoffeln erfuhr ich von ehemaligen Landsleuten, die nach dem Krieg nach Sibirien verschleppt worden waren. Kartoffeln waren damals knapp. Sie hatten kein Saatgut, um Kartoffeln zu setzen, und um nicht zu verhungern, schnitten sie nur die Keime mit etwas »Fleisch« aus den Kartoffeln heraus. Sie trockneten diese einen Tag lang und setzten sie dann wie Kartoffeln. Die Russen, die es sahen, lachten zuerst darüber. Später, als sie die reiche Ernte sahen, lachten sie nicht mehr. Da keine Mutterkartoffel zur Verfügung steht, müssen die Keime viel mehr und viel tiefere Wurzeln bilden, um sich zu ernähren, so daß sie auch häufig mehr Kartoffeln ansetzen. Ich ziehe meine Kartoffeln seit zwei Jahren so. Man kann die Keime auch in Kisten mit Erde bereits etwas vorziehen. Die grünen Blätter sind gut vor Frost zu schützen.

Auffallend war, daß sich auf diesem Stück Land sehr viel Vogelmiere – sie ist ein Anzeiger für einen optimalen Humusboden – zeigte. Bald stellte sich heraus, daß alle Pflanzen dort *außergewöhnlich* gut wuchsen. Die rund 50 Kohlpflänzchen hatten *alle* eine feste gute Kopfbildung und hatten so gut wie keinen Schädlingsbefall. Eine solche Ernte hatte ich trotz aller Bemühungen bisher noch nie verzeichnen können. Die Blumen wurden viel größer und schöner als bei meiner Freundin, die mir die Pflänzchen geschenkt hatte, und die Kartoffelkeime ergaben jeweils eine unvorstellbar gute Ernte (die größten Kartoffeln, von denen es viele gab, wogen ungefähr 360 g!) und schmeckten so gut, wie ich es noch von meiner Kindheit aus Ostpreußen her kannte. Was war geschehen? Im letzten Jahr wuchs auf diesem Stück doch alles so schlecht?

Dazu hatte ich noch einen interessanten Vergleich. Ich setzte die gleichen Kohlpflänzchen auch auf mein noch erhaltenes altes Hügelbeet. Dort hatte ich auf dem rechten Stück des Beetes im Herbst frischen Kuhmist gelegt, den ich mit Heu abdeckte. Inzwischen hatte ich in dem oben erwähnten Buch über die Gartenbaukunst der Araber gelesen, die jahrhundertelang zu den besten Gartenbaufachleuten der damaligen Zeit gehörten. Sie lehnten frischen Mist oder einjährigen Kompost als Fäulnisverursacher strikt ab. Einjähriger Kompost zum Beispiel würde nur schadlos von Kürbisgewächsen, Gurken und Tomaten vertragen. Alle anderen Pflanzen würden Schaden leiden.

So nahm ich im Frühjahr den fristen Mist wieder von dem Beet und setzte darauf einige der Kohlpflänzchen. Diese Pflanzen entwickelten sich ganz enorm im Blattwerk. Sie wurden dreimal so hoch wie meine Kohlpflanzen mit der festen Kopfbildung. Es waren riesige, kräftige Blätter, aber sie bildeten keine Köpfe. Dazu waren diese Blätter später mit Schädlingen, einer kleinen, klebenden Fliegenart, bedeckt. Als weiterer Vergleich hatte ich noch einjährigen, feinen schwarzen Kompost aus einer optimal zusammengestellten Biotonne (»komponiert« aus Gartenabfällen, Laub, etwas Pferdemist, Schafsmist, Brennesseln, angetrockneten Wildkräutern, getrockneten Brennessel- und Beinwellblättern, Algenmehlen und Steinmehl, mit belebtem Wasser gut durchfeuchtet) an der linken Seite dieses Hügelbeetes verteilt. Um jede Kohlpflanze legte ich etwas tiefer 2 bis 3 Hände voll dieser völlig reif scheinenden feinen Komposterde. Doch auch diese Kohlpflanzen enttäuschten mich in ihrem Wachstum. Sie hatten zwar keine Schädlinge, da die Fäulnis vermutlich schon weitgehend abgebaut war, doch auch sie hatten sehr große Blätter und keinerlei Kopfbildung.

Warum wuchs es plötzlich auf dem neuen Gartenstück so auffallend gut? Durch das Unglück der Ölverseuchung meines Gartens wurde mir das große Geschenk der Erkenntnis über die Wichtigkeit der richtigen Kompostpflege zuteil, so daß ich heute für diese Fügung des Himmels nur danken kann. *Denn erst wenn wir unsere eigenen Erfahrungen machen, nehmen wir solche Erkenntnisse wirklich ernst.* Mir wurde klar, warum mein Nachbar im Jahr zuvor ein so schlechtes Ergebnis hatte. Er hatte im Sommer des Jahres zuvor Kuhmist (von Heukühen!) in einer dickeren Schicht auf eine neugekaufte Wiese verteilt und diesen Mist – den er noch mit der grauen Kalkalge Algomin bestreute – in dicker Schicht mit Heu abgedeckt. Auf diese Weise wollte und konnte er sich das Umgraben ersparen. Im nächsten Jahr arbeitete er mit seinem kleinen Traktor alles gut durch. Der Boden – schwarz und locker – sah sehr gut aus. Und doch wuchs es nicht gut auf diesem Boden. Erst im darauffolgenden Jahr – also erst im zweiten Jahr! – ergab sich dann diese wunderbare Ernte und die auffallende Blumenpracht, so daß die Leute stehenblieben, um alles zu bewundern.

Zu den gleichen Ergebnissen der längeren Kompostreifung ist auch die Carbonis Gesellschaft für Humusforschung gekommen. Frühestens sollte man einen Kompost, der nach besonderen Kriterien gepflegt wird, nach $2^1/_2$ Jahren verwenden, besser nach 3 Jahren. Der vierjährige Kompost wird auch hier als der beste bezeichnet. In langjährig gereiftem Kompost liegt eine außergewöhnliche Schutzwirkung. Gut mit Wasser verdünnt, kann man ihn auch als Spritzbrühe verwenden. Die Pflanzen können sich dadurch besser gegen Ozon und das immer aggressiver werdende Sonnenlicht schützen. (1 Handvoll auf 400 l Wasser, um 4 Hektar zu spritzen.)

Zur Humusvermehrung bietet sich jetzt auch der Anbau der weißen Süßlupine an, aus deren Samen ein ausgezeichnetes Eiweiß für die menschliche Ernährung gewonnen wird. Im Mixer zu Lupinenmehl vermahlen, dient uns der Samen auch in der Küche, z. B. als Eiersatz. (Siehe im Kapitel 8: »Lupineneiweiß – das Eiweiß der Zukunft«). Als Stickstofflieferant zählt die Lupine mit zu den besten Bodenverbesserungspflanzen. Sie durchwurzelt tief den Boden, wächst überall und ist in Verbindung mit reifem Kompost in der Lage, saure Böden zu »entsäuern«.

5 Elektrosmog

Ein erfahrener Demeter-Bauer besuchte mich vor einiger Zeit und erzählte mir etwas ganz Verblüffendes. Ein Freund, der mit dem Profi-Strahlenmeßgerät der Firma Endotronic GmbH die elektrische Verstrahlung durch Elektrogeräte und Funkwellen messen kann, gab ihm dieses Gerät, damit er selbst einmal verschiedene elektrische Geräte auf ihre Abstrahlung hin überprüfen konnte.

Er hielt nun das Gerät an die eingeschaltete Deckenlampe (Glühbirne). Die Messung zeigte einen Störspannungswert von 0,17. Dann benutzte er sein Funktelefon zum Telefonieren. Er sagte mir, es hätte ihn fast der Schlag getroffen, als er den Ausschlag des Meßgerätes sah: 350! Das Telefonieren mit einem Handy erzeugt 20 mV (Millivolt). Diese durchschießen mit ihren magnetischen Fremdimpulsen das Gehirn. Die Handy-Frequenz (D1, D2 und E+) ist deshalb so gefährlich, weil sie mit ca. 45 000 Impulsen pro Sekunde schwingt und im Aufbau ihrer Schwingungsimpulse der Naturstrahlung, das heißt dem biologischen Wetterbereich, ähnelt und dadurch die Selbstschutzbarriere überspringt. Deshalb werden diese Impulse von lebenden Systemen bereitwillig eingelassen und können, da sie eben nicht Naturschwingung, sondern harte periodische Technik sind, besonders starke Irritationen und Schäden an lebenden Systemen (Menschen, Tieren, Pflanzen, Boden etc.) anrichten. Überall werden diese Telefone immer häufiger gebraucht. Man spürt die gefährlichen Strahlen (elektromagnetische Wellen) nicht, die gerade in Hirnnähe zu unguten Veränderungen führen können.

In einer Fernsehsendung, die 1994 auf SAT 1 ausgestrahlt wurde, wurde die Rheumaklinik der Gräfin Betzel in Badenweiler vorgestellt. Man zeigte dabei die Wirkung der Thermographie bei Handy-Wellen. Der Reporter von SAT 1 nahm ein Handy in die Hand, und während er telefonierte, wurde die Temperaturerhöhung seines Gesichts gemessen. Die Anzeige zeigte in wenigen Minuten eine Tcmperaturerhöhung von 4–5 Grad Celsius! Nach unseren Gesetzen sind Wärmeerhöhungen nur von 0,5–1 Grad Celsius zugelassen. Durch die Handy-Strahlung entsteht eine geballte Magnetstrahlung im Gehirn, so daß inzwischen vor Tumorbildungen im Kopf gewarnt wird.

Das Geschäft, der Profit, die Bequemlichkeit sind heute vielen Menschen wichtiger als ihre Gesundheit. Handy-Benutzer sollten bedenken, daß sie nicht nur sich selbst einer großen Gefahr aussetzen, sondern sie gefährden im Funkbereich ihres Handys die gesamte Natur und jeden Menschen: kleine, sensible Kinder, geschwächte ältere Menschen, Schwerstkranke und auch sich noch gesund Fühlende. Sie alle müssen sich ständig gegen diese Belastung mit Funkwellen wehren und verbrauchen unnötig Abwehrkräfte und Vitalstoffe, bis schließlich ihr Abwehrsystem zusammenbricht.

Jetzt kommt aber etwas sehr Interessantes: Besagter Bauer erzählte mir, daß er auf seinem Demeter-Hof, der einen hohen Humusgehalt durch über 30jährige Humuspflege aufweist, mit dem Funktelefon nicht telefonieren könne. Dort würde es nicht funktionieren. Er vermutete bisher, daß zufällig gerade über seinem Hof ein Funkloch existiere. Später entdeckte er, daß er auch auf dem gut geführten Demeter-Hof seiner Tochter keinen Funkanschluß über sein Funktelefon bekommen konnte. Auf beiden Höfen wurden die Präparate nach Rudolf Steiner zur Kompost- und Bodenpflege reichlich verwendet.

Dieses Phänomen hat mich tief berührt. Es zeigt mir, daß auf biologisch gepflegten Böden ein ganz großer, vielseitiger Segen von oben liegt. Wer im alten bescheidenen Sinne mit viel Mühe und Fleiß die Erde bearbeitet und dem Bodenleben und den Pflanzen das Beste bietet, was nur möglich ist, den beschenkt ein so gepflegter Boden mit einem unerhörten Schutz, der in unserer Zeit immer wichtiger und dringender wird.

Auch eine andere interessante Geschichte erzählte mir dieser Demeter-Bauer. Gleich nach Tschernobyl ließ er sein Vieh auf die Weide. Vorher spritzte er sein gesamtes Gelände noch einmal reichlich mit dem selbst hergestellten Hornmist- und Kieselpräparat nach Rudolf Steiner. Es kamen dann zwei Prüfer, einer von der Bundeswehr mit einem Geigerzähler und ein weiterer mit einem Bovisgerät, um die Radioaktivität auf seinem Hof zu messen. Getrennt untersuchten sie den Verseuchungsgrad des Bodens und der Milch. Sie prüften jede einzelne Kuh. Getrennt kamen beide zu demselben Ergebnis: es war auf diesem Hof nur eine kaum nennbare Radioaktivität zu messen. Die Kühe und die Milch waren in Ordnung. Gleich hinter dem Zaun, wo das Grundstück eines konventionell arbeitenden Bauern begann, wurden die üblichen hohen Werte gemessen. Die Prüfer waren höchst erstaunt. Man unterhielt sich lange, und sie nahmen dann für ihre Familien von der guten Milch etwas mit nach Hause.

In meinem Buch *Mykosen* berichtete ich bereits darüber, daß auf guten gepflegten Demeter-Höfen so gut wie keine radioaktive Verstrahlung zu messen war. Dieser Demeter-Bauer ist der Ansicht, daß eine optimale Humuswirtschaft der *erste* richtige Schritt ist – sie stellt sozusagen das Fundament dar –, daß die Präparatebehandlung nach Rudolf Steiner jedoch unbedingt heute folgen muß, da sie die Wirkung des Humus, ähnlich einem Katalysator, aktiviert und damit wesentlich verstärkt. Die Präparate werden von den Demeter-Bauern selbst in ihren eigenen Kulturkreisen hergestellt und entfalten dort auch die beste Wirkung. (Angaben zur Präparateherstellung in dem Buch *Der erfreuliche Pflanzgarten* von Ehrenfried Pfeiffer und Erika Riese.)

In unserer heutigen Zeit der Übersäuerung des Bodens durch Luftverschmutzung, Humusmangel und besonders auch durch die zunehmende Elektrosmogverstrahlung, wodurch die auf solchen Böden erzeugten Nahrungsmittel durch Blockierung wichtiger Spurenelemente immer minderwertiger werden (inzwischen fehlt nicht nur Selen, auch der so wichtige Schwefel fehlt, ebenso Zink, Jod etc.), sind dies wichtige Denkansätze. Hier wäre für unsere Forschung noch einiges aufzuklären.

Gesundheitsstörungen durch Elektrosmog

Immer häufiger wird in der Presse von schwerwiegenden Gesundheitsstörungen bei langfristiger Einwirkung von Elektrosmog berichtet. In der Nähe eines Fernsehsenders, las ich zum Beispiel einmal, wurde ein Kalb mit 2 Köpfen und ein Baby mit zwei Daumen geboren. Die Leute konnten vor Nervosität nicht mehr schlafen und unternahmen verzweifelte Versuche, ihre Häuser gegen die »Strahlen« des Sendeturms abzuschirmen. Verschiedene Krankheiten nahmen drastisch zu. Die Bevölkerung protestierte ernsthaft, bis der Sender stillgelegt wurde.

Ein elektrosensibler Freund, der seit Jahren vermehrt unerklärliche Beschwerden hatte, erzählte mir etwas sehr Interessantes. Jahrelang litt er an Schmerzen, die sich manchmal bis zur Ohnmacht steigerten. Häufig befiel ihn Schwindel, und nachts konnte er nicht schlafen. Er spürte eine ständige Unruhe. Sein rechter Arm war inzwischen fast gelähmt. Er brachte ihn nur noch wenige Zentimeter hoch. Er fand dann heraus, daß er im Keller besser schlafen konnte, so daß er sein Bett im ungemütlichen Kartoffelkeller aufschlug. Auf seinem Dach trafen sich drei Stromleitungen aus der Umgebung in einem kleinen Mast, von denen jede Leitung ein starkes elektromagnetisches Feld aufbaute. Durch einen Glücksfall kam er überraschend zu Geld und sorgte sofort dafür, daß die Stromtrasse von seinem Haus nach jenseits der Straße verlegt wurde. Sehr bald waren die Lähmung des Armes und 80 Prozent seiner sonstigen Beschwerden verschwunden.

Auch die am Haus stehenden serbischen Fichten, die in ihren Kronen bereits verkrüppelt waren (Nestbildung), erholten sich wieder und wuchsen danach gerade weiter. Die störende Stromleitung, neben der sie wuchsen, konnte sie nicht mehr schädigen.

Ich zitiere aus dem sehr aufschlußreichen Artikel Gesundheitswesen: *Die Krankmacher müssen zahlen!* von Dr. Ing. Wolfgang Volkrodt. Wolfgang Volkrodt ist einer unserer begnadetsten Elektroingenieure. Als leitender Ingenieur der Firma Siemens war er ausschlaggebend als Erfinder und Entwickler an 130 Patenten für Siemens beteiligt. Als er die Gefährlichkeit der vom Menschen erzeugten elektrotechnischen Strahlung erkannte, verließ er seinen hochbezahlten Posten und siedelte ins Lager der »Elektrosmog-Warner« über: »Mehrmals konnte man in der Presse lesen: Nur noch etwa jeder zweite Mann ist fähig, Kinder zu zeugen, jeder dritte Mensch ist Allergiker, jedes fünfte Kind leidet bereits an einer Art Managerkrankheit und tritt verhaltensgestört ins Berufsleben ein. – Das moderne Leben hat nicht mehr die Lebensqualität wie früher.

Zunehmend häufiger wird der Elektrosmog als Krankmacher diskutiert. Ihn gibt es erst seit Jahrzehnten. Er scheint am neuartigen Waldsterben schuld zu sein, denn trotz Absenkung der Schwefelemissionen aus unseren Kraftwerken im Vergleich zu 1980 auf etwa ein Drittel sterben unsere Wälder fast ungebremst weiter. Sie sterben auch in Reinluftgebieten, wo keine Spur einer belastenden Chemie nachweisbar ist. Dafür stehen auf den Höhen vielerorts Funktürme für Fernsehen, Radar, Richt- und Mobilfunk, in deren Strahlenkeulen das Waldsterben am schlimmsten ist. Die von Blättern und Nadeln eingefangenen elektromagnetischen Wellen werden als Leiterelektronen in den Erdboden geleitet. Dort machen sie nach der Art einer Elektrolyse den Boden sauer und auf längere Zeit für nachwachsende Bäume unbrauchbar.

Gibt es auch für uns Menschen Schadwirkungen durch Elektrosmog? Angeblich wissen wir es noch nicht ganz genau. Man streitet im Parlament über Grenzwerte, die einzuhalten sind, damit Elektrosmog keine gesundheitlichen Schäden verursacht. Die Grenzwerte orientieren sich nach US-Vorbild allein an den *Wärmewirkungen*, die Funkwellen im Gewebe vom menschlichen Körper verursachen. Nichtthermische Wirkungen erachtet man als nahezu ausgeschlossen. Dabei liefert das neuartige Waldsterben bereits einen überzeugenden Beweis, daß es solche Wirkungen gibt. Die Forschungsgemeinschaft Funk e.V. bemüht sich im Auftrag der den Elektrosmog verursachenden Industrie um die Bereitstellung von Beweisen, daß z. B. durch Mobilfunkgeräte kein Krebs erzeugt werden kann. Man arbeitet im Labor mit Kurzzeitversuchen, die keine Aussage darüber zulassen, was bei langjähriger Einwirkung geschehen kann.

Das Spektrum elektromagnetischer Wellen reicht vom fast ruhenden elektromagnetischen Feld mit nahezu unendlicher

Wellenlänge bis hin zu den extrem kurzen Wellen, wie sie z. B. als Röntgenstrahlen oder beim radioaktiven Zerfall auftreten. Von diesem riesengroßen Bereich solcher Wellen werden von unserer Biologie (das heißt von allen Lebewesen) nur relativ kleine Ausschnitte genutzt. Die schwachen Frequenzen (elektromagnetische natürliche Vorkommnisse) jedoch sind eine der wesentlichsten Voraussetzungen dafür, daß es überhaupt Leben auf unserer Erde gibt. Ohne sichtbares Licht und fühlbare Wärme käme kein Lebensprozeß zustande, weder eine Photosynthese beim Blattgrün noch eine Zellteilung mit Weitergabe biologisch wichtiger Informationen an die Nachkommen. Zusätzlich gibt es noch eine Anwendung von Wellen mit einer Frequenz, die bei 20 Hz liegt, welche Vorgänge im Gehirn und in den Nervenzellen steuert. Darüber hinaus bis hin zu den Wärmestrahlen verzichten Lebewesen auf eine Nutzung elektromagnetischer Wellen.

Ausgerechnet in diesen großen Frequenzbereich, den die Biologie meidet, hat sich der Mensch mit seiner Energietechnik mit 50 Hz bzw. 60 Hz, dem Rundfunk mit Lang-, Mittel-, Kurz- und ultrakurzen Wellen hineingezwängt. Noch kürzere Wellen werden für Fernsehen, Radar, Richt- und Mobilfunk und z. B. auch den Mikrowellenherd benötigt. Es wäre leichtfertig zu behaupten, daß sich der Mensch mit seiner Technik hier bedenkenlos einnisten kann, wo die Biologie einen solchen Frequenzbereich für ihre Aufgaben nicht nützt. Oder hat die Biologie bewußt solche Frequenzen vermieden, weil von ihnen lebensfeindliche Wirkungen ausgehen, siehe das Beispiel ›Neuartiges Waldsterben‹?«

Volkrodt führt aus, daß unsere an der neuen Technik verdienenden Unternehmer immer reicher werden, die Bevölkerung dagegen immer kränker und ärmer. »Wenn es so weitergeht [mit der Zeugungsunfähigkeit der Männer], werden wir in 70 bis 80 Jahren bei Null angekommen sein«, meint auch Prof. Jouannet in seiner Prognose (*Der Spiegel* 9/1996, S. 231).

Volkrodt zeigt Wege auf, wie wir die Lasten der Krankheiten den Verursachern und nicht immer mehr dem einzelnen aufbürden und wie wir durch Umstellung auf eine gesündere Technik viele Arbeitsplätze gewinnen können. Dadurch würde der krankmachenden Verstrahlung ein Ende gesetzt. »Unser Volk steht vor einer Art Überlebenskampf. Wollen wir unseren Kindern und Enkeln eine zerstörte Welt mit einer sich als teuflisch erwiesenen Technik überlassen?«

Das sind ernste Worte, die schnellstens gründliche Untersuchungen nach sich ziehen sollten.

Auch Dr. Lebrecht von Klitzing von der Medizinischen Universität zu Lübeck erhebt warnend seine Stimme. Er schreibt in seiner Ausarbeitung *Gibt es für das biologische System eine elektromagnetische Verträglichkeit?* von einer »explosionsartigen Ausbreitung neuartiger Telekommunikationsnetze.« Ich zitiere: »Es zwingt schon zum ernsthaften Nachdenken, daß mit einer erstaunlichen Unwissenheit zu biologischen Prozessen sich Techniker, Physiker und auch medizinisch Vorgebildete in Umweltministerien dazu berufen sehen, hier eine absolute Unbedenklichkeit anzugeben. Die mittlerweile zahlreichen internationalen wissenschaftlichen Erkenntnisse über biologische Wirkungen dieser Felder werden entweder als ›nicht seriös‹ abgetan, oder es wird damit argumentiert, daß aufgrund der großen biologischen Variationsbreite die beobachteten Einflüsse im Toleranzbereich lägen und somit nicht relevant seien. Daß jeder Mensch mit seiner individuellen Regelcharakteristik ein äußerst komplexes biologisches System darstellt, verbietet schon von vornherein, eine pauschale Statistik anzuwenden. Es muß diesen Analytikern einfach der Vorwurf gemacht werden, daß gerade hier mit der Anwendung der linearen Mathematik ein entscheidender Fehler gemacht wird. Die Anzahl der Variablen, die im Regelalgorithmus involviert sind, ist unbekannt. Und hier setzt die berechtigte Kritik der Öffentlichkeit an.«

Der Mensch ist nun einmal keine technische Maschine mit genau berechenbaren Funktionsabläufen. Ich zitiere weiter: »Und hier beginnt das eigentliche Problem, nämlich, *daß der Mensch als ein physikalisch beschreibbares und somit quasitechnisches System gesehen wird und solange in seiner Gesundheit reduziert wird,* bis die entsprechenden physikalischen Gesetze sich anwenden lassen. So entstehen dann für die vom Menschen absorbierte Feldenergie Grenzwerte, wie sie von der DIN-VDE-Kommission im nationalen Bereich oder von de CENELEC und ICNIRP auf europäischer oder IRPA auf internationaler Ebene vorgegeben wird. Betont wird hier, daß es sich um Vorsorgewerte im sogenannten *thermischen* Bereich handelt, der Mensch also als Bestandteil eines thermodynamischen Systems gesehen wird.«

Die bisherigen Grenzwerte richten sich also nur an einer kritischen Temperaturerhöhung aus. Andere athermische Beeinflussungen oder Schäden, die die natürlichen Informationen zerstören, werden bislang noch nicht für möglich gehalten und somit auch nicht erforscht.

Lebrecht von Klitzing: »Sowohl in Amerika als auch jüngst in den skandinavischen Ländern sind erhebliche Finanzmittel für Studien im Zusammenhang mit Leukämiehäufungen im Bereich von Hochspannungsleitungen zur Verfügung gestellt worden. Unabhängig von der Bewertung der Ergebnisse zeigt dies doch, daß andernorts die Bedenken der Bevölkerung sehr ernst genommen und nicht als Panikmache abgetan werden. Hinzu kommt, daß die Grundlagenforschung in diesen Ländern zu dieser Problematik *nicht so sehr von der Industrie mitbestimmt wird,* wie es bedauerlicherweise in Deutschland in diesem Maße der Fall ist.«

In der sehr interessanten Info »Elektrosmog – Macht Strom krank?« der Verbraucher Initiative, Bonn, las ich: »Die Deutsche Elektrotechnische Kommission (DEK) setzt bei uns die Grenzwerte bislang für elektromagnetische Felder fest. Zum überwiegenden Teil ist sie mit Vertretern der Elektrowirtschaft besetzt.«

Dadurch sind bei uns in Deutschland die Grenzwerte so hoch angesetzt, daß sie selbst unter stärksten Überlandleitungen nicht annähernd erreicht werden können. Auch machen die Grenzwerte keine Unterscheidung zwischen Menschen, die beruflich mit hohen Feldern in Kontakt kommen, und der Allgemeinheit. Sie berücksichtigen nicht den empfindlichen Organismus eines Kleinkindes oder eines alten oder kranken Menschen. Dabei hat man festgestellt, daß Frauen doppelt so empfindlich, Kinder gar dreimal so empfindlich auf die Felder reagieren wie Männer.

Die bislang umfassendste Untersuchung über die gesundheitlichen Auswirkungen von Elektrosmog ist 1996 vom Komitee des National Council on Radiation Protection and Measurement (NCRP) – vergleichbar mit der Deutschen Strahlenschutzkommission – veröffentlicht worden. Dieses Komitee kommt nach neunjähriger Arbeit zu dem Schluß, daß auch schwache elektromagnetische Felder bei längerfristiger Exposition die menschliche Gesundheit beeinträchtigen können. Ich zitiere aus der Info »Elektrosmog – Macht Strom krank?«: »Vor allem bei Störungen des Nervensystems, Krebs, Fehlgeburten und Mißbildungen von Embryos sehen die Forscher einen Zusammenhang mit der täglichen Strahlenbelastung. Die amerikanischen Strahlenschutzexperten fordern daher, elektromagnetische Belastungen in Zukunft drastisch zu verringern. Für den Niederfrequenzbereich werden innerhalb des nächsten Jahrzehnts 0,2 Mikrotesla als Grenzwert angestrebt.«

Dazu muß man wissen, daß das natürliche Magnetfeld der Erde ca. 0,000001 Mikrotesla aufweist. Elektrogeräte im Abstand von 30 cm zeigen einen Wert von 0,05 Mikrotesla an, Hochspannungsleitungen (1000 Ampere) direkt unter der Leitung 8–16 und in 50 m Entfernung noch 1–3. Die vorläufige Empfehlung der NCRP-Kommission (USA) beträgt, wie erwähnt, nur 0,2, wohingegen die Internationale Strahlenschutzkommission, ebenso Deutschland, einen Grenzwert von 100 (!) Mikrotesla festgelegt haben!

Das »Strahleninferno«

Inzwischen habe ich mir selbst ein kleines, sehr praktisches Strahlenmeßgerät (Esmog-Handy) besorgt. Ich bin von Herzen dankbar für die Erkenntnisse, die sich mir dadurch auftaten. Laut knatternd zeigt es genau die Kraft und durch die verschieden harte und unangenehme Modulation der Töne auch die Gefährlichkeit der verschiedenen Strahlungen an bzw. läßt mich eine Fülle ausländischer und inländischer Sender empfangen, von deren Existenz ich mir nichts hatte träumen lassen.

Jede Stromleitung und Steckdose, jeder Lichtschalter gibt selbst bei einer Entfernung von circa 30–40 Zentimeter sehr starke störende Wellen ab, die dann langsam geringer werden, je weiter man sich mit dem Meßgerät entfernt. Bis zu einer Entfernung von circa 80 cm konnte ich die Abstrahlungen messen. Mit dem Esmog-Handy kann man den Kabelverlauf in der Wand genau verfolgen. Besonders auch der Verteilerkasten strahlt stark und machte in der Anzeige ein übles Getöse. Meine Schreibmaschine und mein Computer strahlen ebenfalls stark ab, so daß ich jetzt die Stecker aus der Steckdose ziehe, wenn die Geräte nicht gebraucht werden. Zu empfehlen sind auch Netzfreischalter, die in einem bestimmten Stromkreis, wenn kein Gerät eingeschaltet ist, die Stromversorgung ausschalten.

Auch wäre es wichtig herauszufinden, wie die Stecker in eine Steckdose gesteckt werden müssen. Falsch herum eingesteckt, entsteht ein viel höheres, uns schadendes Feld, was leicht zu vermeiden wäre. Es gibt inzwischen Meßtechniken, mit denen dies genau zu ermitteln ist. Die Firma Lipp & Bergmann oder Wolfgang Maes u. a. (siehe Alternatives Branchenbuch oder Adressen in der Info der Verbraucherinitiative Bonn) machen Hausberatungen und zeigen die am meisten bzw. am wenigsten von elektromagnetischen Feldern belasteten Plätze auf.

Durch die unvorstellbar vielen Sendestationen und Satellitensender und die wachsende Anzahl von Funktelefonen gibt es einen derartigen Wellensalat, daß die Sendestationen eine immer stärkere Leistung benötigen, um dieses Durcheinander noch »durchschießen« zu können, so daß das Strahleninferno, dem wir ausgesetzt sind, immer mehr zunimmt. Von einem Antennenbauer hörte ich, daß 1960 der Münchner Mittelwellensender bei einer Leistung von 20 Kilowatt noch gut in Hamburg zu empfangen war. 1980 mußte dieser Sender seine Sendungen bereits mit 850 Kilowatt ausstrahlen, um noch gehört zu werden. Trotz der viel höheren Sendestärke konnte er in Hamburg nicht mehr empfangen werden.

Ein Radiotechniker erzählte mir, daß, würden wir die elektromagnetischen Wellen mit unserem Auge wahrnehmen, dieser uns umgebende »Wellensalat« so dicht wäre, daß wir einen vor uns stehenden Menschen nicht mehr sehen könnten. Nur weil wir diese Strahlen nicht sehen und spüren, nehmen wir die von ihnen ausgehende Gefahr allgemein noch nicht ernst genug.

Er erzählte mir ebenfalls, daß er sich einmal während seiner Bundeswehrzeit mit einem Stahlhelm auf dem Kopf einer Hochspannungsleitung näherte. Plötzlich begann sein Stahlhelm zu summen und zu brummen. Er meinte zuerst, er hätte eine Biene in seinem Stahlhelm. Auch die anderen Kameraden schauten erschreckt umher. Der leitende Offizier beruhigte sie und sagte, daß dies die Auswirkungen der Hochspannungsleitung seien, unter der sie sich befanden. Bekanntlich leitet Metall die elektromagnetischen Wellen besonders gut. (Metallarmierung in unseren Betondecken, Metall in Bettgestellen und Matratzen, Metall im Brillengestell, als Ohrschmuck und in unseren Zähnen.)

Wie wir wissen, bedient sich auch der menschliche Körper mit all seinen Funktionen elektrischer Impulse. Unvorstellbar kleine Stromimpulse steuern jede Muskelbewegung, den Herzschlag, die Augenlider, die Teilung unserer Zellen etc. Laut neuester Forschungsergebnisse tragen elektromagnetische Felder wesentlich zum Bestehen des Lebens auf unserer Erde bei. Ohne diese Fundamentalkräfte der Evolution wäre keine Entwicklung von Leben möglich. *Der Mensch ist nicht der Erfinder der Elektrizität*; es ist eine Universalenergie, mit der alle Lebewesen unseres Planeten arbeiten. Zellkommunikation, Wachstum und Entwicklung eines Lebewesens hängen wesentlich von dem elektromagnetischen Umfeld ab, das durch die menschliche Technik in seiner Steuerungsgrundlage empfindlich gestört wird.

Am Haupteingang der Unfallklinik Murnau findet sich folgende Hinweistafel: »Der Betrieb von Handys und ähnlichen

Geräten ist in der Klinik verboten, da diese empfindliche Geräte stören«. Bedauerlicherweise findet der Mensch nicht den Schutz und die Fürsorge, die man den von ihm geschaffenen Geräten angedeihen läßt!

Nächtliche Verstrahlung
So wird es auch für uns als Laien immer wichtiger, uns mit dieser Problematik zu befassen.

Ich persönlich habe die Gefährlichkeit und den Ernst der Strahlenbelastung erst so richtig erkennen und ernst nehmen können, seitdem ich die verschiedenen Frequenzbereiche mit dem Esmog-Handy messen kann. Mit diesem Gerät werden alle amplitudenbehafteten Vorgänge im Äther entsprechend ihrer Eigenart angezeigt und – soweit diese im Hörbereich liegen – zusätzlich über einen Lautsprecher akustisch wiedergegeben. Das Gerät ist so angelegt, daß man anhand der Lautstärke und durch die Art der Töne auf die Stärke und Gefährlichkeit der Strahlung einen Rückschluß ziehen kann. Als Faustregel für biologische Wirksamkeiten gilt, daß Signale hoher Intensität (= Lautstärke), die außerordentlich unangenehm klingen, auch eine besonders starke biologische (negative) Wirkung haben. Dabei ist es interessant zu sehen, daß nicht überall die Strahlenmassierung gleich stark vorhanden ist. Es gibt manchmal einen Meter zur Seite gerückt eine verhältnismäßig ruhige Stelle, so daß man die Plätze, wo man sich am häufigsten aufhält, auf Verstrahlung überprüfen sollte, um gegebenenfalls auf eine günstigere Stelle auszuweichen. Stark belastete Plätze gehen häufig mit bestimmten Krankheitsbildern einher, die sich bessern, wenn günstigere Plätze gefunden werden. Das Gerät ermöglicht es, besonders belastende Strahlungspegel, bei denen es bei Dauerbestrahlung zu Zellzerstörungen kommen kann, zu meiden.

Je schwächer die Lebenskraft eines Menschen und je sensibler sein Körper allgemein reagiert, wie z. B. bei kleinen Kindern, deren nervliches Sensorium um ein Vielfaches sensibler ist als bei Erwachsenen, um so mehr wird solch ein Mensch von den Fremdimpulsen in seiner Eigenregulation gestört und irritiert. Vermutlich sind aus diesem Grund die kleinen Kinder heute so gereizt und überdreht. Um Ruhe vor den kleinen Quälgeistern zu haben, überlassen viele Eltern ihre Kinder gern dem »Kindermädchen« Fernseher, der ihr empfindliches System noch weiter irritiert und belastet.

Elektrosmog trägt zur Übersäuerung bei

Nach meiner Überzeugung trägt der Elektrosmog ganz erheblich zu der von Jahr zu Jahr ansteigenden allgemeinen Übersäuerung und auch zu den dadurch entstehenden Mykosen bei. Wie man sehr leicht messen kann – ich beschreibe dieses Vorgehen in meinem Buch *Mykosen* –, macht eine ständig leichte Stromdurchstrahlung Wasser saurer. Da wir zu dreiviertel aus Wasser bestehen, das sehr viel Mineralien enthält, gilt dieses auch für den Menschen. Je saurer unser Blut durch die ständige Durchstrahlung wird, um so schneller entwickeln sich die Pilze.

Wie bereits amerikanische Forschungen aus den siebziger Jahren zeigen, wird durch Elektrosmog das für die Entspannung unserer Nerven so wichtige Kalzium verringert. Die von Jahr zu Jahr zunehmenden psychischen Erkrankungen werden im wesentlichen in der ansteigenden Verstrahlung, die sehr empfindlich die eigene elektrische Regulation der Zellen und Nerven stört, ihre erste Ursache haben. Auch die auffallende Zunahme der Osteoporose (Knochenschwund) sollte unsere Aufmerksamkeit auf dieses Thema lenken. Es gibt inzwischen genug »Elektrogeschädigte«, besonders auch unter den Elektroingenieuren, von denen auffallend viele sehr krank geworden sind. Viele dieser Elektroingenieure haben Störungen im Herzreizleitungssystem und benötigen ständig Beta-Blocker. Sie klagen auch oft u. a. über Bluthochdruck und Schlafstörungen. Die Selbstmordrate bei Elektroentwicklungsingenieuren ist die höchste aller Berufe!

Elektrosmog in der Natur

Wie die Firma Endotronic bei ihren Forschungen feststellte, wirken steilflankige Signale, wie sie Radio- und Fernsehsender benutzen, sehr stark in das Erdmagnetfeld und damit tief in den Boden ein. Auf diese Weise wird auch das Bodenleben empfindlich gestört und der Boden, der viel Feuchtigkeit enthält, immer saurer. Je stärker der Boden verstrahlt wird, um so mehr finden sich Schädlinge und besonders die Schnecken ein, die geschädigte Pflanzen wegfressen. (In der Zeit nach dem Atomunfall in Tschernobyl teilten mir bayrische Freunde mit, daß die Schnecken in Bayern außerordentlich groß wurden.)

Inzwischen hat die Firma Endotronic noch ein Zusatzgerät zum Esmog-Handy entwickelt, das Digitmeter, das genau die Höhe der gemessenen Summenstörspannung in Ziffern anzeigt. Auch kann man damit ganz einfach durch verschieden lange Stabantennen feststellen, welchem Bereich die Störstrahlung zuzurechnen ist, ob man es mit Mikrowellen, Fernsehstrahlen, ob mit UKW-, Kurzwellen- oder gar mit Radarstrahlen zu tun hat.

Bei einem Spaziergang hat mir ein Freund, der sich seit vielen Jahren mit entsprechenden Messungen beschäftigt, mit diesem Gerät die verschiedenen Einstrahlungen großer Sender, die besonders von den Alpen her das südliche Bayern treffen, vorgeführt. Wir gingen unterhalb eines circa 30 m hohen Südhanghöhenzugs entlang, der nach einiger Zeit voll in der »Keule« des 60 Kilometer entfernten Senders Grünten lag.

Mit »Keule« bezeichnet man das Gebiet der stärksten Einstrahlung eines Senders, der aufgezeichnet wie die Keule eines Riesen aussieht. In diesem Gebiet sind die Bäume besonders stark geschädigt, und Menschen und Tiere neigen vermehrt zu schweren Störungen und Krankheiten. Hier entwickeln sich neu angepflanzte Bäume schlecht. Bauern, Gärtner und Forstleute sollten heute, bevor sie Bäume pflanzen, deren Plätze auf Störstrahlungen hin untersuchen.

Auf dieser Südhangwiese waren im Sommer Zigtausende von Schnecken zu finden, zumal die Weide noch mit einem Elektrozaun eingefaßt war, dessen Störspannung noch bis zu 100 m nachzuweisen war. Bei unserem Spaziergang erhöhte sich die Anzeige des Digitmeters von anfänglich 10 mV laufend und erreichte schließlich mit 150–200 mV ihren Höchstwert. Wir umwanderten den Höhenzug nach Norden und kamen in den Funkschatten des Senders Grünten, wo der Meßwert nur 25 mV betrug. Hier im Funkschatten des Senders waren im Sommer so gut wie keine Schnecken zu finden.

Meines Wissens handelt es sich beim Digitmeter plus Esmog-Handy um das Gerät mit den derzeit vielseitigsten und genauesten Messungen von 0 Hz bis 6 GHz (Gigahertz). Es wäre sehr zu wünschen, daß die verantwortlichen Stellen, die über die Gefährlich- bzw. Ungefährlichkeit der Verstrahlung unserer Umwelt zu befinden haben und die für die Festsetzung der Grenzwerte verantwortlich sind, sich dieses ausgezeichneten Gerätes bedienen würden. Der Elektromarkt (Computer, Handys etc.) ist in den letzten Jahren boomartig angestiegen. Es ist verständlich, daß die Elektroingenieure, die die neue Technik zu entwickeln haben, so ausgelastet sind, daß für weitere Überlegungen und Forschungen, welche die Gefährlichkeit dieses Technikbooms überprüfen könnten, gar keine Zeit bleibt.

So blieb es bisher wenigen Außenseitern, die die Gefahr rechtzeitig erahnten, überlassen, solche zuverlässigen Meßgeräte zu entwickeln und auf den Markt zu bringen. Die Geräte und Erfahrungen dieser seit Jahren warnenden Außenseiter sollten in unser aller Interesse vorurteilsfrei geprüft werden. Es geht inzwischen um unser aller Überleben. »Wenn der Wald stirbt, stirbt der Mensch.« Inzwischen steuern wir mit größter Geschwindigkeit in die totale Vernichtung unserer natürlichen Umwelt hinein. Wer hilft den verstrahlten, sterbenden Bäumen, den leidenden und aussterbenden Tieren, den immer kränker werdenden Menschen? Nur wir können es, indem wir bei uns selbst und unserer Umgebung anfangen.

Mit dem Esmog-Handy-Meßgerät hat auch der Laie die Möglichkeit, sich von der Vielseitigkeit und Gefährlichkeit der unsichtbaren Strahlen zu überzeugen. Er kann damit den Standort braun verfärbter Tannen und geschädigter Bäume prüfen und wird erleben, daß sie fast immer auf Plätzen stehen, die eine verstärkte Störstrahlung aufweisen.

Zwei Jahre lang prüfte ich zum Beispiel immer wieder die Störstrahlung in einer Weide. (Weiden stehen allgemein meist an feuchten Stellen mit hoher Leitfähigkeit.) Sie wurde (und wird) von verschiedenen starken Sendern beschossen. Ich hörte englische und amerikanische und besonders auch einen, wie ich vermute, sehr starken russischen Sender. Im Frühsommer 1995 wurde dieser Baum, wie bereits im Jahr davor, das zweite Mal von Schädlingen gänzlich kahlgefressen. Wie wir wissen, ziehen geschwächte Bäume und Pflanzen Schädlinge an. (Siehe dazu im Buch *Mykosen*, Seite 125 »Kranke Pflanzen rufen ihre Schädlinge selbst herbei«.) Er stand dann circa zwei Monate lang ohne ein Blatt da. Ein Bild des Jammers, der Anklage und der Not unserer von uns so gewissenlos geschädigten, vergewaltigten Natur. Im Spätsommer trieb er noch einmal aus und bekam viele armselige Wassertriebe. Man muß schon sehr genau hinsehen, um diese Veränderungen in der Natur wahrzunehmen. Bei oberflächlicher Betrachtung sieht alles noch täuschend gut aus.

Nachdem ich in den Info-Unterlagen gelesen hatte, daß die Kurzwellensender, die wir als Radio- und Fernsehsender aus aller Welt empfangen können, in der Nacht, wenn die Dämpfung der Sonne fehlt, uns selbst und die Natur besonders stark verstrahlen, ging ich immer wieder in der Nacht hinaus zu unserer sterbenden Weide. Der Lärm, den das Meßgerät machte, war entsetzlich. Die 21jährige Claudia, der ich die Messung vorführte, bat mich sehr schnell, das Gerät auszuschalten. Sie könne dieses unangenehme, überlaute Getöse der verschiedenen Sender nicht ertragen. Der arme Baum – wie alle anderen Bäume – muß diese Verstrahlung in ansteigendem Maß unablässig ertragen.

Allen, die sich nicht wohl fühlen oder die bereits an ernsthaften Erkrankungen leiden, empfehle ich: Prüfen Sie den Wellensalat in Ihrer Wohnung oder lassen ihn durch Fachfirmen prüfen. Meist gibt es noch weniger belastete Stellen, auf die man ausweichen kann.

Bis vor wenigen Jahren war das so bedrohliche Waldsterben in aller Munde. Man schob den Schwarzen Peter den Autoabgasen zu. Nachdem man einen Versuch gemacht hat, bei Augsburg Bäume viele Jahre lang mit »saurem Regen«, der Schwefelsäure enthielt, zu beregnen, stellte man fest, daß die Bäume sogar noch besser wuchsen. Seitdem hört man so gut wie nichts mehr über das Thema »Waldsterben«. Und der

Wald wird weiter verstrahlt und stirbt ungebremst weiter und damit auch unser aller Lebensgrundlage.

Es ist längst bekannt und anhand der abgestorbenen Bäume um die Radartürme an der ehemaligen Zonengrenze durch Fotos dokumentiert, daß die harten technischen Strahlen zum Absterben der Bäume führten.

Auch im Bereich großer Sender in den Bergen sind in einer breiten Schneise die Bäume wegradiert. Es wächst dort kein Baum mehr! Zugvögel sollen im Bereich starker Sender tot vom Himmel gefallen sein. Trotzdem wird nichts getan, um die Natur und uns Menschen vor dieser enormen, ständig steigenden Belastung zu schützen. Worauf wartet man noch?

Was nützt uns und denen, die an all dieser Technik verdienen, das viele Geld, wenn alle – sie selbst und ihre Familien eingeschlossen – immer kränker werden? Die Folgen sind viel tiefgreifender, als die Verantwortlichen sich bisher vorstellen.

Auf dem Sektor Verstrahlung muß dringlichst und sehr schnell eine Umkehr erfolgen. Bis diese Umkehr erfolgt, sollte sich jeder durch Anhebung seiner Lebenskraft gegen die allgemeine Verstrahlung schützen. Gott sei Dank haben wir verschiedene Möglichkeiten, unsere Gesundheit so zu verbessern, daß wir die täglich durch Verstrahlung anfallenden krebserregenden freien Radikale in uns unschädlich machen können. Jeder, der um die Dinge weiß, auch der sich noch gesund Fühlende, sollte sich schützen. Es wird der Tag kommen – und die so rapide zunehmenden schweren Erkrankungen und Mykosen, die zunehmenden Erkrankungen auch des Viehs werden es uns zeigen –, da wir mit aller Gewalt umkehren müssen, da es – wenn wir so weitermachen – bald keine gesunden Menschen, Tiere und Pflanzen mehr geben wird.

Zunahme des Elektrosmogs parallel zur Zunahme der Krankheiten

Dr. Ing. Volkrodt, der seit Jahren vor den Gefahren des Elektrosmogs warnt, hat die Zunahme schwerer Krankheiten mit der Zunahme des Elektrosmogs im Kurvenvergleich dargestellt. Eindeutig geht die Zunahme der elektromagnetischen Verstrahlung mit der Zunahme von Allergien, Zeugungsunfähigkeit, Krebs etc. einher.

Immer mehr sensible Menschen, besonders auch junge Menschen, leiden bereits qualvollst. Meist verschwinden sie, von schweren Psychopharmaka ruhiggestellt, in den Psychiatrien, wo sich ein unbeschreibliches Elend abspielt. Ich habe 4 Monate um das Leben eines jungen Mädchens gerungen. (Siehe ihre Symptomliste im Kapitel »Symptome einer schweren Mykose«.) Mit 21 Jahren litt sie bereits an einer sehr starken Mykose und befand sich dadurch in einem unvorstellbaren Leidenszustand, der sich trotz unserer umfassenden Therapie nur wenig bessern ließ. Auch diese junge Frau war öfter nahe dran, ihre nicht enden wollende Qual selbst zu beenden. Eine Freundin erzählte mir von einem Dorf in der Schweiz, in dem sich innerhalb von 9 Monaten 7 junge Menschen das Leben genommen haben.

Es gibt inzwischen neue Techniken, die schnellstens erforscht und in Betrieb genommen werden sollten, um das unheilvolle Rad in den Untergang noch aufzuhalten. Es müßten sämtliche Hochspannungsleitungen in die Erde verlegt werden, und es müßten besondere Kabel auch für die Hausinstallation verwendet werden, die jegliche schädliche Magnetfeldabstrahlung verhindern, so wie sie die Firma Endotronic zum Beispiel anbietet. (Diese Kabel schirmen zu 100% elektrische Wellen und zu fast 100% auch magnetische Wellen ab, was bisher einmalig ist!)

Um die Gefährlichkeit der uns so harmlos erscheinenden elektromagnetischen Wellen unter Beweis zu stellen, setzte der Heidelberger Wissenschaftler Andras Varga Küken dem Einfluß hochfrequenter Elektrofelder aus, die dem gültigen Grenzwert entsprachen. Kein einziges Küken schlüpfte aus! Bei Verringerung der Bestrahlung auf 1/20stel der gültigen Grenzwerte kamen lauter verkrüppelte Küken zur Welt.

Im September 1997 kam auf Bayern 5 die Meldung, daß erstmals ein Gericht einer Klage gegen einen Mobilfunksender stattgegeben habe. Ein Bauer in Schnaitsee, Nähe Traunstein, dessen Stall in der Nähe eines Mobilfunksenders lag, hatte, bald nachdem der Mobilfunksender in Betrieb genommen wurde, Veränderungen in seiner Herde bemerkt. Beobachtet wurden zahlreiche Fehl- und Mißgeburten, Fruchtbarkeitsstörungen, nervöses Trippeln, Aufheben eines Fußes, Gelenkschmerzen, Abmagerung einiger Kühe und Augenentzündungen. Auch bewegten einige Kühe auffällig den Kopf hin und her, sogenanntes Weben, und verbargen oft ihren Kopf an der Brust eines anderen Tieres, so als ob sie sich vor etwas schützen wollten.

Von einem Elektrosensiblen weiß ich, daß störende Funkstrahlen regelrecht Schmerzen auslösen können, die durch Aufheben der Füße (Erdung) und dauerndem Platzwechsel verringert werden können. Auch schmerzten ihn seinerzeit die Augen, so daß er diese immer wieder mit den Händen abdeckte.

Der Bauer bemerkte auch, daß bei allen 6 Schwalbenpärchen, die im Sommer 1996 im Stall nisteten, die Jungvögel kurze Zeit nach dem Ausschlüpfen starben. Kein einziger Jungvogel überlebte. (In der Nähe von D1, D2 und E-Plus-Stationen gibt es nach vielerlei Bekundung so gut wie keine Vögel mehr!)

Der Hofbesitzer meldete die Vorfälle dem Veterinäramt, das zuerst Fütterungsfehler vermutete. Fütterung und Haltung der Tiere waren aber einwandfrei. Auffallend war bei den Blutuntersuchungen, daß trotz eines kalziumreichen Mineralfutters die Kalziumwerte der Herde auffallend niedrig waren.

Seit langem ist durch amerikanische Untersuchungen bekannt, daß hochfrequente elektromagnetische Störemissionen eindeutige Auswirkungen negativer Art auf den Kalziumhaushalt haben, bereits in Größenordnungen, die weit unter den als unbedenklich festgelegten Grenzwerten liegen.

Der Besitzer der Herde versetzte dann zwei Kühe, die besonders gestört waren, in einen 15 km entfernten Stall, worauf das Verhalten der Kühe sich schnell normalisierte. Das auffällige Verhalten dieser Kühe, die Normalisierung ihres Verhaltens und das erneute Einsetzen des gestörten Verhaltens, nachdem die Kühe in den alten Stall zurückgebracht wurden, wurde mit einer Videokamera festgehalten. Das Veterinäramt kam zu dem Schluß: »Dies erscheint als eindeutiger Hinweis darauf, daß die auf dem Anwesen gemessenen elektromagnetischen Felder in der Lage sind, die beschriebenen Verhaltensänderungen und Stoffwechselstörungen mit zum Teil tödlichem Verlauf zu verursachen.« Zu erwähnen ist dabei, daß die auf diesem Hof gemessenen Feldstärken nur 250stel des gesetzlich vorgeschriebenen Grenzwertes darstellten. Von den 40 Kühen dieses Bauern sind inzwischen 8 gestorben.

»Natürliche elektromagnetische Vorgänge sind in enger Wechselbeziehung mit allen Lebensvorgängen zu sehen. Ein Unterdrücken oder Verfälschen dieser natürlichen Impulse muß schwerwiegende Folgen nach sich ziehen. *Die natürliche Reinheit des Äthers ist folglich genauso schützenswert wie die des Wassers, des Bodens und der Luft.*«

Mißbildungen bei Kindern durch Elektrosmog

Am 5. 7. 1996 war im Rundfunk auf WDR 3 zu hören: Zwei
Offiziere der norwegischen Marine, die auf dem Torpedoboot
Quick ihren Dienst taten, trafen sich zufällig in der Orthopä-
dischen Klinik in Bergen. Beide wollten sie ihre Kinder untersuchen lassen, die Klumpfüße hatten. Das machte sie nach-
denklich. Sie meldeten diese Tatsache dem marineärztlichen
Dienst, der der Sache gründlich nachging. Die Ärzte wurden
fündig. Allein auf dem Torpedoboot *Quick* fanden sie fünf
Matrosen, die Kinder mit Klumpfüßen und sechs, die Kinder
mit anderen Mißbildungen hatten. Als dies in der Öffentlichkeit bekannt wurde, meldeten sich weitere Matrosen, die auf
anderen Schiffen der norwegischen Marine gefahren waren.
82 Fälle von Mißbildungen bei Kindern von Marineangehö-
rigen sind inzwischen bekannt geworden. Die Marineärzte
vertreten die Hypothese, daß möglicherweise die elektromagnetischen Felder der Instrumente und Radiosender auf den
Schiffen für diese Fehlentwicklungen verantwortlich zu machen sind. In Skandinavien mißt man den elektromagnetischen Strahlungen zunehmend Bedeutung bei. So gibt es zum
Beispiel in Stockholm in der berufsmedizinischen Klinik des
Unversitätskrankenhauses Huddinge ein Institut, das sich mit
der Erforschung dieser Strahlungen – wir nennen sie Elektrosmog – beschäftigt und auch zu bemerkenswerten Ergebnissen gekommen ist. Die Norweger informierten jedenfalls
die NATO über ihre Entdeckungen. Dort soll man inzwischen
die Intensität der Sender auf den Schiffen um die Hälfte reduziert haben.

Ebenso beweist eine 1982 durchgeführte Studie der US-Mari-
ne mit statistisch gesicherten Daten: Elektrische und magnetische Wechselfelder der Größenordnung, wie sie in Haushalten
zu finden sind, können verschiedene Krebsarten und Mißbil-

dungen bei Kindern auslösen. Auch nimmt die Selbstmordrate mit der Höhe der Elektrosmog-Belastung zu.

Das Karolinska-Institut in Schweden, das mit Mäusen experimentierte, kam zu folgenden Ergebnissen: »Mäuse wurden der üblichen Bildschirmbestrahlung ausgesetzt, was zur Folge hatte, daß deren Embryonen 5- bis 10fach höhere Mißbildungen aufwiesen.«

1992 bestätigte Prof. Bernard Tribukait vom Karolinska-Institut nach Auswertung mehrerer tausend Ergebnisse den Zusammenhang zwischen krebskranken Kindern und Elektrosmog.

In Schweden fand Dr. S. Nordstrom von der Universität Umea heraus, daß Männer, die in elektrisch betriebenen Verschiebebahnhöfen arbeiten, deutlich mehr Kinder mit Geburtsfehlern hatten als der Durchschnitt.

Wissenschaftliche Forschungsergebnisse zum Elektrosmog

Aus Platzgründen bringe ich nur einige der wichtigen Forschungsergebnisse aus aller Welt.

– Amerikanische Wissenschaftler (Bio-Physikerin Nancy Wertheimer und Ed Leeper) fanden schon 1979 überraschende Zusammenhänge zwischen der Häufigkeit von Frühgeburten und dem Benützen von Heizdecken während der Schwangerschaft. Heizdecken sollten generell durch Wärmflaschen – möglichst mit belebtem Wasser – ersetzt werden.

– Die wissenschaftlichen Untersuchungen des Gesundheitsministeriums des Staates New York zeigten eindeutige Zusammenhänge zwischen elektromagnetischer Belastung

und Kinderleukämie. Außerdem wird auf Zellfunktions-
störungen hingewiesen.

- 1992 haben Wissenschaftler des schwedischen Karolinska
  Institutes die Krankheitsdaten von 500 000 Menschen ausgewertet, die in der Nähe von Hochspannungsleitungen
  wohnten. Das Ergebnis: *Kinder, deren Wohnhaus weniger
  als 50 Meter entfernt von den Starkstromleitungen stand,
  erkrankten doppelt so häufig an Leukämie.*

- Die Savitz-Studie kam 1988 zu denselben Ergebnissen:
  Leukämie und andere Krebsarten waren unter dem Einfluß
  alltagstypischer Felder signifikant höher.

- Im Staat Washington – es wurden 486 000 Menschen untersucht, die beruflich starken elektromagnetischen Feldern ausgesetzt sind – zeigt sich bei 60% dieser Untersuchten eine höhere Leukämierate und bei über 75% eine höhere Lymphdrüsenkrebsrate als bei der von diesen Einflüssen
  unbelasteten Kontrollgruppe.

- Prof. Dr. W. Ross Adey vom Loma Linda Medical Center
  hat bewiesen, daß Nerven, Muskel- und Knochenmarkzel-
  len besonders durch die uns überall umgebenden elektromagnetischen Felder beeinflußt werden. Ende 1981 weist
  er exakt wissenschaftlich nach, daß diese Felder das
  Wachstum von Krebszellen erheblich steigern. Auch fand
  er frequenzabhängige biologische Effekte. Der Kalzium-
  Ionenfluß im menschlichen Gehirn zeigt deutliche Veränderungen unter Einwirkung von schwachen 16-Hertz-Ma-
  gnetfeldern.

- Dr. Wendell Winters von der Universität von Texas setzte
  isolierte menschliche Krebszellen elektromagnetischen
  Feldern von 60 Hertz (Hz) aus (das ist die übliche Netzfre-
  quenz in den USA, in Europa sind 50 Hz üblich) und stellte
  eine dauerhafte Wachstumssteigerung der Krebszellen von

1600 Prozent fest. Das heißt: die vom Stromnetz ausgehenden Felder können bestehende Krebszellen in ihrem Wachstum fördern. Wobei zu bedenken ist, daß Krebszellen *täglich* in jedem von uns entstehen. Solange unser Immunsystem gesund ist, werden sie schnell wieder unschädlich gemacht.

- Dr. Carl Blackman von der EPA (Environmental Protecting Agency) bestätigte vorstehende Ergebnisse aufgrund eigener Forschungsarbeiten. Vor allem niederfrequente Magnetfelder (unter 20 Hertz) würden die Balance des Kalziumhaushaltes im Gehirn stören. (Kalzium wird zur Übertragung von Nervenimpulsen gebraucht. Vermutlich haben wir auch aus diesem Grund eine ansteigende Osteoporoserate und ansteigende psychische Störungen.)

- Dr. Marjorie Speers vom Institut für Präventivmedizin der Universität von Texas berichtete über einen deutlichen Anstieg von Gehirntumoren bei Arbeitern, die elektromagnetischen Feldern ausgesetzt waren. Sie waren 13mal häufiger erkrankt als andere.

- Die University of North Carolina veröffentlichte 1994 eine Studie im Mitteilungsplan des Nationalen Krebsinstitutes von Bethesda/USA. Danach besteht für Frauen, die hohen elektromagnetischen Feldern in elektrotechnischen Berufen ausgesetzt sind, ein um 38% erhöhtes Brustkrebsrisiko. Die Studie basiert auf der statistischen Auswertung von 138 000 Angaben der Berufs- und Todesarten der Frauen. Das Brustkrebsrisiko ist für Elektrotechnikerinnen um 28%, für Elektroingenieurinnen um 70% und für Arbeiterinnen im Bereich von Starkstromleitungen um 75% erhöht. Diese Ergebnisse decken sich mit den Ergebnissen früherer Studien, die ein erhöhtes Auftreten von Krebsarten auch bei Männern in elektrotechnischen Berufen feststellten. Die Wissenschaftler sahen dies vor allem verursacht durch die Auswirkungen der elektromagnetischen Felder auf den Hormonhaushalt des Menschen, da die Hormonausschüttung von Östrogen und Melatonin gestört wird. Das von der Zirbeldrüse produzierte Melatonin ist für den Tag- und Nachtrhythmus, für das Immunsystem und besonders für die Abwehr von Krebszellen verantwortlich. Schon schwache Magnetfelder verringern die Melatoninproduktion.

– Laut MPR National Council of Metrology and Testing in Schweden werden die Auswirkungen von elektromagnetischen Wechselfeldern von Monitoren auf Amalgamfüllungen untersucht. Im Einfluß der Bildschirmfelder sondern Amalgamplomben bis zu zehnmal mehr Quecksilber als ohne diese Verstrahlung ab. Auch bei verschiedenen Metallen im Mund, die zu höheren meßbaren elektrischen Spannungen führen, werden durch Elektrolyse verstärkt Quecksilberionen freigesetzt.

– Prof. Ludwig Feinendegen, Direktor des Instituts für Medizin und der Nuklearmedizinischen Klinik der Universität Düsseldorf, experimentierte mit Mäusen und fand heraus, daß ein Enzym, das für den Stoffwechsel der Zelle zuständig ist, bei starker Feldeinwirkung in der Aktivität um 80% gedrosselt wird. Gleiche Effekte wurden bei der Bestrahlung mit Radioaktivität festgestellt. Er hat ebenfalls bewiesen, daß die Abwehrfähigkeit der Zelle gegenüber Giftstoffen durch Magnetfelder ungünstig verändert wird.

– Messungen mit Esmog-Geräten der Firma Endotronic ergaben, daß Kopftumoren häufig im starken Einstrahlbereich von Bildsteuersignalen des Fernsehens und des Mobilfunks anzutreffen sind.

Elektrosmog in der Wohnung

Die Firma Lipp & Bergmann Umweltanalytik hat in einer kleinen Schrift u. a. die Belastungen durch Haushaltsstrom sehr deutlich und auch für den Laien gut verständlich aufgezeigt (zu beziehen gegen Einsendung eines DIN-A5-Freiumschlages). Auszugsweise bringe ich nachfolgend das Wichtigste:

Wir benutzen zur Stromversorgung Wechselstrom. Es entsteht dabei ein periodisches elektrisches Wechselfeld, bei dem der Strom fünfzigmal in der Sekunde umgepolt wird. (Auch 50 Hz genannt; 1 Hz = 1 Schwingung oder Umpolung pro Sekunde). Die Natur dagegen arbeitet mit sehr viel schwächeren aperiodischen elektromagnetischen Feldern.

Allgemein ist der Verbraucher der Meinung, daß ein nicht eingeschaltetes elektrisches Gerät keine negative Strahlung abgibt. Doch die Wirklichkeit sieht anders aus. Beim Haushaltsstrom entstehen zwei verschiedene Arten von Belastungen.

1. *Das elektrische Wechselfeld.* Es wird bis zu einem Abstand von 80 cm in alle Richtungen von ungeschirmten stromleitenden Kabeln abgestrahlt, wenn ein Empfänger (elektrisches Gerät) eingeschaltet ist. Die Oberwellen (Feinstörungen) strahlen bei Freileitungen (220/380 V) sogar bis zu 350 Meter ins Umfeld.

Stellen wir uns eine Säule von 160 cm Durchmesser vor, in deren Mitte das stromführende Kabel verläuft. Dieses elektrische Feld wird von elektrischen Leitern wie Metall, zum Beispiel Heizkörpern, und auch vom Menschen, der zu 75 Prozent aus mineralisiertem Wasser besteht, angezogen, so daß es den angedeuteten Radius noch erweitern kann. Inzwischen gibt es im Elektrobedarf die dickeren ummantelten Kabel, die durch ein inneres Drahtgeflecht die Abstrahlung des elektrischen Feldes in Wohnungen vermindern.

2. *Das magnetische Feld.* Es gibt aber noch einen zweiten Gefahrenpunkt bei ausgeschalteten Empfängern, das heißt, wenn ich das elektrische Gerät ausgeschaltet habe, es aber noch mit dem Stromkreis verbunden ist. In diesem Fall entsteht ein magnetisches Feld ähnlich der vorbeschriebenen Säule.

Um den Elektrosmog zumindest nachts einzudämmen, gibt es Netzfreischalter, die auch nachträglich eingebaut werden können. Netzfreischalter unterbrechen in dem Stromkreis, in den sie eingebaut sind, die Stromzufuhr, sobald das letzte elektrische Gerät, das an diesen Stromkreis angeschlossen ist, abgeschaltet wird, so daß die schädliche »Strahlung« aus den Wänden, wo die Leitungen verlegt sind, sowie von allen sich frei im Raum befindenden Kabeln nicht abgegeben werden kann. Um die Stromzähleranlage (mit Luftspaltmotor, ca. 300 nT) besteht allgemein ein stark störendes magnetisches Feld, das nicht abgeschirmt werden kann. Es »strahlt« bis zu 3 m in alle Richtungen ab. In diesem Radius nach oben oder unten und zu allen Seiten sollte man keinen Schlafplatz wählen.

Die Firma Endotronic stellt unter größerem Arbeits- und Materialaufwand besonders gefertigte Spezialkabel zu einem erschwinglichen Preis her (1 m ca. 3,80 Mark), mit denen nicht nur die elektrische Abstrahlung, sondern zu fast 100% die *magnetische* Belastung abgeschirmt werden kann. Bisher waren die Kosten für eine magnetische Abschirmung utopisch und daher nicht möglich. Wie wir vorstehend durch Forschungen an der Universität Düsseldorf hörten, drosselt gerade die Magnetfeldeinwirkung die Entgiftungs- und Stoffwechseltätigkeit lebender Zellen ganz erheblich.

So sehen wir, daß es nicht nur genügt, sich um eine gesunde Nahrung zu bemühen. Die Gefahren lauern heute vielfältig überall. Wir müssen einfach wach werden für die verschiedenen uns schwächenden Einflüsse.

Die Verbraucherinitiative Bonn gibt in ihrer Info über Elektrosmog viele gute Ratschläge, wie wir uns schützen können: »Auch Lampen erzeugen elektromagnetische Felder. Leuchtstoffröhren von 10 Watt Leistung erzeugen ein Magnetfeld, das 20mal stärker ist als das einer 60-Watt-Glühbirne. Auch bei Nieder-Volt-Halogenlampen ist das Magnetfeld stärker. Dies wird noch potenziert, wenn man sich die stromführenden Kabel dekorativ über den Kopf hängt. Leider schneiden auch Energiesparlampen bezüglich des Magnetfeldes schlechter ab als Glühbirnen.« Sie sollten deshalb vor allem dort verwendet werden, wo Licht lange brennt und ein Abstand von fünf Metern zwischen Mensch und Lampe gewährleistet werden kann.

»Wer schlecht schläft, ständig unter Kopfschmerzen leidet oder andere unerklärbare Symptome hat und vermutet, elektrosensibel zu sein, der sollte vor allem seinen Schlafplatz kritisch betrachten. Lassen Sie so wenig netzbetriebene Elektrogeräte und Kabel in Ihrem Schlafraum wie möglich. Da das Magnetstörfeld auch durch Mauern geht, sollten Elektrogeräte nicht an eine Wand gestellt werden, an deren Rückseite sich ein Bett befindet.«

Ich zitiere weiter: »Beim Elektrorasierer entstehen direkt an der Haut sehr hohe Feldstärken.« Empfohlen wird Naßrasur oder Batteriebetrieb.

Hohe Felder entstehen auch an der Körperoberfläche bei der Benutzung von Heizdecken. Bei Frauen kam es verstärkt zu Fehlgeburten. *Wärmflaschen (möglichst mit belebtem Wasser gefüllt) oder Wolldecken sind bessere Wärmequellen.*

Fernseher und Computer: Je größer der Bildschirm, desto größer die Strahlung, die in alle Richtungen geht. Mindestens 2 m (einige Experten sagen 3,50 m) Abstand vom Fernseher halten. Auch vom Computer und Drucker soweit wie möglich Abstand halten. Strahlungsarme Monitore verwenden. Diese Geräte nicht an eine Wand stellen, hinter der sich ein Schlafplatz befindet.

Elektrische Uhren: Nicht neben das Kopfende ans Bett stellen. Wecker mit Batterie oder mechanisches Uhrwerk benutzen.

Bei allen draht- oder schnurlosen Geräten wie Telefon, Walkie-talkie, Babyphon oder ferngesteuertem Spielzeug gilt: je größer die Reichweite, desto größer die Ausgangsleistung in Watt und desto größer das elektromagnetische Feld. Laut Endotronic sind Babyphone elektronisches Gift für Kleinstkinder. Zu den Funk-Telefonen in Kürze: Es gibt unterschiedliche Gerätetypen:

– die sehr leistungsstarken im Auto eingebauten Telefone,
– die tragbaren (bis 8 Watt) und
– kleine Handgeräte – Handys – mit bis zu 2 Watt Sendeleistung.

Grundsätzlich gilt: Je höher die Leistung der Geräte, desto größer die elektromagnetische Strahlung. Handys haben in der Regel geringere Leistungen, dafür sind die Antennen im Hörer eingebaut und befinden sich deshalb direkt am Kopf. Je näher Sie an der Antenne sind, desto höher die Strahlenbelastung. Schnurlose Telefone im Haus – ihre Wattleistung liegt bei 0,01 – gelten als unbedenklich, wenn sie *keine gepulsten* Wellen ausstrahlen. (Siehe Gebrauchsanweisung. Die Bezeichnung CT1 und CT2 stehen für ungepulste Übertragung. Mit gepulsten Wellen funken Geräte mit DECT-Standard.)

Besonders die modernen »gepulsten« Sender, wie wir sie bei den Mobiltelefonen des D- und E-Netzes haben, ebenso im Radar wie auch bei den digitalen (nicht analogen) schnurlosen Telefonen, können, wie Dr. Lebrecht von Klitzing herausgefunden hat, schon bei niedrigen Feldstärken, wie sie im Alltag vorkommen, die menschlichen Hirnströme verändern. Er fordert, neue Technologien erst dann auf den Markt zu bringen, wenn ihre Unbedenklichkeit feststeht. *Diese Unbedenklichkeit können bislang weder die Betreiber noch die verantwortlichen Politiker vorlegen.*

Die Fachzeitschrift Öko-Test legte im September 1994 erste Meßergebnisse in Zusammenarbeit mit der Baubiologie Maes und Hewlett Packard vor, wonach mobile Telefone mit im Hörer integrierter Antenne, sogenannte Handys, *noch in 20 bis 90 Metern Entfernung Spitzenfeldstärken* erreichen, die nach Dr. von Klitzing EEG-Veränderungen bewirken. (Die Feldstärken können durch Reflexe von Wänden, Metall u. a. schwerpunktmäßig noch erheblich verstärkt werden.) Direkt neben der Antenne, wenige Zentimeter vom telefonierenden Kopf entfernt, liegt es sogar beim Zehntausendfachen.

Trotzdem geht der Ausbau der Mobilfunknetze immer weiter. Die Zahl der Mobiltelefone wächst. Gegenwärtig in Deutschland jedes Jahr um 58%! Tausende neue Sender sind in den letzten Jahren auf Türmen, Dächern, Silos und Masten installiert worden. Viele sollen noch dazukommen. Neuerdings werden Sender sogar häufig unter Dach montiert, damit sie von der Bevölkerung nicht wahrgenommen werden können. (Endotronic liefert zur Ortung solcher Sender eine Mikrowellenpeilantenne zum Digitmeter.) Flächendeckende Versorgung nennen es die Betreiber, flächendeckende Verstrahlung die Kritiker.

Das Haus – unsere dritte Haut

Unsere erste Haut – das ist unsere Körperhaut; unsere zweite Haut – das ist unsere Kleidung; unsere dritte Haut – das ist unsere Wohn- und Arbeitsumwelt, in der wir uns mehr als $^2/_3$ der gesamten Zeit aufhalten.

Ursprünglich waren die Gebäude organische Gebilde, aus natürlichen Materialien errichtet, die weitgehend aus der Umgebung stammten. Sie gaben natürliche Schwingungen (Informationen) ab und ließen auch die Schwingungen, die uns aus der Außenwelt erreichen, ungehindert hindurch. Alle Lebewesen benötigen für ihr Wohlbefinden und ihr Gesundbleiben die Informationen der natürlichen Materialien wie auch die natürlichen elektromagnetischen Schwingungen und verschiedenen Informationen, die uns von der Erde und aus der Luft erreichen. Es ist ein neues (altes) Wissen, das sich immer mehr Bahn bricht. So kannte man in früherer Zeit noch keinen Strom, dem Experten einen sehr großen Anteil an der zunehmenden Krankheitsnot unserer Zeit zuschreiben.

Die Austrocknungszeit neuer Häuser betrug damals ungefähr 1 Jahr, oftmals auch bis zu vier Jahren, so daß das gesamte »verbaute« Wasser entweichen konnte und die Menschen in ein »trockenes« Haus einzogen.

Holzschutz nach der heutigen Methode gab es nicht, da das Holz einen gründlichen natürlichen Trocknungsprozeß durchlief. In trockenes Holz nistet sich kein Schädling ein. Häufig wurden die Bäume auch an bestimmten Tagen im Winter geschlagen, so daß es allein aufgrund des gewählten Zeitpunktes gegen Schädlingsbefall resistent war. Unsere Vorfahren wußten: bei bestimmtem Mondstand und bestimmter Konstellation geschlagen, brennt Holz auch nicht (siehe *Vom richtigen Zeitpunkt* von Johanna Paungger und Thomas Poppe).

Kunststoffe und künstlich gefertigte Baumaterialien gab es nicht, so daß ein ständiger Luftaustausch, von innen nach außen und umgekehrt, möglich war. Um Heizkosten zu sparen, sperren wir uns heute oft total von der Außenwelt ab, so daß der Wasserdampf nicht mehr entweichen kann und es zu der so schädlichen Schimmelbildung kommt. Früher wurde der Wasserdampf ohne Probleme von den natürlichen Materialien aufgenommen und wieder abgegeben (keine Schimmelbildung). Heutzutage dagegen wird durch Dampfsperren, vor allem im Dachbereich, der natürliche Luftaustausch verhindert. Auch die heute meist üblichen dicht schließenden Kunststoff-Farbanstriche, die keine Diffusion (Durchdringung) mehr zulassen, kommen einer Dampfsperre gleich.

Man kann sich zum Beispiel sehr preiswert aus 9 Worfeln (Schaufeln) weißem Kalk (der weißeste Kalk ist der Schäferkalk) und einer Worfel weißem Dyckerhoff-Zement einen sehr guten Kalkanstrich im alten Sinne für den Innen- und auch Außenbereich herstellen, der nach Antrocknung eine Leinenstruktur aufweist und sehr stabil ist. Kalk und Zement werden mit einem Elektroquirl in Wasser verrührt. Das ergibt bei einem 10-Liter-Eimer ungefähr einen $^3/_4$ Eimer mit Kalkschlemme. Dahinein gibt man einen Liter fertig mit Wasser angerührten schweren Tapetenkleister. Alles gut durchquirlen. Die Wand muß verputzt sein (ohne Tapeten). Sie muß mit schwerem Tapetenkleister (für Kunststofftapeten) vorgestrichen werden. Dieser Anstrich sollte zu dreiviertel antrocknen. Dann ein erstes Mal mit verdünnter Kalkschlemme von oben nach unten einstreichen. (Je mehr die Wand saugt, um so dünner sollte der erste Anstrich sein.) Wieder fast antrocknen lassen und noch einmal mit sattem Anstrich versehen. Wenn später Flecken ausgebessert werden sollen, erneut mit Tapetenkleister vorstreichen. Dieser Anstrich erspart sogar das Tapezieren, ist äußerst preiswert, atmungsaktiv, auffallend lange haltbar und ist für Innen- und Außenanstrich zu verwenden.

Unsere Baumaterialien – und hierzu zählt auch die Möbelherstellung – enthalten heute häufig Gifte, die in die Raumluft abgegeben werden. Die Decken und Wände sind zumeist nicht mehr offenporig, so daß die verbrauchte und schlechte Luft in den Räumen bleibt und nur durch das Öffnen der Fenster ausgetauscht wird. Auch die Fenster sind im Gegensatz zu früher so dicht hergestellt und eingebaut, daß der notwendige permanente Luftaustausch nicht mehr möglich ist. Giftstoffe, die aus Baumaterialien entweichen und unter anderem krebserregend sind, wie zum Beispiel Anilin, Benzol, Teerdämpfe, Butadien, Vinylchlorid, verschiedene chlorierte Kohlenwasserstoffe, Radon (ein radioaktiver chemischer Grundstoff) und Formaldehyd belasten und schwächen uns Tag und Nacht. Inzwischen werden Formaldehyd, Phenol und Styrol als erbgutschädigend eingestuft.

Dazu kommt das unnatürliche Raumklima, das nicht nur durch die elektrischen Leitungen und Geräte, sondern auch durch die künstlichen Materialien (besonders auch Kunststoffteppiche) völlig aus dem Gleichgewicht geraten ist. Wir sind dabei, uns durch unsere selbstgeschaffene Umwelt langsam, aber stetig zu vergiften.

Alternativen zum konventionellen Bauen gibt es viele, auch um in konventionell gebauten Häusern oder Wohnungen einiges wieder gutzumachen. Der beste und gesündeste Baustoff ist Holz in natürlichem Zustand oder mit biologischen Mitteln wie Bienenwachs oder natürlichen Holzlasuren behandelt. Holz, mit Xylamon oder Xyladekor gestrichen (heute verboten, aber noch in vielen Häusern vorhanden), ist eines der giftigsten Baumaterialien. PCP-haltige Holzschutzmittel ganz allgemein zählen zu den gefährlichsten Giften in unseren Häusern. Ein Nachteil von Holz jedoch ist, daß es sehr gut Störstrahlung aller Art durchläßt.

Ein sehr gutes Baumaterial ist Kork als Dämmaterial, als Fußboden- und Wandbelag. Bienenwachsprodukte zum Wachsen von Holz, Ziegelsteine, Kalkmörtel etc. Ausführliche Informationen über krankmachende Baustoffe und gesunde Alternativen gibt u. a. das Institut für Baubiologie und Ökologie, Neubeuern.

Pflanzen als Luftverbesserer

Untersuchungen haben ergeben, daß Holz die Formaldehydkonzentration in Räumen senkt. Ebenso können Pflanzen Gifte absorbieren. So verringern Philodendron, die Grünlilie und Clivia das schädliche Formaldehyd. Chrysanthemen sollen Lösungsmittel, wie Benzol und Toluol, aufnehmen, während Farne und Palmen alle Schadstoffe aufnehmen. Generell sind alle Pflanzen gute Luftverbesserer. Sie binden Staub, schlucken Schwefeldioxid und Kohlendioxid, geben Sauerstoff ab und wirken als natürliche Luftbefeuchter.

Gesundes Pflanzenwachstum durch »sferics«

Durch die allgemeine physikalische und chemische Verseuchung ist die Naturstrahlung in Europa inzwischen zerstört worden, so daß Bäume und Pflanzen in ihrem Wachstum eindeutig leiden, was besonders den älteren Beobachtern, die noch eine gesunde Natur vor etlichen Jahrzehnten erlebt haben, erschreckend auffällt. Überall sehen wir die zunehmende Anfälligkeit für Schädlinge und Krankheiten aller Art. Selbst die Arbeit im Biogarten wird immer schwieriger. Es gibt durch besondere Verstrahlung auch immer mehr Plätze, wo es nicht mehr richtig wachsen will bzw. wachsen kann.

Und nun möchte ich von einem Erlebnis berichten, das für mich ein kleines Wunder war. Ich besuchte einen Fachmann, der sich als Außenseiter seit mehr als 20 Jahren mit der Erforschung des Elektrosmogs befaßt. Da verstärkte Felder ihm starke körperliche Schmerzen verursachten, ging er auf die Suche nach einem Platz, wo der Elektrosmog noch nicht so stark Einzug gehalten hatte. Er fand dieses Plätzchen auf den Kanarischen Inseln im Nordwesten von Afrika auf der Westseite der Insel La Palma, die dem Atlantik zugewendet ist. Durch einen hohen Bergkamm vor den Einstrahlungen von Europa geschützt, machte er in dieser damals noch ziemlich heilen Welt mit seinem empfindlichen Gerät elektromagnetische Messungen. Er bemerkte dabei Töne, die er bei uns nicht mehr zu hören bekam. Die Töne schwangen im Äther, und sie strahlten aber auch direkt von jedem einzelnen Blatt ab, wenn er mit seiner Meßantenne die Blätter einer Pflanze berührte. Da wußte er, daß er die für uns unhörbare natürliche Schwingung alles Lebendigen gefunden hatte, das heißt, er konnte im Mikrowetterbereich die Naturstrahlung messen. Mit einer besonderen Technik nahm er diese »sferics« auf. Zu Hause nun kam er später auf die Idee zu prüfen, wie sich unsere Pflanzen dieser Naturstrahlung gegenüber verhalten würden. Er baute sich ein einfaches Gewächshaus, nach Süden mit einigen durchsichtigen Makrolonscheiben versehen, das im Winter von einem weit entfernten Ölofen ein wenig mitbeheizt wurde. Ende Oktober 1997 besichtigten Freunde und ich dieses Gewächshaus. Die Tomatenpflanzen waren üppig grün und ungefähr $2^1/_2$ Meter hoch. Dicke Bündel grüner und auch vollreifer leuchtend roter Tomaten lachten uns an. Überall waren neue Blätter zu sehen. Es war ein richtiger Urwald. Daneben wuchsen kräftige Stauden von Petersilie und Schnittlauch, ein herrlicher Oleander, der den ganzen Sommer über geblüht hat, und andere Blumen in solcher Kraft und dunkelgrünen satten Farbe, daß es für mich als begeisterte Biogärtnerin ein ganz großes Erlebnis war. Bemerkenswert war auch die außerordentlich angenehme Atmosphäre. Die Pflanzen wuchsen in einem guten Kompostboden und wurden mit gutem Wasser gegossen. Und – sie wurden Tag und Nacht mit der beschriebenen Naturschwingung »bestrahlt«. Eine kleine Solarzelle diente zur Erzeugung von Gleichstrom, denn normaler Haushaltsstrom konnte für die Tonübertragung nicht verwendet werden, da jeder Netzstrom ein enormes Spektrum von störenden technischen Schwingungen mitführt. Zu den Pflanzen und durch die Pflanzen hindurch führten einige Drähte, über die die elektrischen »sferics« gesendet wurden, die magnetischen wurden über eine Luftspule ins Erdmagnetfeld gestrahlt.

Mit dem Esmog-Handy konnten wir diese besonders beruhigenden, angenehmen Tonfolgen deutlich hören. Ich hielt die Antenne des Gerätes an die einzelnen Blätter der Tomatenpflanzen; jedes Blatt gab die gleichen Töne ab. Alles war in dieser harmonischen, beruhigenden Naturschwingung eingebettet. Man spürte, daß sich die Pflanzen – wie auch wir – rundum wohl fühlten. Da ging mir erst so richtig auf, was wir mit unserer harten Technik angerichtet haben. Unsere Bäume und Pflanzen und auch wir ringen kümmerlich um unser nacktes Überleben.

Im Sommer hatte sich herausgestellt, daß einige Pflanzen im Garten draußen aufgrund des Elektrozaunes, der vor dem Garten verlief, nicht mehr so recht wachsen wollten, trotz der üblichen optimalen Biopflege. Es wurde auch dort der Versuch gemacht, sferic-Drähte zwischen die verschiedenen Gemüsesorten zu legen. Ab da erholten sich die Pflanzen und begannen kräftig zu wachsen. Das Ergebnis durften wir dann Ende Oktober noch bestaunen. Riesige gesunde, wagenrädergroße Endivienköpfe, dicke Porreestangen, sehr große rote Bete und schönen Sellerie. Alles stark und gesund, wie ich es sonst kaum gesehen hatte.

Zu Hause habe ich dann mein Esmog-Handy an die Blätter meiner Zimmerpflanzen gehalten. Vor der Pflanze war das Anzeigegeräusch sehr schwach. Als ich aber die Blätter der Aloe, die ja in ihren Blättern viel Wasser und vermutlich Mineralien speichert, berührte, ertönte sofort ein lautes Dröhnen. Ich legte die Antenne des Meßgerätes auch an Menschen: das Dröhnen verstärkte sich ebenfalls sehr stark. Dann hielt ich die Antenne in den Wasserstrahl, der aus der Leitung kam: ein noch lauteres, scharfes Getöse. Alles, was mineralisiertes Wasser oder Metall enthält, reagiert wie eine Antenne und zieht verstärkt die elektromagnetische Strahlung des Umfeldes auf sich. Je mehr Mineralien sich in einem Wasser befinden, um so höher die Leitfähigkeit. Hält man das Esmog-Handy in destilliertes Wasser, hört man nichts.

Die Natur arbeitet mit sehr feinen aperiodischen Schwingungen. Dieser Fachmann hat die Schwingungen aufgezeichnet, wie wir es zum Beispiel vom EKG her kennen. Es gleicht da keine der anderen. Immer ist es eine neue Gestaltung, so wie keine Schneeflocke in ihrem Kristallmuster der anderen gleicht. Immer ist es eine neue Schöpfung, die den Pflanzen und Lebewesen genau die Impulse liefert, die sie zu ihrer Entwicklung in der gegenwärtigen Wettersituation benötigen. Unsere einseitig mit sehr harten, stets gleichen (periodischen) Impulsen sendende Technik überfremdet und zerstört dadurch die zarte Eigenschwingung alles Lebendigen. So wie wir Menschen schwach werden, überreizt mit nervlichen Fehlregulationen aller Art, was mit der Zeit auch körperliche Krankheiten und vor allen Dingen die Pilzentwicklung nach sich zieht, so leidet auch die Natur. Denken wir an die zunehmende Schneckenplage als Schädlinge in der Natur, die besonders stark auf stark verstrahlten Plätzen auftreten. Äußerlich mag bei oberflächlicher Betrachtung noch alles grün aussehen. Bei genauerem Hinsehen zeigt sich, daß das Blattkleid der Bäume immer schütterer wird und immer mehr kahle Zweigenden, kahle Zweige und kahle Baumspitzen zu sehen sind. Die Fehlinformationen, Störungen und Blockaden, die im Inneren der Pflanzen vorliegen, können wir jedoch nicht sehen. So geschwächte, irritierte Pflanzen können uns nicht mehr gesunde Nahrung, geschweige denn genügend Vitalstoffe liefern. Ihnen fehlt die von unserem Schöpfer dafür vorgesehene Schwingung, die jede Pflanze für ihr natürliches Wachstum mit allen kompliziertesten Vorgängen benötigt. Wie Professor Fritz A. Popp herausfand, regulieren kleinste Lichtmengen in den Zellen (also auch wieder Schwingungen) alle Lebensvorgänge. Hier, im elementarsten Bereich aller lebenden Systeme, hat der Mensch wie der Zauberlehrling eingegriffen. Er kann die Kräfte, die er entfesselte, nicht erkennen, geschweige denn sie sinnvoll zum Segen für Mensch und Umwelt lenken.

Die Behandlung mit Schwingungen

Wir arbeiten in der Naturheilkunde ja schon lange mit Geräten, die nur durch Übertragung von gesunden, harmonischen Schwingungen (und Gegenschwingungen von Krankheiten im Sinne einer Eigenblutbehandlung bzw. Einschwingen von Allergenen) Allergien und andere Erkrankungen bessern können. Genauso wie die positiven harmonisierenden Schwingungen sich auf den Menschen wohltuend auswirken und seine Heilung unterstützen, genauso verheerend und nachteilig wirken die ständig auf das empfindliche Steuerungssystem eines Lebewesens einschießenden Fremdimpulse des sogenannten Elektrosmogs.

Wie ich es in meinem Buch *Mykosen* bereits ausführlich darlege – siehe auch das kleine Buch von Günter Albert Ulmer über die Gefährlichkeit des Elektrosmogs –, ist der Mensch ein »elektrisches« Wesen. Auch unsere Nerven- und sonstigen unwillkürlichen Reaktionen laufen über feinste elektromagnetische Steuerungsimpulse ab, die nicht brutal von außen her durch naturferne Impulse Tag und Nacht überstrahlt und irritiert werden dürfen.

Die Biophotonenforschung von Professor Fritz A. Popp deckt in diesem Zusammenhang interessante Zusammenhänge über die komplizierten, ständig in uns ablaufenden feinsten Steuerungsvorgänge auf, die über Lichtsignale (Biophotonen) gesteuert werden. Unseren allgemein zu sehr dogmatisch-positivistisch ausgerichteten Wissenschaftlern ist dieses wunderbare Funktionieren alles Lebendigen anscheinend noch ein Buch mit sieben Siegeln. Andererseits gibt es inzwischen immer mehr aufgeschlossene Forscher, die wissen, daß der Mensch auf Steuerungssignale aus der Natur angewiesen ist. Die Materie, das Licht, die Farben und Töne, alles besteht aus Schwingungen bzw. sendet diese aus. Alle diese Schwingungen haben ihre von unserem Schöpfer in sie hineingelegten Aufgaben, die mit dem Wachsen und Gedeihen, vor allen Dingen auch mit dem Wohlergehen aller Lebewesen und Pflanzen aufs engste verknüpft sind. Ein großer, wichtiger Überträger von Schwingungen ist zum Beispiel das Wasser, das für unsere Gesundheit eine viel größere Bedeutung hat, als wir es uns allgemein bisher vorstellen können. Im folgenden möchte ich auf dieses wichtige Thema gründlich eingehen.

6 Lebenselixier Wasser

Wasser als Informationslieferant

Die Schwingungsübertragung (Informationsübertragung) des Wassers erwähnte ich bereits ausführlich in meinem Buch *Mykosen*. Ein Samenkorn kann jahrzehntelang, ja, wie wir aus Funden in den Pyramiden wissen, jahrtausendelang aufbewahrt werden. Es geschieht nichts. Kommt aber das Wasser mit seinen darin gespeicherten Informationen hinzu, so beginnt das Samenkorn zu reagieren; es beginnt zu leben. Je mehr Informationen ein Wasser hat, das heißt, je lebendiger und gesünder es ist, um so schneller erfolgt die Keimung – es tritt auch eine deutliche Vitalstoffanreicherung der Pflanzen ein –, wie dies so frappierend in dem Buch *Auf der Spur des Wasserrätsels* von Hans Kronenberger und Siegbert Lattacher beschrieben wird. Der Mensch ist, wie alle anderen Lebewesen auch, dringend auf die natürlichen elektromagnetischen Schwingungen, die uns aus dem Kosmos erreichen und die das Medium Wasser für uns speichert, angewiesen. Ebenso benötigt er auch die Einflüsse eines natürlichen Wetters, das wir in Europa schon kaum mehr kennen.
Alles Leben auf der Erde hängt von diesen subtilen Steuerungsimpulsen ab, ebenso auch von der gesunden, so sehr aufladenden Lebensstrahlung aus dem Kosmos (der Orgonstrahlung, siehe im Buch *Mykosen,* Seite 203), die durch Radioaktivität und den Elektrosmog erheblich gestört und verringert wird.
Wir erleben die Einflüsse aus dem Kosmos auf unserem Pla-

neten. Viele ist dabei noch ungeklärt. So nimmt man an, daß zum Beispiel Ebbe und Flut vom Mond gesteuert werden. Wie einleuchtend in den Offenbarungen durch Jakob Lorber erklärt wird, hängen Ebbe und Flut jedoch von der Atmung der Erde ab (*Erde und Mond*, Kapitel »Lunge und Atmung der Erde«), denn keine noch so starke Magnetkraft des Mondes könnte den Wasserspiegel der Erdmeere verändern. Der Mond zeigt an, wann Ebbe und Flut ist, er bewirkt aber nicht, daß Ebbe und Flut eintreten. Der Erdkörper selbst hebt und senkt sich unmerklich durch das Einsaugen und Ausströmen von Luft.

Der Mond und die Gestirne sind Anzeiger der wirkenden Naturkräfte, die auch auf das Wachstum der Pflanzen einwirken, so daß es inzwischen sehr gute Aussaatkalender (z. B. von Norbert Kaschl oder Maria Thun) gibt, die uns nach dem Planeten- und Mondstand genau die für die verschiedenen Pflanzenarten günstigen und ungünstigen Saat- und Pflanztage zeigen. Durch genaue Beobachtung der Natur wußten unsere Vorfahren von diesen vielfältigen natürlichen Einflüssen, die sich in der Konstellation der Planeten und des Mondes zeigen, sehr viel mehr als wir heutigen modernen Menschen. Im Buch *Vom richtigen Zeitpunkt* von Johanna Paungger und Thomas Poppe sind diese nützlichen Erfahrungen gesammelt.

Deswegen halte ich die Wasserbelebung für außerordentlich wichtig. Wir bekommen über das belebte Wasser wieder einen großen Teil der inzwischen immer mehr verfremdeten bzw. fehlenden natürlichen Schwingungen (Informationen = Steuerungsimpulse), die wir zum Leben benötigen.

Das Lebenselixier Wasser

Das Buch von Olof Alexandersson »Lebendes Wasser«, der eingehend und in verständlicher Form die zukunftsweisenden Erkenntnisse Viktor Schaubergers beschreibt, hat mir die tieferen Zusammenhänge dafür eröffnet, warum eine optimale Wasserqualität so wichtig für unsere Gesundheit ist.

Unser Körper – und das gilt für fast alle Lebewesen und auch die Erde selbst – besteht zu einem großen Teil aus Wasser. Ist dieses gut, so erhalten wir allein durch die tägliche Wasseraufnahme eine starke, uns schützende Kraft, die für die Erhaltung unserer Gesundheit sehr nötig ist. Ist dieses Wasser aber selbst krank, schwach und geschädigt, so wird es für uns zu einem ernsten Belastungsfaktor.

Viktor Schauberger erlebte in seinen jüngeren Jahren – er betreute als Förster ein von Menschenhand noch gänzlich unberührtes Waldgebiet – eine Natur, die noch völlig in der gottgewollten Ordnung stand. Wir kennen heute solche Urwälder nicht mehr.

Seine ausgezeichnete Beobachtungsgabe und außergewöhnliche Intuition ließen ihn die tieferen Zusammenhänge der Selbstregulation in der Natur auf vielen Gebieten erkennen. So erkannte er auch die besonderen Kräfte und Gesetze, die dem gesunden Wasser innewohnen, welche den Erfahrungen der bisherigen Wassertechnik so gründlich widersprachen, daß er sich sein Leben lang, besonders auch durch seine aufsehenerregenden Erfolge, großen Anfeindungen ausgesetzt sah.

Sein Leitsatz war, daß wir die Natur beobachten und die erkannten Gesetze auch für unser Leben und unsere Energiegewinnung etc. übernehmen sollten. Bisher habe der Mensch sich angemaßt, die Natur zu korrigieren, anstatt sie zuerst zu »kapieren«, um sie dann zu »kopieren«. Würde uns die Natur nicht bald zur Lehrmeisterin werden, würden wir unsere Umwelt und vor allen Dingen auch das Wasser, unsere Wälder und die Fruchtbarkeit der Erde zerstören.

1935 bereits prophezeite er, daß eine Flasche reines Wasser

bald mehr kosten würde als eine Flasche Wein. Inzwischen ist diese Prophezeiung eingetroffen.

Auch für die Technik allgemein postulierte er etwas ganz Unerhörtes, das unser bisheriges Denken ins Wanken bringt. Sein Leitsatz lautet (*Lebendes Wasser,* S. 14):

> »Unsere heutige Technik verwendet eine falsche Art der Bewegung. In ihren Maschinen führt sie die Medien wie Luft, Wasser oder Gase etc. in eine Bewegungsform, die die Natur nur dann anwendet, wenn sie verbrauchte Formen abbauen und auflösen möchte. Für jeden Aufbau verwendet die Natur eine andere Art der Bewegung. Wenn die Technik nur die auflösende Bewegung anwendet, wird sie eine Todestechnik, denn dadurch wird dieser lebensfeindliche Effekt auf alle Gebiete der Natur ausgedehnt.«

Für Viktor Schauberger war unsere heute so hoch angesehene Technik ein Selbstbetrug. Er warnte davor, auf diesem Weg weiterzumachen.

Von jeher galt sein besonderes Interesse dem Wasser. Besonders das Wasser, als Träger jeglicher Entwicklung, werde falsch behandelt. Die gegenwärtigen hydrotechnischen Anlagen, zum Beispiel auch die Wasserleitungen aus Metall, Kraftwerksbauten sowie Waldschlägerungen würden das Wasser zerstören. Wasser sei nicht nur das chemische Element H_2O, das man behandeln könne, als ob es tot wäre. Es sei »ein eigener, lebendiger Organismus mit eigenen Gesetzen, die vom Menschen zu respektieren sind«. Bereits die Waldschlägerungen (totaler Kahlschlag) würden tiefgreifend die Wasserläufe beeinträchtigen. Ihnen fehlt der Schatten, der das Wasser kühl hält. Das gewärmte Wasser wird kraftlos und träge; es verliert seine Kraft zur Selbstregulierung.

Gesunde Gewässer, wie sie Viktor Schauberger noch erleben durfte, traten nie über ihre Ufer. Durch die dem gesunden Wasser innewohnende Kraft hielten sie ihr Bett von Schlamm und Geröll selbst frei. Dies änderte sich, sobald der Wald geschlagen wurde. Die Bäche reagierten als erste. Sie wurden zu Wildbächen. Das Wasser konnte seine Läufe nicht mehr sauberhalten. Schutt und Schlamm lagerten sich ab, was wiederum den Wasserlauf staute und schließlich zu Überschwemmungen führte. Auch begannen die Quellen zu versiegen. Der Grundwasserspiegel sank im weiten Umkreis eines solchen Kahlschlages. Schließlich verschwanden auch die Bäche selbst, um nur im Frühjahr zu einem gefährlichen, reißenden Strom anzuwachsen. Um das Wasser zu hindern, über seine Ufer zu treten, begann man die Bäche und Flüsse in Stein und Beton einzuzwängen. Viktor Schauberger erhob warnend seine Stimme. Er sagte, daß man daran gehen müsse, dem Wasser die Gelegenheit zu geben, sich wieder selbst zu regulieren: »Man reguliert einen Wasserlauf nie von seinen Ufern aus, sondern von innen her, vom fließenden Medium selber.« So bot er sich damals an, den Rhein um 4–5 m in die Tiefe zu verlegen. Dieses sei nur durch die Regulierung der Wassertemperatur und durch Steuerungselemente zu lösen, die das Wasser in eine Spiralbewegung in die Mitte des Stromes steuern. Durch die schraubenförmig-spiralige Eindrehung der Wassermassen zur Mitte hin würde eine starke Selbstreinigung des Flußbettes stattfinden. Dies würde nur einen Bruchteil der Kosten verursachen, die die üblichen Flußkorrekturen sonst verschlingen. Er wollte eine Bezahlung seiner Arbeiten erst dann entgegennehmen, wenn es ihm gelungen sei, das Rheinbett um rund zwei Meter abzusenken. Aber niemand nahm von seinem Anerbieten Notiz.

Der *volle* Wasserkreislauf nach Viktor Schauberger

Auch maß Schauberger dem *vollen* Wasserkreislauf eine große Bedeutung bei, da dieser mit der Grundwasserbildung, dem Grundwasserspiegel wie auch mit der Fruchtbarkeit der Erde zusammenhängt. Beim vollen Wasserkreislauf bewegt sich das Wasser von der Erde zur Atmosphäre und zurück zur Erde. Durch den kühlenden Effekt des grünen Pflanzenkleides sinkt es tief in die Erde ein, sättigt sich dort in der Tiefe mit Mineralien und Nährstoffen, wird erwärmt und steigt, zum Teil in Dampfform, wieder hoch. Dabei werden die Mineralien und Nährstoffe in den Wurzelbereich der Pflanzen gebracht.

Dieser »volle« Wasserkreislauf kann sich nur dort abspielen, wo noch eine intakte grüne Pflanzenwelt vorhanden ist. Beim halben Kreislauf findet der beschriebene Nährstofftransport nicht statt. Bei fehlender Vegetation, wie z. B. bei einem Kahlschlag, wird die Oberfläche der Erde aufgewärmt. Sie ist daher oft wärmer als der Niederschlag, so daß dieser nicht in den Boden eindringen kann. Das Wasser läuft auf der Bodenoberfläche schnell ab bzw. verdunstet oberflächlich rasch in der warmen Erde, ohne daß es die Nährstoffe aus der Tiefe nach oben bringen konnte.

In dem erwähnten Buch *Lebendes Wasser* von Olof Alexandersson wird genau beschrieben, daß nur eine üppige Vegetation, besonders auch Bäume, das Grundwasser heraufzieht: »Fehlt das grüne Pflanzenkleid und stirbt der Wald, so wird der Grundwasserspiegel immer mehr zurückgehen, wie wir es heute bereits erleben.«

Schauberger warnte davor, Tiefenwasser (Grundwasser) als Getränk zu verwenden. Es würde der Gesundheit, auf lange

Sicht gesehen, nicht dienlich sein. Er war der Meinung, daß das Wasser im Inneren der Erde *reifen* müsse. Es müsse Zeit haben, sich mit den vielfältigen Mineralien und Energien zu sättigen. Das gesündeste Wasser sei das, das als Quelle von allein ans Tageslicht träte.

Gesundes Wasser – das »Blut der Erde«

Viktor Schauberger begann, das Wasser als »das Blut der Erde« zu sehen. Er erkannte, daß es wichtig ist, einer zutage tretenden Quelle ein kühles Dach (Steinplatte) zu geben. Eine Quelle, der man die Überdachung nahm, versiegte, um erneut zu fließen, nachdem man ihr wieder ein schützendes Dach gegeben hatte. Für Schauberger hat das Wasser seine günstigste Temperatur bei + 4 °C, mit der auch eine Quelle ans Tageslicht tritt.

Er erkannte, daß der beschattende Baumbestand an Flüssen und Bächen eine außerordentlich wichtige Bedeutung für die Gesundheit des Wassers hat. Je kühler ein Wasser, um so energiereicher ist es, und um so besser kann es sein Bett von Schlamm und Geröll sauberhalten, so daß es nicht zu Überschwemmungen kommen kann. Auch muß es sich ständig bewegen können. Aus diesem Grund fließen die Flüsse nicht in einer gerade verlaufenden Linie – denken wir an unsere kurzsichtigen Flußbegradigungen –, sondern formen selbst ihre Betten mit natürlichen, grün bewachsenen, schattenspendenden Ufern in großen gegenläufigen Schwüngen (Mäandern).

Durch seine Beobachtungen, daß die Tragkraft des Wassers dann am größten war, wenn die Nächte – und dies ganz besonders zur Vollmondzeit – kalt und klar waren, gelang es ihm, in einer Nacht – was allgemein für unmöglich erklärt wurde – große Mengen Holz in einem kleinen Bach über eine weite Entfernung ins Tal zu befördern. Damit begann sein

Ruf als »Wasserzauberer«. Später wurde er weltweit Fachmann für große Holzschwemmanlagen, deren Funktionieren den Experten bis heute ein Rätsel blieb.

Viktor Schauberger entdeckte eine starke Energie im Wasser, die die Forellen ausnutzen, um gegen den Strom zu schwimmen und selbst höchste Wasserfälle »hinaufzufliegen«. Er nannte diese bisher noch nicht erkannte Kraft, mit der die Natur allenthalben arbeitet, »Implosion«, die spiralige, nach innen gerichtete Bewegung, die, ohne irgendwelchen Abfall zu erzeugen, starke positive Energien aufbaut. Wir verwenden bisher nur die zerstörerischen, nach außen gerichteten Kräfte der »Explosion« für unsere Energiegewinnung, deren Verbrennungsgifte und Abfälle immer mehr zu einer Bedrohung für alles Leben auf der Erde werden. Uns bleibt es überlassen, daß wir uns weiter in diese Geheimnisse der natürlichen, sauberen Energiegewinnung vertiefen. Dafür brauchen wir Forscher, wie Viktor Schauberger einer war, die noch die Fähigkeit haben, aus innerem Schauen heraus die tieferen Zusammenhänge in der Schöpfung zu erkennen.

Ihm lag ganz besonders die Pflege und Gesunderhaltung des Wassers als dem »Blut der Erde« am Herzen, von dem unser aller Leben und Wohlergehen abhängt. Als Vermächtnis ruft Viktor Schauberger uns zu:

> »Nur die Natur kann und darf unsere große Lehrmeisterin sein. Wollen wir an Geist und Körper wieder gesunden, so dürfen wir uns nicht nur auf mechanische oder hydraulische Nebenerscheinungen stützen, sondern müssen in erster Linie dafür Sorge tragen, die großen gesetzmäßigen Vorgänge zu ergründen, wie und auf welche Art und Weise Mutter Erde ihr Blut, das Wasser, bereitet und den Verbrauchsorten zuführt. Haben wir dieses Geheimnis gelüftet

und ahmen wir getreulich nach, was durch Jahrmillionen erprobt ist, dann sind wir unfehlbar, und dann erst können wir sinngemäß in das große Lebenswerk der Natur eingreifen und im Übermaß die besten und edelsten Früchte ernten, die Mutter Erde in unzähligen Variationen mit Hilfe eines gesunden Blutes aufbaut und enthält.«

Johann Grander – Naturforscher und Erfinder

Ebenso wie Viktor Schauberger hat sich auch der sehr zurückgezogen lebende Tiroler Johann Grander dem Lebenselixier Wasser verschrieben. Große Liebe zu und Achtung vor der Schöpfung und ihrem Schöpfer sowie die Gabe – ebenso wie Viktor Schauberger –, die inneren, tieferen Zusammenhänge in der Natur zu erfassen, ließen ihn zu ganz neuen Erkenntnissen auch bezüglich des inzwischen so sehr geschädigten Wassers kommen. »Ohne Wasser kein Leben.« Oder, wie wir es inzwischen überall erleben: »Mit krankem Wasser krankes Leben.«

Wasser ist der große Schlüssel für ein gesundes Leben und die Fruchtbarkeit der Erde, wie wir bereits durch Viktor Schauberger hörten. Es ist viel mehr, als die Wissenschaft bis heute entdecken konnte. Wasser sprengt in seinem Verhalten alle von der Wissenschaft festgelegten Gesetze, da es sich nach eigenen Gesetzen verhält. Es kann sich den Umweltveränderungen anpassen, also wie ein Lebewesen reagieren, so daß wir sagen können: Wasser ist etwas Lebendiges. Gesundes Wasser hat stets das Bestreben, alles Wasser, mit dem es in Berührung kommt, in seine eigene, höhere Ordnung zu bringen.

Ich empfinde das von Viktor Schauberger beschriebene gesunde »reife« Quellwasser wie einen von unserem Schöpfer für uns vorgesehenen »Heilsbringer«, der uns neben den dringend benötigten Informationen aller Schwingungen, die er festhält – man sagt, jedes Quellwasser trägt den Magnetismus seines Ortes in sich – auch feinste mineralische Stoffe und Spurenelemente aus dem Inneren der Erde bringt. (Wir haben ein derart kostbares Quellwasser zum Beispiel in dem Original-Grander-Wasser aus der Stephaniequelle, die im Bergwerk von Johann Grander entspringt, wobei – erst durch die Grandertechnologie – die Kraft des Wassers derart verstärkt wird, daß nur wenige Tropfen genügen, um ein geschädigtes Wasser zu verbessern.)

Seit Jahrtausenden haben sich die Flüsse, solange sie noch ihre natürliche Lebendigkeit hatten, von allen in sie geleiteten Verunreinigungen selbst reinigen können. Diesem Prinzip der Selbstreinigungsfähigkeit ist Johann Grander nachgegangen. Durch welche Kräfte wird diese Fähigkeit bewirkt?

Er entdeckte bei einigen (leider nur noch sehr wenigen) ganz besonders guten Heilwässern, wozu auch das Wasser von Lourdes zählt, bei 6–7000facher Vergrößerung im Lichtmikroskop kleinste Körperchen – Fachleute bezeichnen diese als »Bionen« –, die sich mit großer Geschwindigkeit durch alle Ebenen eines Wassertropfens bewegen. Durch jahrzehntelange Beobachtungen und Forschungen gelang es ihm, durch die von ihm entwickelte Wasserbelebung diese einem optimal gesunden Quellwasser zugehörigen Energiekörperchen (Bionen) auch in unser energetisch totes Leitungswasser zu bringen. Diese kleinsten Körperchen scheinen es zu sein, denen die Reinigung und Gesunderhaltung des Wassers obliegt.

Wie Johann Grander in seinem Lichtmikroskop sehen konnte, gibt das gesunde, lebendige Wasser nicht nur über direkte Berührung (Vermischung), sondern auch über den energetischen Weg der Resonanz (also ohne direkte Vermischung, nur über eine Art »Funkkontakt«) seine Informationen und seine molekulare Anordnung dem vorbeiströmenden geschädigten Leitungswasser weiter, das sich sofort anders zu formieren beginnt und – wie sensible Menschen immer wieder bestätigen – dann auch frischer und besser schmeckt. (Über entsprechende Resonanzphänomene wird auch in dem Buch *Auf der Spur des Wasserrätsels* sehr interessant berichtet.) Man weiß heute, daß gesundes Wasser seine Moleküle in großen Familien von 300 bis 400 Wassermolekülen – Cluster genannt – zusammenschließt. Je gesünder ein Wasser, um so höher ist seine Ordnung.

Das Ziel Johann Granders ist es, einem Wasser, das durch äußere Umstände wie Rohrdruck, geradlinige Führung, Chemikalien- und Schwermetalleintrag geschädigt wurde, weitestgehend seine ursprüngliche natürliche Energie und Information zurückzugeben. Eine Schädigung des Wassers setzt er gleich mit einem Schwingungs- und damit Informationsverlust. Alles Lebendige benötigt jedoch für die Steuerung aller Lebensvorgänge diese Schwingungen = Informationen. Besonders ist zum Beispiel auch der Keimvorgang der Samen auf diese Informationen angewiesen. Ohne diese regt sich kein Leben in den Samen. Je gesünder ein Wasser, desto schneller erfolgt die Keimung.

Viele Jahre bevor er sich mit der Wasserbelebung beschäftigte, befaßte sich Johann Grander gründlich mit der Erforschung der Magnetenergie. Es fing alles an mit einer Gelenkentzündung, bei der die ärztliche Behandlung keinen Erfolg brachte. Er erinnerte sich, was ihm sein Vater über die heilende Kraft des Magnetismus erzählt hatte, und so baute er sich selbst einen »Massageroller«, der ähnlich einem Fahrraddynamo beim Rollen körperverwandte elektromagnetische Energie an den Körper abgibt. Damit heilte er seine Gelenkentzündung. (Diese Massageroller ist heute über die UVO zu erhalten.) Er experimentierte weiter mit den verschiedenen natürlichen Magnetismen, so daß er sich ein großes Wissen in dieser Richtung erwarb. Später gelang es ihm auch, einen größeren Motor wie auch einen Generator (Energieerzeuger) mit dieser in der Natur im Sinne der Implosion* vorhandenen Energie zu betreiben, ohne daß hierbei auch nur die geringsten umweltschädigenden Verbrennungsgifte oder -gase erzeugt wurden. Als er seinen Motor seinerzeit in Österreich patentieren lassen wollte, hieß es, »neuheitsschädigende Produkte (das heißt industrieschädigende Produkte) könnten nicht patentiert werden«. So beschäftigte er sich nicht mehr weiter mit der Entwicklung dieser Magnetmotoren, »da die Zeit hierfür noch nicht reif« sei. Durch »Zufall« wurde er dann zum »Energiewasser« geführt, als er sich aufgrund seines Verschleißes an Batterien selbst eine Wasserbatterie bauen wollte. Es begann damit, daß er sah, wie ein kleines Kätzchen ganz begierig das Energiewasser, das er für seine Wasserbatterien mit hohen Schwingungen versehen hatte, trank. Da Katzen ein sehr feines Gespür für gesundes Wasser haben, war dies für ihn ein Fingerzeig, weiter mit Wasser zu experimentieren. Nach vielen Jahren gelang es ihm unter Verwendung eines besonders dafür ausgelegten Magnetgenerators (siehe die Broschüre »Johann Grander – Naturforscher und [Er]Finder«), »die natürlichen Lebenskräfte (Lichtschwingungen) konzentriert ins Wasser zu bringen«. Es handelt sich hierbei nicht um die allgemein bekannte Magnetenergie des Eisens (Ferromagnetismus) oder um herkömmliche Energien wie Strom aus der Steckdose, sondern im wahrsten Sinn des Wortes um Naturenergien, bestehend aus Lichtschwingun-

---

* Implosion: durch äußeren Überdruck eingedrückt und zertrümmert werden, hier: Nutzung des Schwerkraftmagnetismus

gen. Dies sind hochfrequente natürliche Energien, die man auch bei hoher Leistung anfassen kann, ohne einen Stromunfall zu erleiden.

Die Wasserbelebung nach Johann Grander

Die »Wasserbelebung« nach Johann Grander kann man als Übertragung von Schwingungen auf das geschädigte Wasser verstehen. Durch diese Informationsübertragung erhält das Wasser selbst und über das Wasser auch jedes Lebewesen die Möglichkeit, seine eigene Selbstreinigungs- und Widerstandskraft wiederaufzubauen und das innere Gleichgewicht, die innere Ordnung wiederherzustellen.

Wie ich es verstanden habe, arbeiten die Wasserbelebungsgeräte über ein zweifaches Prinzip. Einmal sind darin Kammern enthalten, mit einem Konzentrat aus bestem, hochenergetisiertem Quellwasser gefüllt, enthalten, die ihre höhere Clusteranordnung und Energie dem vorbeiströmenden Leitungswasser auf dem Weg der Resonanz (Informationsübertragung) vermitteln. Zum anderen wird der Wasserlauf in den Wasserbelebungsgeräten so geführt, daß eine Einwirbelung des Wassers im Sinn der Implosion stattfindet. Diese »Wasserbelebung« ist so wirksam, daß, nachdem Leitungswasser ein Wasserbelebungsgerät durchlaufen hat, die Bionen auch im Leitungswasser nachweisbar sind. Leitungswasser kann die Schwingungen deswegen aufnehmen, weil es selbst energielos ist und das Konzentrat sehr hoch schwingt. (Selbst sogenannte Heilwasser, die von Natur aus eine hohe und gute Schwingung haben, erfahren eine Verbesserung, da das Konzentrat noch höher schwingt.) Erst dadurch wird auch die Löschung der Schadstoffinformation des geschädigten Leitungswassers, wie Wolfgang Ludwig dies mit einem Spektrometer messen kann, möglich.

Durch die Begradigung der Flüsse, auch durch Elektrosmog und radioaktive Verstrahlung des Regens, des Nebels und aller Wasserläufe – wir wissen ja, daß gerade Wasser ein guter Leiter für Elektrizität ist – werden die Bionen, wie ich vermute, allgemein in ihrer Lebenskraft so geschwächt, daß sie ihre Aufgabe als Energielieferanten und Regulatoren für alles Leben immer weniger wahrnehmen können. Diese kleinsten Teilchen scheinen tatsächlich die Regulatoren des Lebens zu sein.

Das Wasser ist für die Gesundheit sämtlicher Lebewesen und Pflanzen von größerer Bedeutung, als wir uns bisher träumen ließen. Somit hat auch die Schädigung des Wassers einen größeren Anteil an dem allgemeinen gesundheitlichen Niedergang von Menschen, Tieren und Pflanzen, als wir allgemein erkennen und für möglich halten.

Ich betrachte es als ganz großes Glück, daß wir durch die Wasserbelebung zumindest die Schädigung unseres Leitungswassers im persönlichen Bereich zu einem wesentlichen Teil wieder aufheben können. Die Belebung wirkt so stark, daß sie trotz Kochen, Destillieren etc. im Wasser erhalten bleibt und das belebte Wasser bei seinem weiteren Lauf durch den Abwasserkanal, Kläranlagen etc. seine belebenden Impulse an das kranke, geschädigte Wasser, mit dem es dann zusammentrifft, weitergeben kann.

Es wäre sehr zu wünschen, daß sich auch bald die Wasserwerke mit der Wasserbelebung befassen, denn ein einmal belebtes Wasser ist so stark, daß es auch nach Durchlaufen von Rohrleitungen nicht mehr abgeladen werden kann. Ebenso wertvoll wäre es auch für alle Schwimm- und Thermalbäder, für alle Kurheime, die mit Kneippbehandlungen oder Dauer-

130

brause etc. arbeiten. Die großen wahrhaft aufsehenerregenden Erfolge Pfarrer Kneipps waren nur durch den Einsatz des *lebendigen* Wassers möglich, über das man damals noch verfügte.

Wirkungsweisen des belebten Wassers

Wie ich selbst an Blutaufnahmen aus dem BHS-Labor sehen konnte, hat das Wasser eine große verbessernde Kraft auf unser Blut. Nach 14tägigem Trinken von belebtem Wasser waren die Schimmelpilze – sie wachsen direkt aus den Blutkörperchen heraus – in die kristalline Auflösungsform übergegangen (Fotos siehe in meinem Buch *Mykosen*). Die frei im Blut schwebenden Candida-Pilze hatten sich dagegen durch den anfallenden Pilzmüll »aggressiv vermehrt«. Nach weiteren $1\frac{1}{2}$ Monaten Trinken von und täglichem Baden in belebtem Wasser, wobei ich das Sanomag-Entstörungsgerät mit Wasserschlauch von Grander unter dem Bett hatte, waren die Pilze in meinem Blut zum ersten Mal nicht mehr wuchsaktiv erhöht, sondern »reaktionslos« und »regressiv«.

Die keimhemmende Kraft des belebten Wassers zeigte mir auch das folgende Erlebnis. Im Sommer hatte ich grüne Brennesseln und Beinwellblätter verjaucht, um den Garten damit zu gießen. (Ich wußte zu dem Zeitpunkt noch nicht, daß man zur Bereitung einer Brennesseljauche nur *getrocknete* Blätter verwenden darf, weil sonst Eiweißfäulnis entsteht, die dem Bodenleben nicht nur nicht gut tut, sondern ihm – wie alle Fäulnis – *sehr* schadet.) Dieser Jauchekübel begann fürchterlich zu stinken. Ich überlegte, wie ich diesen Gestank so schnell wie möglich ausschalten könnte. Die Wirkung von eingestreutem Steinmehl würde vermutlich zu lange auf sich warten lassen. Da kam ich auf die Idee, ein Glas belebtes Leitungswasser in den Kübel zu schütten. Bereits am nächsten

Tag war der penetrante Geruch verschwunden. Der Geruch der Jauche war vollkommen neutral. Dieses Erlebnis zeigte mir ganz deutlich die ordnende Kraft des belebten Wassers auf Fäulnismikroben. Wie ich in meinem Buch *Mykosen* darlege, scheinen es die Bionen im Wasser zu sein, die – gleich den Endobionten in unserem Blut – in der Lage sind, Bakterien und Pilze zur Auflösung zu bringen bzw. zurückzudrängen. Aus demselben Grund ist ja auch der Grander-Güllebeleber (das Plocher-Quarzmehl bringt eine ähnliche Wirkung) für die Jauchegrube so wichtig. Näheres zum so wichtigen Thema Gülleverbesserung in meinem Buch *Mykosen*.

Inzwischen erzählte mir ein Freund noch ein weiteres wichtiges Erlebnis. Er hatte bereits eine Woche lang in einer Glasvase Blumen stehen. Das Wasser war nicht mehr klar, sondern bereits grünlich. Ich hatte ihm geraten, nach seiner Amalgamsanierung zur besseren Entgiftung seines Blutes zusätzlich zu dem belebten Wasser noch das stark magnetisierte Original-Grander-Wasser zu sich zu nehmen. So gab er in sein zum Trinken und Kochen verwendetes Wasser, das er mit einem Grander-Stab belebte, noch wenige Tropfen dieses kostbaren Wassers. Als er nun das unklare, schleimige Blumenwasser sah, kam er auf die Idee, in dieses schlechte, faulende Wasser einen Schuß seiner guten Wassermischung zu geben. Er sagte mir, er habe seinen Augen nicht getraut: nach 2 Tagen war das Blumenwasser wieder durchsichtig und klar. Auch in diesem Fall wurden durch die ordnende Kraft des Wassers die Fäulniserreger zurückgedrängt.

Durch meine häufige Nachtarbeit am Computer und anstrengende Arbeit am Tag – ich kann am besten in den frühen Morgenstunden an einem Buch schreiben – war ich plötzlich wieder sehr erschöpft. Da besuchte mich ein Freund aus Südtirol, der mir von seinen guten Erfahrungen mit dem Original-Grander-Wasser berichtete. Er riet mir, eine Zeitlang 3 x täglich ein Likörglas dieses besonderen Wassers zu mir zu nehmen. (Wer sich an das belebte Wasser noch nicht gewöhnt hat, sollte sehr langsam mit 3 x 1 Teelöffel beginnen, damit nicht zuviel an Reinigung in Gang kommt.) Er schenkte mir eine Flasche, und ich begann sofort, das Wasser zu trinken. Ganz eindeutig erlebte ich, wie meine Kraft zurückkam. Auch wurde ich innerlich sehr froh und summte und sang, wo es nur möglich war. Genauso wie die Fäulnis in dem Blumenwasser oder in dem Brennesseljauchekübel zurückging, so war es mir auch, als würde mein Blut von schlechten Stoffen befreit, was dieses Wohlgefühl und den Kraftzuwachs verursachte.

Die Wasserbelebung in technischen Betrieben

Eine weitere Bestätigung, daß das belebte Wasser Mikroben zurückdrängt, habe ich dem bereits erwähnten Buch *Auf der Spur des Wasserrätsels* von Hans Kronenberger entnehmen können. Dort wird ein technischer Betrieb (Süßwarenproduzent) beschrieben, der, nachdem die Wasserbelebung in einer der Kühlwasserleitungen eingebaut war, nach vier Tagen mit den Chemikalienzusätzen aufhören konnte – man mußte drei verschiedene Chemikalien einsetzen –, was inzwischen zu großen Ersparnissen geführt hat. Die bisher aufgetretenen Schleimbakterien, deren Entfernung aus den Sieben viele Arbeitsstunden in Anspruch nahm, waren nach einiger Zeit gänzlich verschwunden. Auch reinigten sich in der ersten Zeit nach Einbau der Wasserbelebung die Rohre von Rost und Kalkanteilen und blieben von da an frei von Inkrustierungen. Auch hört man immer wieder, daß Neurodermitis-Kinder ihr Leiden verlieren, nachdem die Wasserbelebung eingebaut ist.

Bei der Neurodermitis scheint es sich um eine starke Über-säuerung (ausgelöst durch zuviel Elektrosmog, wie auch durch Silofutterkuhmilchprodukte, Zucker und Weißmehl) zu handeln, die die Entstehung der Blutpilze begünstigt. Die dadurch im Blut anfallenden Gifte wollen dann vermehrt über die Haut heraus. Ich kann mir den Rückgang der Neuro-dermitiserscheinungen nur so erklären, daß die Pilze und ihre Toxinausscheidungen im Blut zurückgedrängt und alle son-stigen Funktionen des Körpers, besonders auch die Nieren-ausscheidung, durch das belebte Wasser verbessert werden.

Der Autor des oben erwähnten Buches hat inzwischen einen sehr guten Videofilm über die Grander-Wasserbelebung ge-dreht, der bereits mehrmals im Fernsehen lief. Darin wird von sehr interessanten Dingen u. a. auch von den neuesten wis-senschaftlichen Untersuchungen berichtet.

Interessantes aus dem Bereich der Pflanzen

Ich hörte von Freunden, daß nach dem Einbau der Wasserbe-lebung ihre Pflanzen sehr stark ausgetrieben und sich viele neue Blätter gebildet haben. Das helle Rosa der Blüten eines Fleißigen Lieschens habe sich in ein kräftigeres Rosa ver-wandelt. Auch haben die rosafarbenen Blütenblätter plötzlich einen dunkelrosa Rand bekommen, was sehr schön aussieht. Im Sommer des Jahres 1995 erlebte sich selbst etwas Ver-blüffendes. Morgens pflückte ich bei meiner Schneckenjagd Pflücksalat, den ich im Garten versehentlich liegenließ. Am Mittag waren die Blätter durch und durch welk; ich wollte sie auf den Kompost werfen. Da kam mir die Idee, doch einmal die Kraft der Wasserbelebung zu prüfen. Ich holte mir unbe-lebtes Wasser vom Nachbarn und legte je einen Teil in belebt-es Leitungswasser und einen Teil in unbelebtes. Der Salat war so schlaff und welk, daß ich nichts mehr erhoffte. Nach

1$^1/_2$ Stunden traute ich meinen Augen nicht. In der Schüssel mit dem belebten Wasser wölbte sich der Salat saftig grün und glänzend hoch auf. Die gerade hochgehaltenen Blätter standen aufrecht; sie waren sehr fest, richtig knackig. (Sie hielten auch noch mehrere Tage im Kühlschrank.) Der andere Salat, den ich in normales Leitungswasser gelegt hatte, verbesserte sich nur wenig und hing schlaff herunter, als ich ihn aufrecht hielt.

Ich zitiere noch einmal aus dem Buch *Auf der Spur des Wasserrätsels* und lasse den Salzburger Biolandwirt Johann Feldinger zu Wort kommen. Er betreibt eine Salatkressezucht, für die er nur noch belebtes Wasser verwendet: »Durch das Wasserbelebungsgerät keimt die Kresse viel schneller als bei normalem Wasser. (Wir wissen, daß der Keimungsvorgang die Information des Wassers benötigt. Bessere Informationen = schnellere Keimung.) In sechs bis sieben Tagen ist die Kresse im Winter fertig, wofür sie sonst 10 Tage brauchte. Die Kresse wird viel stärker und dunkler, hat einen kräftigeren Geschmack und läßt sich dadurch auch besser verkaufen. Ich habe die Kresse auf ihre Vitalstoffqualität untersuchen lassen. Da ist ein gewaltiger Unterschied zur sonst üblichen festgestellt worden.« (Laut einem Gutachten eines öffentlich bestellten und vereidigten Sachverständigen des Hessischen Landesamtes für Ernährung, Landwirtschaft und Landesentwicklung, Kassel.)

Leider kann ich auf die vielen interessanten Dinge, die in dem Buch *Auf der Spur des Wasserrätsels* beschrieben sind, nicht näher eingehen. Es geht über die Belebung eines total veralgten Fischteiches, in dem die Fische starben und der nach der Belebung fast Trinkwasserqualität hatte, das heißt 95% weniger Bakterien und Algen, über Verbesserung beim Anbau von Demeter-Erzeugnissen, gesundheitlichen Verbesserungen verschiedenster Art, Heizkostenersparnissen durch das Heizwasserkonzentrat (belebtes Wasser nimmt schneller die Wärme auf als das träge tote Wasser), Einsparungen von Kraftstoff durch Kraftstoffaufbereitung, wesentliche Einsparung von Waschmitteln, nicht mehr riechende Klärgruben, Schwimmbäder, die nur den niedrigsten, gesetzlich vorgeschriebenen Chloranteil benötigen und trotzdem keimfrei sind, so daß der störende Chlorgeruch kaum mehr wahrzunehmen ist, sauber bleibende Aquarien etc.

Ich zitiere aus *Auf der Spur des Wasserrätsels* einen Ausspruch von Johann Grander:

> »Es tut mir oft weh, mit ansehen zu müssen, wie den Menschen ein falsches Bild gezeichnet wird, das sie der Natur gegenüber einfach unwissend und blind macht. Und deshalb würde ich mir wünschen, daß die Menschen von sich aus wieder beginnen, mehr über die Naturvorgänge nachzudenken, um damit wieder die Achtung vor der Natur zu erlernen. Denn dieses Wissen über die Natur kann vorrangig nur von *innen* herauskommen.«

Johann Grander erlebt diese Führung aus dem Inneren, denn nur im Kontakt mit der ewigen Quelle in uns können wir zu wirklich segensreichen Erkenntnissen gelangen. Durch seine Naturbeobachtungen drang er immer tiefer in die unvorstellbar großartige Ordnung und Wunderwelt alles Geschaffenen ein, die Zeugnis gibt von einem weisen und gütigen Schöpfer. Die Urknalltheorie lehnt er entschieden ab:

> »Darin sehe ich unter anderem das Hauptproblem, die Hauptursache für den heutigen schlechten Zustand der Erde. Denn wer die Entstehung der Erde mehr oder weniger

einem Zufallstreffer zuschreibt, dem fällt es wahrscheinlich auch schwer, der Natur den nötigen Respekt und die nötige Rücksicht entgegenzubringen. Wenn man aber die Natur intensiv beobachtet, wird man erkennen, welche Perfektion dahintersteckt, und man wird sich die Frage stellen: Wer hat diese Perfektion geschaffen? Dieser Gedanke hat mich immer fasziniert, und dadurch bin ich näher zu Gott gekommen, denn er hat die Natur für uns alle geschaffen. Erst wenn man die Erde selbst auch als Lebewesen erkannt hat, wird man auch ihre Verletzbarkeit sehen.«

Wasser und Gesundheit

Durch das außerordentlich wichtige Buch *Wasser – die gesunde Lösung* von F. Batmanghelidj habe ich erfahren dürfen, wie wichtig Wasser für unsere Gesundheit ist. Der junge persische Arzt erlebte zur Zeit der Revolution in Persien im Gefängnis, daß Wassermangel (chronische Austrocknung) sich durch Schmerzen im Körper bemerkbar macht. Da er nichts anderes zur Verfügung hatte, riet er einem sich vor Schmerzen krümmenden Mitgefangenen, immer wieder Leitungswasser zu trinken. Die kaum zu ertragenden Magenschmerzen, vermutlich handelte es sich um ein Magengeschwür, gingen sehr schnell zurück. Dieses Erlebnis sollte sein Leben verändern. Später gelang es ihm, nach Amerika zu entkommen, wo er als Arzt rund 3000 Fälle von Gastritis (Magenschleimhautentzündung) und anderen Verdauungsstörungen bis zu Magen- und Zwölffingerdarmgeschwüren *nur* durch das reichliche Trinken von Wasser heilte. Ein aufsehenerregendes Buch, das eine Wende in der Heilkunde einleiten wird. Auch dieser Arzt bekennt sich voller »Ehrfurcht, Demut, Hingabe und Liebe zu unserem Schöpfer«, wie die Widmung des Buches aussagt. Nur diese Verbindung führt uns zu wahrhaft großen Erkenntnissen.

Die »Neue Zeit« mit ihrer tieferen Sichtweise aller Dinge bricht sich mehr und mehr Bahn. Wir lernen es – und müssen es lernen, wenn wir das unheilvolle Rad in den gesundheitlichen Niedergang stoppen wollen –, uns in die natürlichen Bedürfnisse unseres Körpers einzufühlen und ihm das zu geben, was er braucht, um gesund zu funktionieren. Der Körper des Menschen besteht zu 75%, das Gehirn sogar zu 85% aus Wasser. Wasser ist das Trägermedium für die Versorgung und Entsorgung aller Zellen. Alle Abläufe in unserem Körper sind auf dieses Transportmedium angewiesen. Fehlt es, so muß es rationalisiert werden. Wichtige Arbeiten können nicht mehr ordnungsgemäß ablaufen, weil einfach das Transportmedium Wasser fehlt. So bleiben zum Beispiel Schlacken im Gewebe liegen. Sie verstopfen das Gewebe, so daß auch die zur Zellerneuerung notwendigen Aufbaustoffe immer schlechter in diese gestauten, von Säuren und Giften überfüllten Gebiete gelangen können. Die so wichtige entgiftende Absonderung von Schweiß wird eingestellt, die Zellerneuerung verlangsamt. Die Haut wird trockener, bekommt immer mehr dunkle Flecken, das Bindegewebe wird durch Austrocknung dünner. In anderen Fällen schwemmt das Gewebe auf, um die reizenden Gifte und Säuren zu verdünnen. Allein durch Wassermangel setzt auch durch Schrumpfung der Zellen eine viel zu frühe Alterung ein.

Hat die Austrocknung einen gewissen Grad erreicht, versucht der Körper über das Signal »Schmerz« uns auf diese Notsituation aufmerksam zu machen. Und was tun heute viele Menschen? Sie geben ihrem Körper häufig noch Schmerztabletten, die nur das Signal »Schmerz« ausschalten, das uns die wichtige Botschaft vermitteln will, daß etwas ganz entschieden nicht stimmt.

Gemäß den Erkenntnissen von Dr. Batmanghelidj sind Schmerzen häufig eine Folge der Austrocknung. Er schreibt: »Chronische Schmerzen, die nicht durch Infektionen oder Verletzungen entstanden sind, gehen meist auf Wassermangel zurück, auf einen lokalen Durst.« Zu diesen chronischen Schmerzen gehören: Schleimhautentzündungen, Magen- und Darmgeschwüre, Verdauungsbeschwerden aller Art, Darmbeschwerden (besonders auch Verstopfung), entzündliche, rheumatische Beschwerden (z. B. Schmerzen beim Laufen, Hinken) Migräne, anginöse Herzbeschwerden etc.

Was uns Dr. Batmanghelidj zur Behandlung von Verdauungsbeschwerden aller Art, insbesondere Magenschmerzen ausführt, ist einfach sensationell. Denn wie ich es inzwischen auch erleben durfte, hilft es. Mit drei Bechern Wasser verschwanden die starken Säureschmerzen einer Patientin.

Wie kann Wasser die Schmerzen der Magenschleimhaut beruhigen? Die Erklärung ist ganz einfach. Man hat den Weg des Wassers im menschlichen Körper verfolgt. Eine halbe Stunde vor dem Essen wurde ein $1/4$ Liter Wasser getrunken, das sofort in den Darm weitergeben wurde. Von dort trat es durch die Darmwand in das Körperinnere über und war nach einer halben Stunde wieder im Magen nachweisbar.

Dieses Wasser, das vermutlich über den Blutweg wieder in den Magen gelangt, ist für die Magenverdauung der genossenen Speisen gleich auf zweifache Weise wichtig. Einmal sorgt es durch Verflüssigung des Mageninhaltes für die ordnungsgemäße Verdauung fester Nahrung. Durch die Flüssigkeit dehnt sich der Magen, und das Hormon Motilin wird ausgeschüttet, das die Bewegungen des Verdauungsablaufes koordiniert. Die Menge des Wassers, das in den Magen wieder zurückgegeben wird, bestimmt der Körper selbst. Vermutlich ist es noch mit anderen, die Verdauung fördernden Stoffen versehen, so daß es besser ist, das Wasser einige Zeit *vor* dem Essen zu trinken (am besten etwa eine halbe Stunde vorher), anstatt – wie es meist geschieht – zum Essen. Letzteres unterbricht den Verdauungsvorgang für längere Zeit.

Zum anderen wird das Wasser zur Bildung des die Schleimhaut vor Selbstverdauung schützenden Schleimes benötigt. Die wichtige Drüsenschicht unseres Magens wird zum Mageninneren hin von Schleimhaut bedeckt. Um ordnungsgemäß arbeiten und sich selbst auch schützen zu können, ist die Schleimhaut auf die Zufuhr von reichlich Wasser angewiesen. Durch genügend Schleimbildung und Bereitstellung von Natriumbikarbonat (Natron) wird verhindert, daß die scharfe Magensäure die empfindliche Schleimhaut reizen und verätzen kann. Eine verätzende Zerstörung der Magenschleimhaut nennen wir dann ein Magengeschwür, deren wesentlichste Ursache laut F. Batmanghelidj Wasser- und Natriumbikarbonatmangel ist.

Eine gut mit Wasser gefüllte Schleimhaut ist prall gefüllt und kann den benötigten schützenden Schleim, der zu 98% aus Wasser besteht, zur Genüge herstellen. Eine wasserarme Schleimhaut ist dagegen zusammengetrocknet. Sie kann den schützenden Schleim nicht ordnungsgemäß liefern und auch die Bikarbonatpufferung nicht vornehmen. Auch wird kaum Wasser zur Verdauung der festen Nahrung in den Magen gegeben, so daß die Dehnung der Magenschleimhaut, die das Hormon Motilin zur Ausschüttung bringt, nicht erfolgt und so die Nahrung zu lange im Magen verweilt, was zu schweren Störungen im Verdauungsablauf führt. (Fehlverdautes als Futter für uns schädigende Bakterien und Pilze, Gärung und Fäulnis.)

Wir sehen, daß es allein durch das fehlende Wasser bereits im Magen zu ernsthaften Störungen und Entgleisungen kommt, die die Grundlage für die verschiedensten Krankheiten legen.

Sodbrennen

Normalerweise ist der Magen zur Speiseröhre hin durch eine Klappe (Cardia) abgeschlossen, so daß der saure Mageninhalt nicht in die Speiseröhre hochsteigen kann. Eine weitere Klappe befindet sich am Übergang des Magens in den Zwölffingerdarm (der Magenpförtner oder Pylorus). Der Pförtner ist während der Magenverdauung geschlossen und darf erst öffnen, wenn im Zwölffingerdarm ein basisches Milieu vorbereitet wurde, das den sauren Mageninhalt sofort neutralisieren kann. Der Bauchspeicheldrüse obliegt es, für ein basisches Milieu im Zwölffingerdarm zu sorgen, bevor der saure Nahrungsbrei eintrifft. Sie muß dauernd eine wäßrige Bikarbonatlösung produzieren. Dafür braucht auch sie viel Wasser und Natriumbikarbonat. Bei Wassermangel (und bei Bikarbonatmangel) kann sie dies nicht ordnungsgemäß tun.

Bevor nicht das basische Milieu im Darm gemeldet wird, öffnet der Pförtner nicht. Der Magen selbst ist bemüht, seinen sauren Inhalt schnellstens loszuwerden. Da der untere Magenausgang fest geschlossen ist, wird die obere Klappe geöffnet, und der saure Speisebrei kann in die ungeschützte Speiseröhre hochsteigen. Auch hier sehen wir wieder als Ursache: Wassermangel.

Unsere Trinkgewohnheiten haben sich in den letzten 50 Jahren erheblich geändert. Gesättigte Getränke wie Tee, Kaffee, Limonade oder Alkohol enthalten – wie Dr. Batmanghelidj schreibt – »dehydrierende (wasserentziehende) Anteile«. Sie sind also kein Ersatz für das fehlende Wasser, sondern entziehen uns, um verarbeitet zu werden, noch weiteres Wasser.

Dadurch erleben wir allgemein eine große Wassernot im Körper. So wie unser Körper mittlerweile mit den basischen Mineralien haushalten muß und nach dem nötigsten Bedarf die Verteilung vornimmt, geschieht es auch mit dem in den meisten Menschen sehr knapp gewordenen Wasser.

Wir sollten uns angewöhnen, schluckweise über den Tag verteilt immer wieder gutes, möglichst »belebtes« reines Wasser zu trinken. Dr. Batmanghelidj rät uns auch, ca. eine halbe Stunde vor jedem Essen – wenn diese Zeit verpaßt wurde, dann können wir es auch noch kurz *vor* dem Essen tun – ein bis zwei große Becher gutes, reines Wasser zu trinken. Wir sollten möglichst $1^1/_2$ bis 2 Liter Wasser am Tag trinken. Etwa $2^1/_2$ Stunden nach dem Essen sollte wieder ein großer Becher gutes Wasser getrunken werden. Dieses Wasser sollte so mineralarm wie möglich sein. Die sogenannten Mineralwässer sind als gesättigte Lösungen zu betrachten. Eine gesättigte Lösung kann nicht als Trägersubstanz dienen, um unsere Schlacken aufzunehmen.

Genauso wie Wassermangel unsere gesamte Verdauung und Nahrungsaufschließung behindert, werden auch Schäden am Bewegungsapparat hervorgerufen. Rheumatoide Schmerzen sind in den meisten Fällen Ausdruck eines Wassermangels. Auch können basische Pufferstoffe fehlen. Herzbeschwerden, Kopfschmerzen und Migräne, Mißempfindungen bis zur Depression haben sehr viel mit Wassermangel zu tun, denn besonders unser Gehirn braucht für seine verschiedenen Arbeiten und auch zur Energiegewinnung viel Wasser. Auch der hohe Blutdruck hat etwas mit Wassermangel zu tun. Bei Dehydrierung (Austrocknung) fließt zu wenig Blut in unseren Gefäßen, so daß die Gefäße enger gestellt werden müssen. Das Blut wird dadurch auch »dicker«, was zu hohem Blutdruck führt.

Übergewicht

Auch dies hat etwas mit einem erheblichen Wassermangel zu tun. Unser Gehirn benötigt zur Energiegewinnung nicht nur Zucker, sondern auch die hydroelektrische Kraft aus dem Wasser. Wie Dr. Batmanghelidj in seinem Buch *Wasser, die gesunde Lösung* darlegt, gibt es neuere Erkenntnisse, die zu bestätigen scheinen, daß unser Gehirn weitgehend auf die Energie aus dem Wasser = »Hydro-Elektrizität« angewiesen ist. Auch wird Wasser besonders als Transportmedium für die geordnete Arbeit unseres Gehirns benötigt. Bei Energiemangel wird »Durst« und »Hunger« gemeldet. Meist ist jedoch der Durstmeldemechanismus bereits gestört, so daß der Durst nicht mehr bewußt gemacht werden kann. Wir spüren nur noch Hunger, oft sogar als dringendes Alarmzeichen: Heißhunger. Dadurch wird dann zuviel gegessen, und das Wasser fehlt weiterhin. Der Zucker aus der Nahrung, wenn er nicht durch tägliche Muskeltätigkeit verbraucht wird, wird als Fettdepot in die Gewebe eingelagert. Trinken wir nun genügend Wasser, so kann unser Körper, besonders auch das Gehirn, Energie daraus gewinnen und alle erforderlichen Arbeiten geordnet durchführen. Die Alarmglocke »Heißhunger« wird nicht gebraucht. Es wird weniger gegessen, was zur Gewichtsreduzierung führt.

Sind die Fettdepots, die bekanntlicherweise sehr schwer wieder abgebaut werden können, bereits entstanden, können sie durch einen täglichen Spaziergang von einer Stunde wieder eingeschmolzen werden. Wie schwedische Untersuchungen zeigten, werden bei Muskeltätigkeit fettauflösende Enzyme (Lipase) aktiviert, die noch 12 Stunden nach einem Spaziergang im Blut nachzuweisen sind. Muskeltätigkeit hat – neben dem Fasten – also eine langanhaltende Wirkung auf den Fettabbau. Auch wird das Innere unserer Blutgefäße durch diese

Enzyme im Sinne einer Blutwäsche von Fettplättchen und Ablagerungen gereinigt.

Sehr ausführlich warnt der persische Arzt in seinem erwähnten Buch vor allen Limonaden, Diätgetränken mit Süßstoff etc., die zu erheblichen Gewichtssteigerungen führen können. Besonders warnt er vor allen süchtigmachenden coffeinhaltigen Getränken. Coffein erhöht die Wasserausscheidung über die Nieren, so daß coffeinhaltige Getränke direkt dehydrierend (austrocknend) sind. (Auch schwarzer Tee und Coca-Getränke enthalten Coffein.)

Da wir gerade beim Thema Übergewicht sind: Eine große Hilfe, weniger zu essen, habe ich beim Verzehr der im Kapitel 11 beschriebenen Flohsamenschalen-Götterspeise erlebt. Am Nachmittag gegen 16 bis 17 Uhr gegessen, sättigt diese Speise so sehr, daß man auf die Abendmahlzeit verzichten kann. Gerade die Abendmahlzeit füttert, da sie meist zu schwach und zu langsam aufgeschlossen wird, die uns mit Säure überflutenden Gärungsbakterien. Die vom Darm ausgehenden Gifte und Säuren haben einen großen Einfluß auf den gewichtsregulierenden Schilddrüsenstoffwechsel, wie auf den Stoffwechsel aller Zellen ganz allgemein.

So können wir auf der einen Seite unseren Darm regenerieren und verlieren dabei ohne Mühe und Probleme die unliebsamen Pfunde.

Allergien und Asthma

Asthma und Allergien sind – wie Dr. Batmanghelidj in seinem Buch *Wasser, die gesunde Lösung* darlegt – ein Anzeichen dafür, daß der Körper die Produktion des Neurotransmitters Histamin erhöht hat, welcher als Regler für den Wasserstoffwechsel und die Verteilung des Wassers im Körper dient.

Die Lunge ist ein Ort, wo durch die Ausatmung dem Körper Wasser verlorengeht. Denken wir daran, wenn wir eine Glasscheibe behauchen, wieviel Wasser mit jedem Atemzug abgeatmet wird. Bei Wassermangel im Körper hat der Botenstoff Histamin in den Bronchiolen die Aufgabe, diese zu verengen, damit nicht so viel Wasser abgeatmet werden kann.

Mit regelmäßiger erhöhter Wasserzufuhr und vermehrter Salzaufnahme von $\frac{1}{2}$ Teelöffel täglich (oder Natronzuführung, wie es früher allgemein üblich war –, man verwendete Natron zum Beispiel auch oft in der Küche beim Kochen und Backen) sind in vielen Fällen allergische Erkrankungen bis zum schwersten Asthma vollständig gebessert worden. Nach Dr. Batmanghelidj ist Salzmangel (das Natrium aus dem Salz hält das kostbare Wasser im Körper zurück) der Hauptverursacher von Asthmaanfällen. Deshalb sollte auch nicht zuviel Kalium zugeführt werden. Kalium entwässert, das heißt, es bringt das so wichtige Natrium verstärkt zur Ausscheidung. (Reis enthält zum Beispiel viel Kalium, ebenso Orangen, Bananen.) Salz ist ein natürliches Antihistaminikum. Menschen mit Asthma sollten mehr Salz (bzw. Natron) zu sich nehmen, um die eigene Histaminproduktion zu drosseln. Außerdem wird Salz zur Verdünnung des Schleimes in der Lunge gebraucht. Fehlt Salz, wird der Schleim zäh, so daß die Atmung erschwert wird. Wenn Salz und Wasser im Körper knapp sind, werden die Bronchien bei zäher werdendem Schleim verengt, damit eine Wasserabatmung über die Lunge verhindert wird.

Laut Dr. Batmanghelidj ist Asthma keine Krankheit, sondern ein Anzeiger für Wasser- und Salzmangel. Er rät in seinem Buch, nach dem Wassertrinken etwas Salz auf die Zunge zu nehmen. Das Gehirn glaubt dann, es sei viel Salz in den Körper gelangt, und die Bronchiolen können sich entspannen.

Alkoholische und coffeinhaltige Getränke sollten von Asthmatikern streng gemieden werden.

Aber auch bei anderen allergischen Zuständen, zum Beispiel einem allergischen Nasenkatarrh mit Schleimbildung bei einem 8jährigen Kind, half das Wassertrinken und die Gabe von täglich $\frac{1}{2}$ Teelöffel Salz in kurzer Zeit. Wir wissen ja, daß der Körper bei einem Kind zuerst mit Hauterscheinungen reagiert (Milchschorf, Ekzeme in Ellen- und Kniebeugen), dann häufig mit HNO-Problemen (Fließschnupfen bis zum Heuschnupfen) und später mit Asthma. All diese Erkrankungen sind Anzeichen eines steigenden Wassermangels.

Einleuchtend legt Dr. Batmanghelidj dar, daß sogar die Krankheit Diabetes ganz entschieden etwas mit der Austrocknung unseres Körpers zu tun hat.

Ich kann hier leider nur einige wesentliche Punkte anführen. Alles ist umfassend und gut verständlich beschrieben. Das Buch *Wasser – die gesunde Lösung* gehört in jede Familie, um uns ein neues Verständnis für einfachste Grundvoraussetzungen für das Gesundwerden oder Gesundbleiben unseres Körpers zu vermitteln.

7 Die optimale Getreideaufbereitung

Krankheiten und Nahrung

Hellhörig geworden für unseren Pflanzenbau und insbesondere für die inzwischen erfolgte Veränderung unseres Nahrungseiweißes, begab ich mich auf die Suche nach noch ursprünglicher Nahrung, denn unser gesundheitlicher Niedergang begann mit der Veränderung unserer Nahrung. (Eindrucksvolle vergleichende Fotos, welche Auswirkung die gedüngte Zivilisationskost und das industrielle Schälen des Getreides hat, können wir dem bereits erwähnten Buch *Gefährdete Menschheit* von Albert von Haller entnehmen.)

Damit wird eine natürlich gezogene Nahrung, die nur bei bester Humuspflege ein optimales Eiweiß ausbilden kann, zum Dreh- und Angelpunkt unserer Gesundheit. Das betrifft nicht nur die Mykosen, sondern alle weiteren gesundheitlichen Schäden und Veränderungen bis hin zum Krebs. Die falsch gedüngte und falsch behandelte Nahrung hat uns krank gemacht, also müßte eine richtig angebaute und richtig behandelte Nahrung, ebenso ein richtig behandeltes Wasser, uns wieder die Gesundheit schenken.

In der Natur wird alles Mangelernährte, Minderwertige von Schädlingen und Pilzen befallen, um dieses wieder in den Kreislauf der Natur zurückzugeben. Ernähren wir uns tagtäglich von minderwertiger Nahrung – und das tun wir bereits seit Jahrzehnten –, dann stellen sich immer mehr die Pilze ein. Die Hauptstämme der Pilze, die Schimmelpilze Mucor racemosus und Aspergillus niger etc., ernähren sich von Eiweiß. Bisher wurde nur vermutet, von *zuviel* verzehrtem Eiweiß.

Auch das wird eine Rolle spielen, da alles, was unsere Verdauungsenzyme durch ein Zuviel nicht zügig aufschließen können, in uns belastende Bakterien und Pilze fördert. Ebenso schwerwiegend scheint mir zu sein, daß wir uns aufgrund von Humusmangel in erster Linie von *minderwertigem* Eiweiß ernähren. In der Natur rufen mangelernährte Pflanzen Schädlinge und Pilze auf den Plan. So sollte es unser Bestreben sein, Nahrung zu uns zu nehmen, die so optimal wie nur möglich angebaut und auch weiterverarbeitet ist.

Die Getreideaufbereitung in alter Zeit

Die Getreideforscherin und Ethnologin Anni Gamerith aus Österreich hatte es sich zur Lebensaufgabe gemacht herauszufinden, auf welche Weise in früherer Zeit das Getreide für die menschliche Ernährung aufbereitet und in welcher Form es verzehrt wurde. Durch Jahrhunderte diente den Menschen früherer Zeit das Getreide als Hauptnahrungsmittel, wobei es meist als Brei oder Suppe zubereitet wurde. (Da das Getreide damals anders als heute behandelt wurde, klebten und schleimten diese Breie nicht. Es war eine *ganz andere,* vor allen Dingen vollwertigere und auch besser schmeckende Getreidenahrung, als wir sie heute allgemeinhin kennen.)
Anni Gamerith zitiert Krünitz, der über den Hafer wie folgt schreibt: »Der Haber ist schon seit langer Zeit in der Küche gebraucht worden, wie denn Plinius schreibt, haben die Teutschen kein ander Gemüse, denn Haberbrei, gegessen.« »Und aus der Erfahrung hat man, daß die Kinder, so mit Haberbrei gespeiset worden, sehr stark und wohl gefärbt sind.« Folgendes Loblied auf den Hafer hat Hohberg aufgezeichnet: »Haber wird nicht allein von gemeinen Leuten zur Speise / son-

dern auch auf vornehmer Leute und großer Herren Tafeln aufgesetzt und genossen.«

Hohberg lobt den Habergrieß und Haberkern zur Kinderaufzucht und lobt die Engelländer, daß sie »theils ihre Kinder allein mit Haber speisen / davon sie dann so schön und stark werden wie Milch und Blut.« Auch die Gerste war ein wichtiges Nahrungsmittel in Europa. Gerste und Gerstbrei waren zum Beispiel auch das tägliche Essen des griechischen Volkes. Plinius beschreibt die Bearbeitung dieser Gerste wie folgt: »Die Gerste wurde erst angefeuchtet, dann getrocknet, geröstet und enthülst.«

In ihrem Buch *Lebendiges Ganzkorn* hat Anni Gamerith die Werkzeuge und Methoden zusammengetragen, mit denen in früheren Zeiten das Getreide speisefertig zubereitet wurde. Auffallend ist das überall gleiche System, mit dem man es verstand, durch Befeuchten und viele Stunden dauerndes Quellen des Getreides, durch Darren (Trocknen) und vorsichtiges Stampfen in großen Holzmörsern nicht nur die Spelzen als äußere Umhüllung, sondern auch die für die menschliche Ernährung ungeeignete Außenschale des Getreidekorns (Oberhaut) zu entfernen.

Durch die moderne Forschung wissen wir, daß durch Feuchtigkeitszufuhr in Samenkörnern wichtige Vitaminanreicherungen und Stoffumsetzungen stattfinden. Durch Feuchtigkeit wird das »Leben« im Samenkorn geweckt. Es bereitet sich alles für die Keimung vor. Die Wertstoffe aus den Randschichten beginnen ins Innere des Samenkorns zu wandern, und wie man heute weiß, potenzieren sie sich auch, das heißt, die Vitamine und selbst das Eiweiß vervielfältigen sich, so daß das Getreide, das unsere Vorfahren sich durch ihre Feuchtwärmebehandlung erzeugten, um ein vieles vitalstoffreicher gewesen ist, als wir es heute mit unserem rein technischen Schälvorgang erreichen können. Ein so behandeltes Getreide war tatsächlich »vollwertig« im wahrsten Sinn des Wortes, was die optimale Gesundheit der Naturvölker grundlegend mit verursacht haben wird.

Anni Gamerith erfuhr von alten Mühlenbesitzern, daß bei bespelztem Getreide nicht nur die Außenschicht des Getreides, sondern auch noch eine darunter liegende Schicht abgearbeitet werden muß, um das Getreide schmackhaft und gesundheitlich wertvoll zu machen. Die alten Mühlenbesitzer meinten, »das Getreide müsse nicht nur sein Kleid [vermutlich den Spelz], sondern auch sein Hemd ausziehen.«

Die Entfernung der Außenschicht des Getreidekorns
Heute wissen wir, daß die alten Mühlenbesitzer recht hatten. Die das entspelzte Getreidekorn umgebende äußerste Schicht bezeichnet die Fachwelt als Oberhaut (Epidermis). Sie besteht aus Holzfaser, das heißt aus für den Menschen unverdaulicher, den Darm reizenden Zellulose, *die in Vollkornprodukten nicht enthalten sein sollte.* Wird also – wie bei Vollkorngebäck heute üblich – die unverdauliche Zellulose-Oberhaut mit vermahlen, so können die feinen Zellulosesplisse den Darm reizen und die Darmzotten verletzen. Dadurch wird ein träger Darm zu vermehrter Peristaltik angeregt. Er tut das jedoch nicht, weil die unverdauliche Zellulose ihm einen positiven Anreiz bietet, sondern weil sich der Darm der störenden, reizenden Masse schnell entledigen will. Diese Holzfaser (Zellulose) ist nicht gleichzusetzen mit den wünschenswerten »Ballaststoffen«, die sich zu einem großen Teil in den unter der Oberhaut liegenden Randschichten, aber auch in den Zellwänden des Mehlkörpers befinden.

Aus diesem Grund vertragen Darmgeschwächte wie auch Kleinkinder so häufig kein Vollkorn. An Weißmehlprodukte gewöhnt, lehnen Kinder dann später oft die um ein Vielfaches wertvolleren Vollkornprodukte ab.

Ein besonders großer Anteil dieser unverdaulichen Oberhaut ist in der Kleie enthalten. Bei einem trägen Darm sollte man nicht zu Kleie, sondern zu anderen Hilfsmitteln Zuflucht nehmen, die unseren Darm gleichzeitig regenerieren und verbessern und nicht noch mehr schädigen. (Weiteres zu diesem Thema im Kapitel 11 »Verstopfung«.) Robert Gray, ein Experte zur Erlangung der Darmgesundheit, rät in seinem *Darmheilungsbuch* ebenfalls vom Kleieverzehr zur Stuhlgangregulierung ab. (Weitere Ausführungen im Kapitel 11 »Die Darmreinigung nach Robert Gray«.)

Inzwischen habe ich eine Mühle mit Bäckerei in Süddeutschland entdeckt, die die belastende Oberhaut bei Getreide weitgehend entfernen kann und die ihre Produkte auch versendet. Diese Mühle, die sich den Hildegard-Erzeugnissen verschrieben hat, bedient sich darüber hinaus noch eines speziellen Verfahrens: sie vermahlt das Getreide nicht zu Mehl, sondern walzt es unter starker Kühlung zu feinen Flocken. Dadurch bleibt das Getreidekorn mehr in seinem Verband, so daß die Oberfläche des Korns und damit der schädigende Luftzutritt (Sauerstoffoxidation) sehr viel kleiner ist als bei der üblichen Getreidevermahlung. Durch den Zusammenhalt in der Flocke und dadurch vermehrte Wasseraufnahme wird das Backgut lockerer als sonst. Die Flocken sollen – je nach Jahreszeit – vier bis sechs Monate lang haltbar sein.

Die Waffeln aus den feinen Dinkelflocken dieser Firma sind sehr schmackhaft. Sie werden nur mit Wasser, Salz, Gewürzen, grünen Kräutern (viel gerebelten Brennesseln, getrockneter Petersilie, zerquetschtem Knoblauch oder im Sommer auch frischen Wildkräutern etc.) verrührt und schonend etwa 10 Minuten gebacken. Zur Wertsteigerung können auch mit belebtem Wasser gekeimte Weizenkörner dazugegeben werden. (Ein preisgünstiges, sehr gutes Waffeleisen bietet der Tchibo-Versand an.) Besonderen Anklang finden die Frikadellen – sie schmecken fleischähnlich –, die mit wenig Olivenöl vorsichtig in der Pfanne gegart werden. Auch das aus Flocken selbstgebackene Brot und Breie schmecken gut – ideal für Leute, die keine eigene Getreidemühle besitzen bzw. Vollkorngetreide nicht vertragen.

Die Firma versendet auch aus diesen Flocken hergestellte Dinkel- und Weizenbrote. Diese Brote sind so leicht verdaulich, daß sie immer mehr auch zur Mayr-Halbfastenkur verwendet werden, zu der sonst nur die weißen Brötchen geeignet sind.

Auf der Bio-Fachmesse in Frankfurt traf ich auf eine weitere Mühle, die ebenfalls ein Verfahren entwickelt hat, mit dem die schädliche Außenschicht schonend entfernt werden kann. Gerade bei den Nacktgetreiden (Weizen und Roggen) wäre die Entfernung der Oberhaut heute sehr wichtig, da Schadstoffe aus dem Regen die nackte, ungeschützte Außenschale negativ beeinflussen und bei ungünstiger Witterung auch im Bioanbau Pilze mit ihren allergieauslösenden Mykotoxinen darauf zu finden sein können. Diese Problemschicht – und nur diese äußere Problemschicht, denn die weiteren Randschichten enthalten bereits wertvolle Stoffe – wird durch das spezielle Verfahren der Firma Heinrich schonend entfernt. Der Abrieb der Oberhaut (das Abgeriebene) riecht durch Schadstoffaufnahme aus der Umwelt manchmal richtig nach Chemie. So wäre es für den gesundheitsbewußten Verbraucher sehr wichtig, wenn sich viele Mühlenbesitzer und Bäckereien um dieses neue Verfahren bemühen würden, damit das Vollkorn wirklich zu einem »vollen« Gesundheitsbringer wird. Durch Entfernung der Holzfaseroberhaut und ein besonderes Mahlverfahren ist die Qualität der damit gefertigten Backwaren auffallend besser.

Aufgrund dieser Vorzüge bedient sich zum Beispiel die Versand-Bäckerei des Demeter-Hofes Michael dieses neuen Verfahrens. Der Demeter-Hof Michael, der sich einer optimalen Humuspflege verschrieben hat, stellt seine verschiedenen Brotsorten vorwiegend aus eigenem Getreide – mit und ohne Hefe gebacken – nur noch mit diesem neuen, optimalen Mahlverfahren der Mühle Heinrich her.

14 Tage altes Vollkornmehl ist wertlos für unsere Gesundheit

Nach Möglichkeit sollten wir unsere Getreide frisch vermahlen. Professor Kühnau, langjähriger Präsident der DGE (Deutsche Gesellschaft für Ernährung), machte Rattenversuche über vier Generationen, wobei jede Rattengruppe zur Hälfte eine Zusatzfütterung wie folgt bekam:

1. Frisches Vollkornmehl
2. Brot aus *frischem* Vollkornmehl
3. 14 Tage altes Vollkornmehl
4. Brot aus 14 Tagen altem Vollkornmehl
5. Auszugsmehl Type 550

Man züchtete die Rattengruppen über vier Generationen und machte eine erstaunliche Feststellung. In der vierten Generation waren die Ratten, die frisches Vollkornmehl und Brot aus solchem Mehl bekamen, noch vollkommen gesund, während die Fütterung mit 14 Tage altem Auszugsmehl (Type 550), mit 14 Tage altem Vollkornmehl und Brot aus solchem Mehl zum Aussterben der Ratten in der vierten Generation führte. Aus der Geschichte ist bekannt, daß Gefangene früher bei Wasser und Roggenbrot (aus frisch vermahlenem Getreide)

30 Jahre lang überlebten. Demnach schädigt der Erhitzungs-vorgang (Kochen und Backen) den Wert des Getreides nicht. Bei Lagerung von Vollkornmehl tritt vermutlich durch Sau-erstoffoxidation der Fettanteile des Getreidekeims (Erzeu-gung freier Radikale) die vorstehend beschriebene Wertmin-derung ein, die ein Vollkornmehl dem Weißmehl gleichsetzt. Dieser Fütterungsversuch wurde von der orthodoxen Ernäh-rungslehre nicht anerkannt, weil angeblich der Versuchsauf-bau fehlerhaft war. Wir befinden uns jetzt in der dritten bzw. vierten Generation nach der Weißmehleinführung. Die zu-nehmende Unfruchtbarkeit und der allgemein zunehmende gesundheitliche Verfall könnte durchaus auch hierin begrün-det sein. Bis heute ist dieser für unser aller Gesundheit wich-tigste Versuch noch nicht wiederholt worden.

Vom Aufbau des Getreidekorns

Die Körner der verschiedenen Getreidearten sind sich im Aussehen und im Aufbau sehr ähnlich. Man unterscheidet bei ihnen vier Grundbestandteile: Mehlkörper, Aleuronschicht, Keimling und Randschichten.
Die aus Holzfaser bestehende Oberhaut (Epidermis), für den Menschen unverdaulich und darmreizend, wurde bereits er-wähnt.
Darunter liegt beim Weizenkorn die äußere Fruchtschale (Epikarp), darunter die innere Fruchtschale (Endokarp). Dann folgt erst die eigentliche Samenschale, aus drei Schich-ten bestehend. Diese vorgenannten äußeren Schichten ein-schließlich der Samenschale nennt man *Randschichten*. Sie bilden 15% der Kornmasse. Um Keimling und Mehlkörper zu schützen, enthält das Zellgewebe der Randschichten in

großer Menge faserförmige Stoffe (die sogenannten Ballast-stoffe), die für Stabilität sorgen. Ebenso finden wir Vitamine und Mineralstoffe sowie Farbstoffe, die den einzelnen Getreidearten ihre charakteristische Färbung geben. Randschichtenreichere Mehle haben daher eine dunklere Farbe.

Unter der Samenschale liegt die aus großen, wabenförmigen Eiweißzellen bestehende *Aleuronschicht,* die auch wertvolles ölartiges Fett enthält, ebenso Vitamine und Mineralstoffe.

Der *Keimling,* aus dem die neue Getreidepflanze entsteht, macht 2 bis 5% der Kornmasse aus. Er ist außerordentlich reich an wertvollstem Fett und Eiweiß, an Vitaminen und Mineralstoffen.

Nach innen zu beginnt dann der *Mehlkörper* – rund 80% der Kornmasse –, aus Stärkezellen bestehend, der das Innere des Getreidekorns ausfüllt und von einigen Eiweißzellen durchzogen ist.

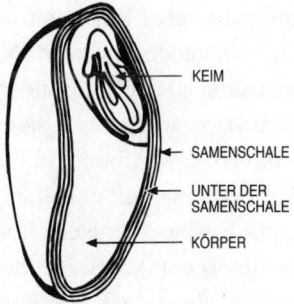

KEIM

SAMENSCHALE

UNTER DER
SAMENSCHALE

KÖRPER

Bei der heute üblichen konventionellen Getreidevermahlung bringen wir es fertig, die vorgenannten wertvollsten vitamin- und eiweißreichen Teile des Getreidekorns als Abfallprodukt herauszumahlen, so daß der leere Stärkemehlkörper übrigbleibt, der nur noch sehr wenige Vitamine und Eiweißzellen enthält. Das Abfallprodukt bezeichnen wir als Kleie. Dabei wäre es nötig und wünschenswert, nur die unverdauliche

Holzfaser-Außenschicht zu entfernen; die darunter liegenden Schichten nebst dem Keimling sollten als überaus wichtige Vitalstoffträger für unsere Ernährung *unbedingt* erhalten bleiben. Gerade in der heutigen Zeit der Vitalstoffarmut können wir uns eine solche »Verschwendung« wertvollster Stoffe einfach nicht mehr leisten. Das konventionelle Brot, Brötchen und andere Backwaren, aus dem inneren Mehlkörper hergestellt, liefern überwiegend nur leere Kalorien (Stärke = Zucker = Kohlehydrate), während die von unserem Schöpfer für unsere Gesundheit vorgesehenen Vitamine, wertvollste Fette und besonders auch das so nötige gute Eiweiß zum Abfallprodukt werden. In dieser Form der Getreidebehandlung als einem Hauptnahrungsmittel sehe ich eine wesentliche Ursache unseres immer offensichtlicher zutage tretenden gesundheitlichen Niedergangs.

Während wir heute durch unsere modernen Mühlen die wertvollsten Randschichten nebst Keimling entfernen, haben es unsere Vorfahren verstanden, die wertvolle Aleuronschicht und einen großen Teil des Keimlings zu erhalten.

Anni Gamerith ließ von Fachleuten – siehe ihre Schrift *Ehrfurcht vor Korn und Brot* – Proben von Gerste im Vergleich zu modern geschälter Gerste mit den alten Geräten aufbereiten und vom Institut für biochemische Technologie und Lebensmittelchemie der Technischen Hochschule Graz mikroskopisch untersuchen. Ganz eindeutig konnte an den mikroskopischen Schnitten belegt werden, daß die so überaus wichtige Aleuronschicht bei der alten Behandlung *vollständig und unverletzt* erhalten war, ebenso die Hälfte des Keimes, während unsere heutige moderne Methode uns nur den leeren Stärkemehlkern liefert.

Leider ist hier nicht der Platz, um auf all die faszinierenden Erlebnisse und Erkenntnisse von Anni Gamerith einzugehen.

Sie hat uns die alte Getreidebehandlung in unsere moderne, sich so überlegen dünkende Zeit überliefert, ehe die letzten alten Mühlenbesitzer, die um das alte Brauchtum noch wußten, ausgestorben waren.

Rohes Getreide ist für die menschliche Ernährung nicht geeignet

Bei ihren Forschungen betonte Anni Gamerith ausdrücklich, daß sie in der gesamten Weltliteratur keine einzige Stelle gefunden habe, in der belegt sei, daß die Menschen früherer Zeit das Getreide roh gegessen hätten. Sie fand nur eine einzige Textstelle in dem Buch von A. Maurizio *Die Geschichte unserer Pflanzennahrung von den Urzeiten bis zur Gegenwart,* in der dieser berichtet, daß getrockneter festgekneteter Hafermehlbrei, sogenannter Habertalgn, mit aufs Feld genommen und von den Goralen ohne weitere Zubereitung roh gegessen wurde. Den Verzehr anderer Getreide in roher Form hielten die Goralen aber für schädlich. Maurizio führt extra den Satz an: »Das ist der einzige Fall von rohem Brei, den ich kenne; warum nur Hafer dazu taugt, wäre aufzuklären.« Anni Gamerith führt dazu aus, daß zu damaliger Zeit keine andere Möglichkeit zur Entspelzung des Hafers vorhanden war, als diesen mit siedendem Wasser zu übergießen, ihn über Nacht quellen zu lassen, um ihn dann tagelang im Backofen zu dörren. Sie schreibt: »Niemals wurden diese Habertalgn noch gekocht, waren sie doch durch Überbrühen, Quellen und Dörren längst gar gemacht und aufgeschlossen. Für jemanden, der die meist Monate zuvor erfolgte Aufbereitung der Körner nicht gesehen hat, mag es wohl scheinen, es seien rohe Körner, die hier verwendet und genossen werden.«

Heute wissen wir, daß zum Beispiel in der Kleieschicht (siehe Hildegard-Zeitschrift Nr. 15, 10/96) Phytinsäure enthalten ist, die bei roh gegessenem Getreide (Müsli!) als ein Mineralien-räuber – speziell für Kalzium – angesehen wird. Ich zitiere: »Besonders das in der Kleie enthaltene Phytin, das erst durch den Back- oder Kochvorgang gespalten wird, blockiert in unverdauter (roher) Form die Aufnahme von Mineralien, Spurenelementen und Vitaminen. Auch die Eiweiße werden durch Phytin unverdaulich gemacht.« (Aufgrund der Phytinsäure wird ja auch vor dem Verzehr roher Hülsenfrüchte gewarnt.)

Rohes Getreide ist schwerstverdaulich und geht im Verdauungstrakt sehr schnell in Gärung über, was die uns mit Säure überschwemmenden Pilze und Dysbakterien (Gärungsbakterien) im Darm sehr fördert, besonders wenn noch Sauermilch oder süße Früchte in rohem oder getrocknetem Zustand oder andere Süßungsmittel dazugegeben werden. Wird Getreide geschrotet und längere Zeit mit Wasser vermengt stehengelassen, bieten wir den Pilzen alles, was diese für ihre Entwicklung benötigen. Auf diese Weise züchten wir uns direkt die Pilze. Der heute so propagierte Genuß von rohem Getreide (Müsli) erscheint unter diesen Gesichtspunkten mehr als fragwürdig. Nach Anni Gamerith (siehe ihre Schrift *Lebendiges Ganzkorn*) wurde ausgereiftes Getreide nach aller geschichtlichen und vorgeschichtlichen Rückforschung niemals roh und unbearbeitet genossen. Die Grundtechniken des Getreideaufschlusses wie Quellen, Dörren und Stampfen sind Jahrtausende alt. Wasser und Feuer waren fast immer beteiligt.

Schädigung des Getreideeiweißes

Während wir heute allgemein das volle Korn (Vollkorn) verwenden, bei dem die unverdauliche Oberschicht mit vermahlen wird, hat Anni Gamerith für das »abgehäutelte« Getreide den Namen »Ganzkorn« geprägt. »Ganzkorn« und »Vollkorn« unterscheiden sich laut Anni Gamerith ganz wesentlich in ihrer gesundheitlichen Bewertung. Eine ebenso große Kluft aber trennt dieses »Ganzkorn« von der bloßen Verwendung des weißen Mehlkernes, des »Weißkernes«, bei der die für unsere Gesundheit äußerst wichtige, ja kostbare Eiweiß-Vitaminschicht nebst dem vitaminreichen, fetthaltigen Keim herausgemahlen wird. Wie Anni Gamerith immer wieder betont, war Getreide als Ganzkorn die *Hauptnahrung* der Menschen in früherer Zeit, so daß ein solches Getreide *alle* für den Menschen wichtigen Stoffe enthalten hat.

Wir dagegen haben, seit Einführung des mineralischen Düngers und moderner Getreidemühlen, das Eiweiß des Getreidekorns gleich auf zweifache Weise geschädigt. Einmal, indem der sogenannte Kunstdünger – und hier besonders der synthetische Stickstoff – das Eiweiß im Getreide unnatürlich verändert (ein so gedüngtes Getreide hat durch das veränderte Eiweiß bessere Backeigenschaften, denken wir an die lockeren weißen Brötchen und das lockere Brot) und zweitens, indem durch ein zu starkes Ausmahlen durch unsere modernen Mühlen die Eiweißschicht (Aleuronschicht) und der eiweiß- und vitaminreiche Getreidekeim als Abfall *ganz* aus Mehl und Brot verschwanden. Diesen Abfall, der buchstäblich die wertvollsten Stoffe des Getreides enthält, verfüttern wir den Tieren und behalten für uns nur den vitalstoffarmen Weißmehlkern. Das fehlende Eiweiß versuchen wir durch erhöhten Verzehr tierischer Eiweiße zu kompensieren oder indem wir durch den ständigen Hunger, weil uns ja Wesentliches fehlt, vermehrt Kohlehydrate (Brot, Kuchen, Süßigkeiten, Obst) verzehren, was nicht nur Gewichtsprobleme mit sich bringt, sondern auch den Gärungsbakterien und Pilzen in uns enormen Vorschub gibt.

CereGran – vorgekeimtes Getreide

Bei meiner Suche nach optimaler Getreideverarbeitung stieß ich auf einige interessante Produkte. Sehr positiv empfinde ich die Neuentwicklung CereGran der Firma Metz KG, ein »Spezialmüsli« aus vorgekeimtem Getreide, die aus 6 Tage lang gekeimter Gerste und Weizen hergestellt wird.

Der Vorgang der Keimung bringt eine enorme Wertanreicherung mit sich. Alle zellulosehaltigen Bestandteile der belastenden Oberhaut werden dabei abgebaut. Ebenso werden die Großmoleküle Eiweiß, Stärke und Fett zu einfacheren Bausteinen zerlegt. Dies trägt wesentlich zu einer besseren Verdaulichkeit bei. Besonders für Getreideallergiker und Darmempfindliche ist dieses Produkt eine wertvolle Alternative. Bedeutsam ist auch der nachgewiesene Glutenabbau, so daß CereGran auch für Zöliakiekranke empfohlen werden kann. Ebenso wird die Phytinsäure abgebaut. Andererseits findet eine enorme Stoffanreicherung zum Beispiel der B-Vitamine statt. Vitamin C wird durch den Keimvorgang neu gebildet. Durch die Aktivierung des Stoffwechsels während der Keimung kommt es zu einer explosionsartigen Bildung von wertvollen aktiven Enzymen. Diese Enzyme sind die hochwertigste Form von Nahrungseiweiß überhaupt.

Der Einwand, daß geschrotetes Korn auch immer einem Wirkstoffverlust unterliegt, trifft auf diese Getreidezubereitung nicht zu. Laboruntersuchungen haben eindeutig ergeben, daß beispielsweise die empfindlichsten Wirkstoffe – die Enzyme – über mehrere Monate kaum meßbare Verluste aufweisen. Um die Ware so frisch wie möglich zum Verbraucher zu bringen, wird CereGran nur direkt ab Werk geliefert. Diese Art der Getreidezubereitung kann durchaus als »Müsli« mit guter Milch verwendet werden, denn es handelt sich hier um aufgeschlossenes Getreide, das durch den Keimvorgang nicht mehr »roh« ist. Kurz vor dem Verbrauch zu Mehl vermahlen, mit heißem Wasser übergossen, kann man sich daraus ein stärkendes Vitalstoffgetränk herstellen, wobei zu bedenken ist, daß die so wichtigen Enzyme durch Hitze zerstört werden.

Das Urgetreide »Einkorn«

Von einer wunderbaren Erfahrung möchte ich noch berichten. Ich durfte eines der Urgetreide kennenlernen, und zwar das Einkorn. Emmer und Einkorn zählen zu den Urgetreiden der Menschheit. Weizen und auch der Dinkel sollen aus Einkorn hervorgegangen sein. Einkorn ist, wie Dinkel, anspruchslos und braucht nicht gedüngt zu werden.
Das Einkorn kam vermutlich aus dem kleinasiatischen Raum, aus Nordägypten, zu uns. Auffallend ist seine Zartheit, auch sein Wärmebedürfnis. Es ist von einem sehr festen schützenden Spelz umgeben. Im Vergleich zu anderen Getreiden hat es kaum eine Randschicht. Das Getreidekorn ist so weich angelegt, daß man es mühelos zerbeißen kann. In seiner ganzen Art ist es milder. Auch hat es eine schöne gelbliche Farbe, so daß es auch von Kleinkindern, die das im allgemeinen schwerere Vollkorn ablehnen, gerne gegessen wird. Gebäck, Brot und Brötchen sind leicht und luftig. Waffeln werden besonders gut. Der Teig geht sehr gut auf und klebt mehr als bei anderen Getreiden. Der Eiweißgehalt ist außergewöhnlich hoch. Er liegt zwischen 13 und 17%. Schon aus diesem Grund ist das Einkorn für Vegetarier interessant. Ein weiterer Pluspunkt ist, daß es von Getreideallergikern durchweg gut vertragen wird.

Da es sich um ein unverzüchtetes Urgetreide handelt, enthält es reichlich Vitamine und Vitalstoffe und ein in seiner Zusammensetzung wertvolles Eiweiß. Einkorn hat im Gegensatz zu anderen doppelreihigen Getreiden nur eine Körnerrispe, so daß es nicht so ertragreich wie andere Getreide ist und preislich etwas teurer liegt. (Bezug: Armin Knauf, Rodach.)

Kindernährmehle

Auch die Produkte der Firma Erdmannhauser Getreideprodukte verdienen es, an dieser Stelle genannt zu werden.

Durchdrungen vom Gedanken der schonenden Aufschließung des Getreides im Sinn der alten Überlieferung, entstand, basierend auf den Erkenntnissen Rudolf Steiners (Demeter), diese Firma, die zuerst nur hochwertige Kindernährmehle herstellte, welche mit der hervorragenden Zentrofanmühle sehr fein vermahlen wurden. Die Erdmannhauser machen sich die Mühe, genau wie in alter Zeit das Getreide noch im Spelz mit gutem Wasser anzufeuchten, es einige Stunden quellen zu lassen, um es danach in Öfen zu dörren. Dann erst wird – wie in früherer Zeit – das Getreide entspelzt. Man nennt diese feuchtwarme Getreideaufschließung.

Das hydrothermische Verfahren

Sobald die Feuchtigkeit einen gewissen Grad erreicht, werden alle für die Vermehrung bereitgehaltenen Reservestoffe angeregt, sich dem Werden des neuen Lebens zur Verfügung zu stellen. So wandern die Mineralien, Vitamine und feinstofflichen Elemente (u. a. Spurenelemente), die konzentriert in den Randschichten des Getreidekorns sitzen, durch Anhebung der Feuchtigkeit in das Innere des Getreidekorns. Es finden bedeutende Stoffumsetzungen und Anreicherungen statt. Bevor die eigentliche Keimung beginnt, wird der Vorgang abgebrochen und in die Wärmephase (Dörren) überführt. Auf diese Weise haben wir ein Vielfaches an Wertstoffen in *allen* Teilen des Getreidekorns. Durch das hydrothermische Vorgehen ist das Getreide auch im aufgebrochenen, vermahlenen Zustand sehr lange haltbar, wohingegen das Fett des Keimlings im zerkleinerten Korn durch die bei der Vermahlung entstehende Wärme sehr bald ranzig und bitter wird. Beim hydrothermischen Verfahren werden die wertvollen Teile des Getreidekeimes jedoch stabilisiert. Auch sie sind im Inneren des Getreidekorns anzutreffen.

Erst nach dieser Feucht-Wärme-Aufschließung wird das Getreide schonend entspelzt und später mit der Zentrofanmühle oder anderen Mühlen zum gewünschten Feinheitsgrad – grob oder fein – vorsichtig und schonend vermahlen. Das so zubereitete Getreide schmeckt *ganz anders.* Auch hält das Mehl viel länger frisch.

Der Geschmack der Erdmannhauser Getreideprodukte erinnert mich an die Beschreibungen von Anni Gamerith, als sie die auf die alte Weise gewonnenen Getreidebreie, die man ihr vorsetzte, beschrieb. Sie kleben nicht mehr, besonders die Grütze bleibt bißfest, sie schmecken herzhafter, nußähnlich. Sie sättigen auch viel mehr. Durch die thermische bzw. hydrothermische Behandlung der verschiedenen Getreide entstehen bereits Vorstufen zur Zuckerbildung, die die Enzymaktivität in unserem Verdauungstrakt anregen. *Auch erhält man zum Beispiel bei der hydrothermischen Haferaufbereitung ein fast vollwertiges Eiweiß, bei dem nur noch eine essentielle Aminosäure fehlt.* Gerade der Hafer – besonders in dieser wertvollen Form – ist eine ideale Nahrung für Kinder. Die Erdmannhauser Hafernahrung für Kinder übt einen sehr positiven Einfluß auf den Darm aus, denn mehrfach hörte ich, daß Durchfall oder andere Unpäßlichkeiten im Verdauungstrakt bei Kindern mit dieser Hafernahrung sehr schnell in Ordnung kamen.

Wertvoll aufgeschlossenes Getreide für die Anti-Candida-Diät

Inzwischen weitet sich das Programm der Firma immer mehr aus, denn auch in der Erwachsenenküche – besonders auch als Anti-Candida-Diät – benötigen wir wertvolle Getreide mit gesundem Eiweiß, die sich auf vielerlei Art zubereiten lassen. Es werden inzwischen Mehle, Grieß und Grütze sowie der noch gröbere Bulgur von guten alten Dinkelsorten angeboten, die nicht mehr schleimen, sondern kernig und bißfest und von sehr gutem Geschmack sind. Die Firma verwendet nur alte Dinkelsorten aus Demeter-Anbau. Der heute – selbst im Bio-Anbau – verwendete Dinkel ist häufig kein reiner Dinkel mehr, sondern eine Kreuzung von Dinkel mit Weizen. Dadurch wird auch Dinkel von den Weizenallergikern häufig nicht vertragen. Im Interesse der Weizenallergiker wäre es dringend anzuraten, vermehrt die altbewährten regionalen Dinkelsorten anzubauen. Diese kommen dem Dinkel, den Hildegard von Bingen so lobend beschrieben hat, eher näher. (Im St. Hildegard-Brief Nr. 20 ist eine gründliche Untersuchung der verschiedenen Dinkelsorten mit Nennung ihres Weizenanteils angegeben.)

Ebenso gibt es Kindernährmehle und sehr gut schmeckenden Grieß von Hafer, Roggen, Reis, Gerste und Buchweizen. Besonders gern verwende ich jetzt wieder Buchweizen. Durch die besondere Vorbereitung ist der Buchweizen nicht mehr schleimig, sondern ebenfalls kernig und bißfest. Auch die grobere Zubereitung der Gerste mit ihrem hohen Zink- und Nicotinamidgehalt als »Talkuna« (an Graupen erinnernd) möchte ich nicht mehr missen. Aus einer Gerstengemüsesuppe wird so schnell ein sättigendes Gericht. Ideal kann eine Gerstengrießsuppe oder Gersten-Talkuna-Suppe mit Miso und Sojasauce aufgewertet werden, so daß ein Gesundheitsgericht ersten Ranges entsteht (siehe Kapitel 8 »Miso – ein Mittel gegen die Folgen radioaktiver Strahlung«).

Die hydrothermisch vorbereiteten Getreide schmecken nicht nur viel besser, sie sättigen auch ganz anders, was heute immer wichtiger wird. Wie viele Menschen wissen nicht mehr, was sie essen sollen. Hier wäre sie: die Vollwertnahrung, die uns wieder alle Vitalstoffe des *ganzen* Getreidekornes liefert, trotz leichter Verdaulichkeit.

Im normalen Kochtopf oder ganz besonders auch im schonenden Stuplichtopf habe ich aus der Dinkelgrütze eine schnittfeste Masse gekocht, von der man sehr leicht Klößchen für die Mittagsmahlzeit abstechen kann. Auch in der Pfanne erwärmt oder überbacken, schmeckt diese Dinkelzubereitung ganz ausgezeichnet. Eine Freundin, der ich diverse Erdmannhauser Getreideprodukte zum Probieren überlassen hatte, sagte mir, daß diese ja einmalig gut schmecken. Sie habe kein Salz und keinerlei Gewürze gebraucht. Alles habe einen kräftigen, guten Eigengeschmack und würde sehr gut sättigen.

Der Roggenquick

Zur Zeit meiner auswärtigen Berufstätigkeit hätte ich mir dieses Erdmannhauser-Produkt gewünscht: ein schonend hydrothermisch vorgequollener Roggen, der durch diese Behandlung als ganzes Korn, ähnlich wie bei der Pumpernickelherstellung, seine vollen Kräfte entfalten konnte, wird erst zum

Schluß dieser Behandlung mit einer Steinmühle schonend zu feinstem Mehl vermahlen. Durch die Behandlung ist er völlig aufgeschlossen, dadurch sehr hochwertig geworden und kann ähnlich einem Getreidekaffee – nur mit kochendem Wasser übergossen – getrunken werden. Das Ganze schmeckt sehr gut, etwas ähnlich wie Getreidekaffee, nur daß hier das Getreide nicht gebrannt wird, sondern seinen vollen Geschmack durch die Verzuckerung und Aufschließung des ganzen Roggenkorns erreicht hat.

Man verwendet das Pulver sparsam mit ca. 1 Teelöffel pro Tasse. Mit dampfend heißem Wasser aus der Thermoskanne wird es aufgegossen und verrührt. Sobald der Roggenquick etwas abgekühlt ist, kann man ihn trinken. Man kann etwas Butter oder Bio-Sahne hinzufügen, so daß dieses Getränk auch einen guten Sättigungswert hat. Besonders in Belastungszeiten geistiger Art und Streßzeiten, wo wir all unsere Kräfte einsetzen müssen, gibt uns dieses Getränk sehr schnell und spürbar mehr Energie. Durch die wertvollen verschiedenen Zuckerarten werden besonders unsere Gehirnzellen belebt und angeregt, so daß dieses Gesundheitsgetränk durch seine belebende Komponente immer mehr auch als Kaffeeersatz dient.

Um die Wasserqualität zu verbessern, können wir, wenn wir unterwegs sind, das Getränk mit dem Wasserbelebungsstab – dem kleinsten Wasserbelebungsgerät von Johann Grander – beleben. Auch das »lebendige« Wasser ist heute nötiger denn je, um gesund zu bleiben oder es wieder zu werden.

Roggen, richtig angebaut und richtig für die menschliche Ernährung aufbereitet und aufgeschlossen, hat eine große regenerierende Kraft auf die Leber. Ich weiß, daß die bekannte »Kräutermutter« Grete Flach Roggensuppen erfolgreich bei Lebererkrankungen empfohlen hat. Auch Darmunpäßlichkeiten (Durchfall) verschwinden meist durch Roggenquick oder auch durch das vollwertige Hafermehlgetränk (dieses wird kurz gekocht), das die Erdmannhauser als Kindernahrung anbieten. Ich weiß von einem Kind, das, nachdem Antibiotika gegeben werden mußten, Durchfall bekam. Von selbst verlangte es sofort nach seinem Erdmannhauser-Hafermehlgetränk, das den Durchfall sofort stoppte.

Kindernahrung

Besonders bei unseren Kindern, die noch im Wachsen begriffen sind und mit ihrem viel sensibleren Regulationssystem heute so vielen unnatürlichen Belastungen (zuviel Süßes, Gifte, Verstrahlung) ausgesetzt sind, sollten wir darauf achten, daß ihre Nahrung so vollwertig und wertschonend wie nur irgend möglich hergestellt wird, damit sie reichlich alle Bausteine erhalten, um sich dieser Belastungen erwehren zu können. Ideal wäre es, Kinder gar nicht erst an denaturierte Weißmehlerzeugnisse und Zuckersachen zu gewöhnen. Es gibt eine reiche Palette der Erdmannhauser-Kindernährmehle bzw. -grießsorten, die aufgrund ihrer leichten Aufschließbarkeit und Vollwertigkeit auch immer mehr von Erwachsenen verwendet werden.

Hydrothermisch aufgeschlossener Reis

Ein ganz besonderer Gaumengenuß war für mich der noch in der Schale hydrothermisch aufgeschlossene italienische Demeter-Reis, den die Firma Erdmannhauser Getreideprodukte als fermentierten, gebrochenen Reis anbiet. Durch die lange schonende Wärmeaufschließung ist er karamelisiert. Auch hier sind die Wertstoffe der äußeren Randschichten ins Innere des Reiskorns gewandert. Er hat eine sehr schöne warme, bernsteinfarbene Farbe.

Ein Pakistaner, der diesen fermentierten Reis sah, rief spontan aus: »Das ist bei uns in Pakistan der teuerste Reis, den es gibt. Er wird nur an Festtagen verwendet. Man nimmt ihn gern für Süßspeisen.« Dieser Reis hat im Vergleich zu Vollreis nur eine kurze Zubereitungszeit (ca. 5 Minuten leicht kochen und an warmem Ort ca. 20 Minuten quellen lassen), er schmeckt ausgesprochen gut und sättigt auch gut. Für mich ist dieser »Bernstein«-Reis der köstlichste Reis, den ich je gegessen habe. Ich bin für diese wertvolle Variante meines Speisezettels von Herzen dankbar.

Pumpernickel – das gesündeste Brot

In Notzeiten stellte sich heraus, daß die Landstriche, wie Ostfriesland, in denen hauptsächlich Pumpernickel gegessen wurde, am wenigsten Getreide verbrauchten. Durch die wertschonende und wertanreichernde Herstellung sättigt Pumpernickel einfach mehr.
Diese Wertsteigerung beim Pumpernickel gilt jedoch nur für die auf klassische Weise hergestellten Qualitäten, die 12–36 Stunden bei der geringen Temperatur von 100 °C aufgeschlossen werden. Im klassischen Pumpernickel wird auch keine Hefe verwendet, ebenso keine süßenden Zusätze und keine Couleurs (Färbemittel). Durch die langsame Aufschließung vermalzt der Roggen von allein. Hierdurch entsteht auch die schwarze Farbe durch gründliche Aufschließung und Fermentierung. Da heute meist alles so schnell gehen muß, sollte man sich genau erkundigen, wie der angebotene Pumpernickel hergestellt wird.
Pumpernickel wurde früher nur mit etwas natürlichem, gutem Sauerteig gebacken. Es müßte auch möglich sein, ihn ganz

ohne Sauerteig herzustellen. (Auch beim Sauerteig gibt es inzwischen erhebliche Qualitätsunterschiede). Es ist eine große Kunst, Pumpernickel noch auf die alte wertanreichernde Art zu backen. Bei der richtigen Herstellung haben wir im Pumpernickel das optimale Brot, das auch von Mykosekranken, die aufgrund ihrer Erfahrung meist jegliches Brot meiden, noch am ehesten vertragen wird. Adressen von Pumpernickelherstellern: siehe Anhang.

Die handbetriebene Flockenmühle

Mit dem Schnitzer Steinflocker (Reformhaus bzw. Bioladen) kann man mit wenig Kraftaufwand (ohne Stromanschluß) ein sehr schön fein geflocktes Mehl produzieren. (Am besten das Getreide zweimal durch den Flocker geben.)

Aus diesem Flockenmehl lassen sich sehr gut schmeckende Getreidefrikadellen herstellen. (Zutaten: frisch geflocktes Mehl, Salz, Gewürze und Wasser, in Palmfett oder Olivenöl vorsichtig braten.) Die Backwaren werden mit dem Flockenmehl sehr locker und schmecken besonders gut.

Auch habe ich eine gute Getreidemühle (Firma Kornkraft »Farina«) aus Holz mit Steinmahlwerk für den Handbetrieb entdeckt, ideal für den Urlaub oder wenn einmal der Strom ausfällt. Ebenso mahlt die handbetriebene unverwüstliche Elsässer Getreidemühle – sie ist ganz aus Stein gearbeitet – feines Mehl. (Beide Mühlen gibt es im Bioladen.)

8 Nahrungsmittel als Heilmittel

Eine Pflanze – 300mal süßer als Zucker

Die Blätter eines kleinen Strauches (Stevia rebaudiana) helfen uns, unsere Speisen zu süßen, ohne daß wir dabei den Nachteil der üblichen Süßungsmittel in Kauf nehmen müssen. Diese Pflanze wächst in den Bergen an der Grenze zwischen Brasilien und Paraguay. Ihre Blätter werden schon seit Jahrhunderten von den dort lebenden Guarani-Indianern verwendet, die damit Lebensmittel und Kräutertees süßen. Die Einheimischen loben die positive Wirkung dieses Strauches bei Diabetes, Bluthochdruck und Infektionen. Der kontrolliert biologische Anbau in Paraguay wird unterstützt von dem Arzt Dr. Binder, der dort ein Tropenkrankenhaus gegründet hat.
Man kann den Tee, als Pulver vermahlen, zum Süßen verwenden oder aus den Blättern einen starken Extrakt kochen. Die Süßkraft ist beständig auch beim Erhitzen oder in sauren Lebensmitteln. Die Blätter sind 300mal süßer als Zucker, haben aber keine Kalorien. Das Wunderbare an diesem Tee ist: er führt nicht zur Gärung wie alle anderen Zuckerarten oder auch Honig, so daß unsere Gärungsbakterien und Pilze nicht »gemästet« werden und auch unsere Bauchspeicheldrüse nicht überreizt wird, wie dies durch konzentrierte Süßungsmittel aller Art – auch die sogenannten »gesunden« Süßungsmittel – normalerweise geschieht.
Generell wäre es besser, sich das Süßen von Speisen ganz abzugewöhnen. Für die Zeit der Umstellung und besonders

für kleinere Kinder, die noch nicht bereit sind, auf Süßes zu verzichten, ist diese Pflanze allerdings ein großer Segen. Denn die üblichen Süßungsmittel verändern unsere Darmflora sehr negativ, wodurch gesundheitlichen Entgleisungen bis hin zur Verpilzung der Weg bereitet wird. Auf dieses wichtige Thema gehe ich später noch sehr ausführlich ein. Man bekommt diesen Süßtee im Bioladen oder im Spira-Versand.

Carob – die Schoten des Johannisbrotbaums

Der Johannisbrotbaum ist im Mittelmeerraum heimisch. Dieser immergrüne Baum wächst praktisch überall wild, von der Küste bis in die Berge. Die süßlich schmeckenden Früchte des Johannisbrotbaums, über Jahrhunderte das Grund- und Überlebensnahrungsmittel vieler Mittelmeervölker, sind reich an Kalzium, Phosphor, Zucker und Proteinen. Diese Grundstoffe machen Carob zu einem wichtigen Nahrungsergänzungsmittel zum Beispiel bei Osteoporose. Wenn Kleinkinder auf Zypern kränkeln oder kaum wachsen, so wird dem Kinderbrei mit Erfolg regelmäßig Carob beigegeben.
Ein großer Vorteil dieses Baumes ist, daß er nicht gedüngt zu werden braucht, da er mit seinen Wurzeln zu den Stickstoffsammlern zählt. Aus den schwarzen Kernen seiner langen Schoten – dieser Baum gehört zu den Hülsenfruchtgewächsen – wird das kakaoähnliche Carob-Pulver hergestellt, aus dem sich gesunde Naschereien für die Kinderküche herstellen lassen. Das Pulver wird gerne in Milch-, Soja- und Reismilch eingerührt und ergibt ein köstliches Getränk. Seine stuhlgangfördernde Wirkung ist seit alters bekannt (zu beziehen im Bioladen oder über Sanatur GmbH).
Des weiteren bietet die Firma Sanatur Carob-Raspeln an, aus Carob-Pulver, Pflanzenfett, Sojamehl, Lecithin und Vanille

gemacht. Sie eignen sich hervorragend zum Backen, für Füllungen, Überzüge, Pralinen, Gebäck, Torten und andere Köstlichkeiten.

Zuckerrohrmelasse

Eine Patientin, die zwei Pferde hat, erzählte mir beiläufig, daß sie die Ekzeme ihrer Pferde sehr schnell mit einer besonderen Melasse beseitigen würde. Auch Hunde, die an Ekzemen und Haarausfall litten, bekämen bald wieder ein kräftiges gesundes Fell, wenn sie ihnen Melasse ins Futter gebe. Sie erzählte von dem Hund ihrer Freundin, der mit 14 Jahren fast kahl war, mit schuppiger, trockener Haut und einzelnen grauen Haaren. (Es gibt im Reformhaus ein kleines Büchlein über die rohe schwarze Zuckerrohr-Melasse von Cyril Scott, *Das schwarze Wunder,* in dem sehr interessante Berichte veröffentlicht sind.)

Ihr selbst hatte der Melassetrank bei Zahnfleischbluten geholfen. Blutungen entstehen neben Vitaminmangel häufig durch starke Übersäuerung und dadurch bedingten Kalziummangel, denn Kalzium dichtet die Gefäßwände ab, so daß kein Blut nach außen gelangen kann. Auch allergische Ekzeme haben mit einem Kalziummangel zu tun, denn zugeführtes Kalzium lindert, wie man allgemein weiß, sehr schnell den Juckreiz. Die den Juckreiz auslösenden Säuren und Gifte bleiben im Inneren der Gefäße und können nicht unkontrolliert über den Lymphweg zur Haut gelangen.

Ekzeme und Haarausfall sind Zeichen stärkster Übersäuerung. Die durch die ansteigende Elektroverstrahlung, ständige Quecksilberfreisetzung aus den Amalgamfüllungen, vitalstoffarme Ernährung und durch Streß ansteigende Blutverpilzung führt allgemein ansteigend zur Übersäuerung. Dadurch fehlen häufig ganz massiv die basischen Mineralsalze in uns, die unter anderem die Aufgabe haben, die ständig entstehenden sauren Valenzen abzupuffern.

So besorgte ich mir diese schwarze Zuckerrohrmelasse im Reformhaus (Appleford's Melasse). Auffallend ist hier der Reichtum an basischen Mineralien. Die Melasse enthält mit 2420 mg sehr viel Kalium und mit 912 mg einen erfreulich hohen Kalziumanteil, ebenso Magnesium mit 249 mg. Sie enthält mit 31,6 mg reichlich das für die Blutbildung notwendige Eisen und das zur Heilung von Entzündungen benötigte Kupfer mit 942 mcg. Außerdem Zink mit 1,3 mg und Chrom mit 43 mcg, das den Zuckerstoffwechsel so auffallend verbessert (alles auf 100 g gerechnet).

Man löst 1 x täglich einen Teelöffel Melasse in einer Tasse heißem Wasser auf und verdünnt dieses in größeren Abständen als Entsäuerungsgetränk anstatt sonstiger Entsäuerungsmittel. Wichtig ist, daß die Melasse nur sehr stark verdünnt genommen wird, da sie sonst vorhandene Pilze enorm verstärken kann.

Wie Wissenschaftler herausgefunden haben, werden Mineralstoffe, die aus Pflanzen stammen, vom menschlichen und tierischen Körper weitaus besser aufgenommen als mineralische Salze. Das gilt auch für die verschiedenen Mineralwässer, deren Mineralien, wie immer wieder zu lesen ist, vom menschlichen Körper nur schwer aufgenommen werden und die Nieren schädigen können. Um eventuelle Pilze im Darm und Blut nicht zu vermehren, ist es nötig, die Lösung so gut zu verdünnen, daß das Getränk nicht mehr süß schmeckt. So werden die wertvollen Stoffe auch viel besser aufgenommen. Die schwarze Melasse wird seit Jahrhunderten von den Einheimischen als Heilnahrung verzehrt. Melasse entsteht bei der Gewinnung von Zucker aus Zuckerrohr als Abfallprodukt.

Während der isolierte Zucker ein starker Säurebildner ist, der Darm- und Blutpilze stark vermehrt, bringt uns die Melasse keine Säure in den Körper. Sie wirkt sogar leicht basisch.

Laut einer Untersuchung der Universität Ohio ist Melasse besonders reich an den verschiedensten Vitalstoffen (basische Mineralsalze, Vitamine, Aminosäuren, Fettsäuren). Insgesamt wurden 64 Nährstoffe gefunden. Sie enthält unter anderem reichlich die Vitamine, die für gesundes Haar- und Nagelwachstum nötig sind. Häufig hat sie Menschen mit ergrauten, schütteren Haaren bis zu kreisrundem Haarausfall zu vollem dunkleren Haarwuchs verholfen.

Der Haarboden (wie auch die Venenwände, Gelenkflüssigkeit und die Knochen ganz allgemein) scheint ein Basenspeicher zu sein, und solange dieser mit basischen Mineralsalzen gefüllt ist, wachsen die Haare kräftig und gesund nach. Wird dieser Speicher durch die verschiedenen vorbeschriebenen Ursachen geleert, dann treten ein frühes Ergrauen der Haare, vermehrter Haarausfall und trockene, schuppige Kopfhaut bzw. Körperhaut ganz allgemein auf. Füllt man den Basenspeicher wieder mit leicht assimilierbaren basischen Salzen, vor allen Dingen mit Kalium, wie im Fall der Melasse, die außerdem reichlich Pantothensäure enthält, die als Vitamin der B-Gruppe als »Haarwiederhersteller« bei Mensch und Tier gilt, so können die Haare wieder wachsen. Wachstum und Pigmentation der Haare werden durch Pantothensäure gefördert. Pantothensäure ist wichtig für den Aufbau und die normale Funktion der Gewebe, besonders der Haut und Schleimhäute. Sie hilft bei Entzündungen und Infektionen der Schleimhäute (Nase, Bronchien, Magen- und Darmschleimhäute etc.) und verstärkt die Wundheilung.

Auch Arthrosen und Arthritiden (Hüftgelenke, Kniegelenke etc.) wurden durch eine innerliche und äußerliche Behandlung mit Melasse (Kompressen bzw. Melasse-Bäder) gebessert. Auch hat die Melasse einen positiven Einfluß auf den gesamten Verdauungstrakt. Sie hat zum Beispiel Verstopfung gebessert. Auch sagt man ihr nach, daß sie negative Darmkeime eliminiert.

In dem erwähnten Büchlein *Das schwarze Wunder* wurde auch von mehreren Verbesserungen nach Schlaganfall, Thrombose und schweren Venenleiden berichtet. Schlaganfall und Thrombosen haben mit Sicherheit etwas mit einer verstärkten Blutmykose zu tun, so daß wir aus der Besserung dieser schweren Leiden auf eine positive Wirkung der Melasse auch auf Mykosen schließen können. In dem Büchlein wurde jedoch ausdrücklich darauf hingewiesen, daß die Melasse nicht pur, sondern immer *sehr stark* verdünnt zu nehmen ist.

Lupineneiweiß – das Eiweiß der Zukunft

»Lopino«, ein Eiweißkonzentrat mit einem leicht nussigen Geschmack, ähnlich dem aus Sojabohnen hergestellten Tofu, wird aus dem Samen der gelb- und weißblühenden Süßlupine gewonnen. Diese gehören zu den bitterstoffarmen oder alkaloidfreien Zuchtstämmen.

Bereits die Inkas verwendeten den Samen der Lupine als Nahrungsmittel. Damals kannte man nur die bitter schmeckenden Arten, so daß die gemahlenen Lupinensamen zur Entbitterung in Säckchen in die Flüsse gehängt wurden.

Inzwischen erobert sich dieses neue Produkt immer mehr den Naturkostmarkt. Sehr mineralstoffreich und mit einem doppelt so hohen Eiweißgehalt wie Tofu, wurde Lopino im Frühjahr 1995 auf der »Bio-Fach« in Frankfurt am Main zum

»Produkt des Jahres« gewählt. Seitdem ist die Nachfrage nach Lupinen-Produkten so stark gestiegen, daß die Herstellerfirma gar nicht soviel Bratlinge, Rolls und Brotaufstriche herstellen kann, wie geordert werden.

Während bei der Tofu-Bereitung der Sojamilch Säuren oder Salze zugesetzt werden müssen, wird die Lupinensamenmilch durch kurzzeitiges Erwärmen zum Stocken gebracht, so daß sich Molke und Quark trennen. Auffallend ist das wertvolle Eiweißspektrum, das *alle* Aminosäuren in einem ausgewogenen Verhältnis aufweist. In sehr hoher Konzentration finden wir auch die Bausteine für das zellschützende Glutathion mit Glutaminsäure 20,6 Prozent, Glycin 4,2 Prozent und Cystin 2 Prozent.

Außerdem hat Lopino 7% wertvollste Fette und mehr Lecithin als die Sojabohne (über die Wichtigkeit des Lecithins siehe im Kapitel 9 »Wertvolle Nahrungsergänzungsmittel«). Das für den menschlichen Organismus unentbehrliche, blutbildende Vitamin B_{12} liegt in aktiver Form vor. Während Rinderfilet nur 2 mcg Vitamin B_{12} auf 100 g aufweist, haben wir in Lopino 3,7 mcg (im Vergleich dazu die Bierhefe 170 mcg!). Das ist ein Grund, warum sich inzwischen auch Hersteller von Säuglingsnahrung für dieses Produkt interessieren. Sie können heute nicht mehr zur Vitamin B_{12}-Anreicherung ihrer Säuglingsnahrung auf tierische Innereien zurückgreifen, da diese aufgrund verschiedenartiger Belastungen für die Kindernahrung immer ungeeigneter werden. Von weiterem Vorteil ist, daß Lopino auch von Verdauungsschwachen gut aufgeschlossen werden kann. Der in der Sojabohne vorhandene Trypsininhibitor, der bei Sojaprodukten die Verdauung behindert, so daß Verdauungsschwache Sojaprodukte nicht gut vertragen, ist im Lupinensamen nicht enthalten. Daher die gute Verdaulichkeit. So finden sich in 100 g Lopino:

59 mg Kalzium	5,4 mg Eisen
10 mg Natrium	0,05 mg Vitamin B_1
40 mg Kalium	0,4 mg Vitamin B_2
36 mg Magnesium	3,7 mcg Vitamin B_{12}

7% Fett, 18,5% Eiweiß, 12,7% Kohlenhydrate, 1,6% Rohfaser

Weitere Pluspunkte:
– eine hohe Verträglichkeit für *sämtliche* Allergiker
– das Fehlen von harnsäurebildenden Purinen (wichtig bei Gicht, Rheuma)
– Lopino hat keine blähenden Stoffe wie z. B. alle anderen Bohnengewächse
– hohe Verdaulichkeit von 98%
– Lopino hat sich in der Candida-albicans-Diät als besonders hilfreich erwiesen.

Eine sehr gute Bereicherung des Speisezettels ist die flüssige, meersalzhaltige Würze »Loyu« aus dem Eiweiß der Süßlupine, im Reformhaus erhältlich, die genau wie die so beliebte schwarze Sojasauce jetzt auch bei uns in Deutschland hergestellt wird. (Über die Herstellung und die Vorteile fermentierter Produkte siehe im nachfolgenden Kapitel »Miso – ein Mittel gegen die Folgen radioaktiver Strahlung«.) Würzen dieser Art sind ein idealer Salzersatz, denn mineralische Salze werden allgemein als nierenbelastend angesehen, weswegen sie nur in Maßen verwendet werden sollten. Darüber hinaus bringen uns diese Würzen die vielfältigen Stoffe nicht nur der Ausgangsmaterialien, sondern auch die Produkte der unzähligen Mikroorganismen, die bei der monatelangen Reifung fermentierter Produkte diese ganz leicht verdaulich machen und mit eigenen Stoffwechselerzeugnissen auf vielfältigste Art anreichern. So sind diese Würzen nicht nur geschmacklich ausgezeichnet und appetitanregend, sondern sie bringen uns wichtige, häufig in unserer Nahrung fehlende Stoffe.

Seit Urzeiten werden Lupinen als Gründünger zur Bodenverbesserung eingesetzt. Die bis drei Meter tief reichenden Wurzeln durchlockern den Boden und akkumulieren Stickstoff. Sie sind anspruchslos und wachsen selbst auf ärmsten, sandigen Böden. Als Humusspender entsäuern und verbessern sie die Böden. Rundum Vorteile, die der Lupine zu ihrem schnellen Sieg verholfen haben. So wie es aussieht, wird das Lupineneiweiß das Eiweiß der »Neuen Zeit« sein, denn durch die innere Verpilzung unserer Tiere wird es immer weniger ratsam, tierische Produkte mit all ihren Belastungsstoffen zu sich zunehmen.

Inzwischen begegnete mir 1997 auf der Bio-Fach in Frankfurt bereits Lupinenmehl, das ähnlich wie Sojamehl zur Anreicherung von gekochten oder gebackenen Speisen verwendet werden kann. Ca. 1 Eßlöffel Lupinenmehl entspricht ungefähr einem Ei. Wer einen Garten hat, kann sich einige dieser weißblühenden, wunderschönen Stauden in den Garten pflanzen. Der reife Samen wird dann – ohne weitere Behandlung – nach Bedarf im Mixer zu Mehl zerschlagen. Das Mehl schmeckt deutlich nach Bohnen, so daß man es vermutlich auch mindestens 7 Minuten – genau wie die Sojabohne – kochen sollte. Erst dann ist die in Hülsenfrüchten enthaltende Phytinsäure, die Durchfall verursachen kann und als Mineralienräuber gilt, zerstört.

Miso – ein Mittel gegen die Folgen radioaktiver Strahlung

In den Lebensschutzinformationen »Stimme des Gewissens« 5/97, Vlotho, erschien der Bericht des japanischen Arztes Dr. S. Akizuki, Direktor des Hl. Franziskus-Spitals in Nagasaki, den ich zitieren möchte. Dr. Akizuki widmete sich der Erforschung von Lebensmitteln, wie Miso und Sojasauce, und er sorgte dafür, daß in seinem Spital Vollreis verwendet wurde.

> »Es war Krieg. Ich beschloß, meine Diät auf Vollreis, Gemüse und Misosuppe umzustellen. Als die Atombombe explodierte, war ich mit radioaktiven Krankheiten konfrontiert. Meine Fähigkeit, dieses Grauen zu ertragen und zu meistern und meine harte Arbeit als Arzt fortzusetzen, hängt völlig mit meiner täglichen Nahrung – nämlich Misosuppe – zusammen. – Am 9. August 1945 fiel die Atombombe auf Nagasaki. Tödliche Strahlungen breiteten sich über der Stadt aus, die dem Erdboden gleichgemacht wurde. Für viele war es ein entsetzlich qualvoller Tod; für einige war es ein Wunder. Nicht ein emsiger Arbeiter in dem Spital, in dem ich arbeitete, litt oder starb an der Strahlung. Im Spital hatten wir eine große Reserve von Miso und Tamari (echte natürliche Sojasauce). Ich gab schon lange vor dem Bombenabwurf meinen Arbeitern Vollreis und Misosuppe. Niemand von diesen litt unter den radioaktiven Strahlungen. Das Spital hatte nur einen christlichen Priester. Er starb als einziger durch Radioaktivität. Er hatte nie unsere Nahrung angerührt und aß täglich Eier, Milch, Marmelade und Fleisch …«

Obwohl Dr. Akizuki jahrelang in der Nähe des Bombeneinschlages Atombombenopfer behandelte, zeigten sich weder bei ihm noch bei seinen Mitarbeitern die üblichen Symptome radioaktiver Verstrahlung. Dr. Akizuki führte diese Tatsache auf den täglichen Genuß von Misosuppe zurück.

Akizukis These wurde 1972 durch Untersuchungen bestätigt, die im Miso einen Stoff nachwiesen, welcher Schwermetalle, wie radioaktives Strontium, bindet und zur Ausscheidung bringt.

1981 ergaben Untersuchungen am japanischen Krebsforschungszentrum, daß die regelmäßige Einnahme von Misosuppe das Risiko einiger Krebsarten und Herzkrankheiten beträchtlich verringert.

Der überzeugendste Beweis für den Schutz, den Miso vor den Folgen radioaktiver Strahlung bietet, wurde 1990 in Japan veröffentlicht. Professor Akihiro Ito vom Labor für atomare Radioaktivität an der Universität Hiroshima untersuchte Berichte europäischer Länder, die nach der Katastrophe im Kernreaktor von Tschernobyl lastwagenweise Hatcho-Miso aus Japan importierten. Auch bei dieser Katastrophe stellte Miso seine Schutzwirkung eindeutig unter Beweis.

Radioaktive Strahlung führt zu vermehrter Krebserkrankung. Wenn Miso die Radioaktivität sozusagen ausblenden kann, dann muß es auch vor Krebs schützen. In diesem Sinne machte Professor Ito Rattenversuche. Er fütterte sie mit Miso und setzte sie einer erhöhten radioaktiven Strahlung aus. Dann verglich er ihre Erkrankungsrate mit Ratten, die kein Miso erhalten hatten. Tatsächlich stellte Professor Ito fest, daß die Ratten, die kein Miso bekamen, 2–3mal öfter an Leberkrebs erkrankten. In Japan wird Miso inzwischen als Krebsprophylaxe angesehen. Laut einer 1984 vom japanischen »Nationalen Krebszentrum« veröffentlichten Studie verringert sich die Krebserkrankungsrate von Magenkrebs zum Beispiel durch den regelmäßigen Verzehr von Miso um 33%.

Miso – das Geschenk der Götter

Der Ursprung von Miso geht Tausende von Jahren zurück nach China. Im 7. Jahrhundert n. Chr. faßte die Misotradition in Japan Fuß. Heute gibt es in Japan bis zu 50 verschiedene Misosorten, die sich in Herstellung, Farbe, Aroma, Konsistenz und Fermentationszeit zum Teil sehr unterscheiden.

Die Sojabohne als Ausgangsmaterial bietet sehr viele basische Mineralstoffe, besonders Kalium mit 1740 mg, Kalzium mit 255 mg, Magnesium mit 245 mg, außerdem mit 8,59 mg viel Eisen, 1 mg Zink, 60 mcg Selen, neben Jod, Kupfer, Mangan etc. auf 100 g. Ebenso eine reiche Vitaminpalette mit den Vitaminen B_1, B_2 Betacarotin, Vitamin K, Nicotinamid (Vitamin B_3), Pantothensäure, Vitamin B_6, Biotin und 230 mcg Folsäure. Des weiteren Cholin und das fettlösliche Vitamin E. Durch die lange Fermentation entstehen große Mengen von Milchsäurebakterien, die die Verdauung unterstützen. Vor allem findet eine enorme Anreicherung mit Enzymen statt, die wir als Katalysatoren unseres Stoffwechsels betrachten können.

Das dunkle Miso, das stärker gesalzen ist und somit kräftiger und würziger schmeckt, enthält mehr Sojabohnen und weniger Koji-Starter. In der Regel reift es ein bis zwei Jahre.

In Europa ist Gerstenmiso (Mugi-Miso) am bekanntesten. Es wird zum Teil aus Japan importiert, inzwischen aber auch in Frankreich und Deutschland produziert. Die Rohstoffe stammen aus kontrolliert biologischem Anbau. Die Reifezeit beträgt circa 14 Monate. Trotz des hohen Salzgehaltes von mehr als 12 Prozent besticht Gerstenmiso durch ein mildes, ausgewogenes Aroma.

Unpasteurisiertes Miso ist wertvoller

Das berühmteste Miso Japans ist das dunkle Hatcho-Miso, das unter hohem Preßdruck 18 bis 24 Monate in alten Zedernholzfässern fermentiert. Es wird ausschließlich aus Sojabohnen mit nur sehr wenig Wasser, Koji-Starter und geröstetem Gerstenmehl hergestellt.

Die Reifung ist so vollständig abgeschlossen, daß Hatcho-Miso zur Haltbarmachung nicht pasteurisiert zu werden braucht wie die anderen Misoarten. Dadurch bleibt es lebendig und wurde vermutlich auch aus diesem Grund bei der Verstrahlungskatastrophe in Tschernobyl eingesetzt. Hatcho-Miso ist sehr fest und hat von allen Misosorten den höchsten Eiweißgehalt von 20%, genau wie Rindfleisch. Es hat auch einen herzhaften, kräftigen, fleischähnlichen Geschmack.

Bis vor wenigen Jahren wurde Miso in Japan ausschließlich lose, das heißt unpasteurisiert, gehandelt. Der Export machte es notwendig, es in luftdichte Plastikbeutel einzuschweißen. Damit das lebendige Miso in diesen Beuteln keine Gase erzeugt und sie zum Zerplatzen bringt, muß es vorher pasteurisiert werden. Das Pasteurisieren macht das Endprodukt länger haltbar und schließt eine weitere Gärung aus. Eine Ausnahme macht nur Hatcho-Miso, das auch ohne Erhitzung in Plastikbeuteln abgepackt werden kann. Die besten Sorten werden auch in Europa unpasteurisiert lose in Eimern gehandelt.

Über den Eiweißgehalt

Die Sojabohne enthält im Durchschnitt 34 Prozent Eiweiß, 18 Prozent Fett und 6 Prozent Kohlenhydrate. Durch Fermentation werden diese Bestandteile in die kleinsten Bausteine, Aminosäuren, Fettsäuren und Zucker, umgewandelt und sind dadurch wesentlich leichter verdaulich. Bei der Sojabohne liegt die Aminosäure Methionin in einer etwas geringeren Menge vor, weshalb allgemein geraten wird, Sojaeiweiß (oder ganz allgemein Hülsenfrüchte) mit der doppelten Menge von Getreide zu kombinieren. Erst durch diese Kombination entsteht ein Volleiweiß, das vom menschlichen Körper optimal ausgewertet werden kann.

Interessant ist, daß bei der Miso-Herstellung seit alters Getreide und Sojabohnen kombiniert werden, da Reis oder Gerste in kleinerer oder größerer Menge immer Bestandteil eines Misos ist. Je vollwertiger ein Eiweiß ist, um so weniger Eiweiß benötigt der Mensch. So ernähren sich viele Indianerstämme als Grundlage ihrer Ernährung von Bohnen und Mais. Die außerordentliche Gesundheit und Leistungsfähigkeit dieser Indianer war so erstaunlich, daß Forscher ihre Ernährungsgrundlage untersuchten, um dem Geheimnis auf die Spur zu kommen. Diese scheint in der optimalen Eiweißkombination zu liegen, von der auch eine viel kleinere Menge genügt, um die Gesundheit und Kraft, selbst im hohen Alter, zu erhalten.

Die Herstellung von Miso

Miso (ebenso die Sojasauce) entsteht durch Vergärung, das heißt durch Fermentation, welche durch Mikroorganismen verschiedenster Art bewerkstelligt wird. Dadurch kommen zu der reichen Wirkstoffpalette der Ausgangsmaterialien noch viele weitere wichtige Vitalstoffe hinzu, die in ihrer Vielfalt noch gar nicht erforscht sind. Nur diese ungeheure Vielfalt wertvollster Bausteine und Entgiftungsstoffe ist imstande, uns rundum vor Verstrahlungen aller Art und Vergiftungen zu schützen, wie dies die Erfahrungen durch täglichen Misoverzehr belegen.

Seit alters werden nach streng überlieferten Rezepten gekochte ganze Sojabohnen mit Meersalz und Wasser vermengt und mit Koji, einer mit Getreide (Reis oder Gerste) vermischten Aspergillus-Pilzkultur, vermischt.

Koji ist die Grundvoraussetzung für den Fermentationsprozeß. Die traditionellen Miso-Hersteller bereiten sich selbst ihren Koji-Starter zu. Dabei wird Gerste (oder Reis) über Nacht eingeweicht und am folgenden Morgen gedämpft. In die abgekühlte, noch warme Masse werden dann Aspergillus-Oryzae-Sporen von Hand eingearbeitet und über Nacht zum Ausreifen gebracht. Am nächsten Morgen ist das Koji fertig gereift. Inzwischen werden große Mengen von Sojabohnen gewaschen, gekocht, gekühlt und zerstoßen. Die zerstoßenen Sojabohnen werden dann mit Koji, Salz und Wasser vermengt und in hölzerne Gärbottiche gegeben, wo die Fermentierung beginnt. Zusammen mit den im Koji enthaltenen Enzymen leiten die verschiedenen Mikroorganismen die langwierige natürliche Fermentierung von Sojabohnen und Gerste bzw. Reis ein. Während das Miso dunkler wird, sammelt sich im Inneren der Fässer eine wohlschmeckende, fast schwarze Flüssigkeit, Tamari genannt.

Inzwischen stellt man Sojasauce unabhängig von der Misoproduktion, ebenfalls mit Koji als Starter, her. Auch bei uns in Deutschland wird neuerdings eine Art »Sojasauce« nach japanischem Muster aus der Süßlupine hergestellt. (»Loyu« Reformhaus, Bioladen) Die Süßlupine bringt uns wieder andere wichtigste Stoffe, so daß ich dieses Produkt auch sehr gerne einsetze.

Das Süßlupineneiweiß ist außerordentlich wertvoll. Der Samen dieser einheimischen Pflanzen liefert uns u. a. Vitamin B_{12} und die Bausteine für das stark entgiftende Glutathion. Begrüßenswert wäre es, wenn es auch bald ein Miso aus Süßlupinen und Gerste geben würde, da diese Kombination ein besonders wertvolles Miso ergeben müßte. Die so außerordentlich wertvolle Bierhefe (siehe nächstes Kapitel »Die Bierhefe«) wird aus Hopfen und Gerstenmalz gewonnen.

Auch hier wieder die Gerste, aus der ebenfalls durch die Arbeit von Mikroorganismen ein ungeheurer Reichtum an Vitalstoffen entsteht.

Über den gesundheitlichen Wert von Miso

Durch seine Ausgewogenheit kann Miso als ideales Eiweiß für die menschliche Ernährung angesehen werden. Einer der Pluspunkte dabei ist, daß es im Vergleich zu tierischem Eiweiß nicht zur Übersäuerung führt. Miso macht das Blut basisch (alkalisch) und trägt somit zu der immer dringlicher werdenden Entsäuerung bei. Wie Forschungen gezeigt haben, senken Sojaprodukte ganz allgemein den Harnsäurespiegel.

Wie wir wissen, führt gerade die Übersäuerung des Körpers zu Mykosen. Das wird der Grund sein, daß Misoverzehr Durchblutungsstörungen, wie die zu Beginn erwähnten Herzerkrankungen und selbst das Krebsgeschehen, so positiv beeinflußt. An anderer Stelle las ich, daß Miso die Blutbildung anregt, sich positiv bei Allergien und Tuberkulose auswirkt und einen günstigen Einfluß ganz allgemein auf die Verdauungsorgane (Darmflora!) ausübt.

Wie inzwischen bekannt ist, senkt Sojalecithin sehr schnell einen zu hohen Cholesterinspiegel, da es reichlich die Antioxidantien Vitamin E und Selen liefert (siehe dazu Seite 96 im Buch *Mykosen*). So ist es nicht verwunderlich, daß auch die Misopaste erfolgreich Arteriosklerose verhindert und nachgewiesenermaßen den Cholesterinspiegel senkt. Auch ein zu hoher Blutdruck konnte in vielen Fällen günstig beeinflußt werden. Durch Miso können zum Beispiel auch die vielen Gifte, die beim Zigarettenrauchen entstehen, unschädlich gemacht werden. (Siehe im Buch *Mykosen* »Amputation durch Rauchen«, Seite 216) Ebenso werden die durch hohen Alkoholkonsum entstehenden Aldehyde, welche Kopfschmerzen, Schwindel oder Benommenheit verursachen, durch Miso abgebaut und ausgeschieden. Bei starker Blutverpilzung entstehen neben den verschiedensten Giften und Säuren ebenfalls Alkohole im Körper, was sich in den vielfältigsten schwächenden Symptomen wie Gereiztheit, Müdigkeit, Erschöpfung etc. bis hin zu ernsten Krankheiten äußert. Jede Mißempfindung und Störung ist immer ein Zeichen, daß die für die Unschädlichmachung dieser Belastungsstoffe benötigten Antioxidantien, Mineralien, Vitamine, Enzyme und Aminosäuren fehlen. Im Miso sind diese nun überreich vorhanden, so daß die vorstehend beschriebenen vielseitigen Besserungen möglich sind.

Durch ansteigende Umweltverschlechterung benötigen auch wir dieses »Geschenk der Götter« gerade in der heutigen Zeit immer dringender als Entsäuerungs- und Entgiftungshilfe.

Miso in der Küche

Miso als lebendige Nahrung läßt sich vielfältig in der Küche verwenden. Um das wertvolle Eiweiß nicht zu denaturieren, sollte Miso bzw. Sojasauce erst nach dem Kochen, mit ein wenig Wasser glattgerührt, zum Schluß an die Speisen gegeben werden. Es verträgt zwar ein kurzes Köcheln, aber kein Kochen. Berufstätige können sich zum Beispiel Miso in Gemüsebrühe (Reformhaus, Bioladen) auflösen und bekommen so ein kräftigendes, stärkendes Getränk, das man in der Thermoskanne mitnehmen kann. Besser noch wäre es, das in einem Schraubglas mit Wasser angerührte Miso kurz vor Gebrauch in die heiße Flüssigkeit zu geben, um die Wertstoffe nicht zu mindern. Dies wäre besonders wichtig für alle, die viel am Computer etc. arbeiten müssen oder sich häufig einer stärkeren Verstrahlung zum Beispiel beim Fernsehen aussetzen.

Miso, der ideale Salzersatz

Da Miso circa 12 Prozent Salz enthält, ist das Salzen der Speisen meist überflüssig. Sollte es noch an Salz fehlen, kann Tamari- oder Sojasauce das Salz ersetzen. Man kann dunkles Miso ganz allgemein anstatt Salz verwenden, wobei für 1 Teelöffel Salz 2 Teelöffel Miso gerechnet werden. Laut Gordon Fraser wird das Salz von Miso bzw. Sojasauce sehr viel besser von unseren Nieren vertragen als das übliche Streusalz.

Zur allgemeinen Stärkung und auch als Schutz vor der steigenden Verstrahlung sollte regelmäßig zwei- bis dreimal täglich 1 Teelöffel Miso verzehrt werden.

Die Japaner essen zum Frühstück Misosuppe. So schmeckt und sättigt zum Beispiel eine entsäuernde Suppe aus Vollreismehl sehr gut (wer keine Getreidemühle hat, kann eine kleine elektrische Kaffeemühle verwenden), in die Miso, Tamari, Majoran, 2 Eßlöffel gerebeltes Brennesselpulver oder andere Kräuter (Bioladen) gegeben werden, zum Schluß mit einem Schuß gutem Olivenöl oder Butter abgeschmeckt. Auch als Abendbrot zur nächtlichen Entsäuerung ist solch eine Reissuppe geradezu ideal. Miso kann zum nachträglichen Würzen sehr vieler Gerichte verwendet werden. Misopaste schmeckt auch gut auf Brot. Auch lassen sich mit Tahin (Sesammus) oder Nußmus sehr gute, gesunde Brotaufstriche herstellen.

Mungobohnenkeimlinge – reich an Vitamin B_2

Erwähnen möchte ich noch die so wertvollen, gut schmeckenden Mungobohnenkeimlinge, die mit 1840 mcg achtmal mehr (!) Vitamin B_2 (Riboflavin) enthalten als im ungekeimten Zustand. Das ist der höchste Vitamin-B_2-Gehalt, der mir bisher begegnet ist. Vitamin B_2 weist mit minus 120 ebenfalls einen hohen negativen Redoxwert auf und zählt damit zu den starken Entgiftern gegen freie Radikale. (Siehe Näheres im

Kapitel 10 Grundsätzliches zum Schutz unserer Gesundheit, »Das Redox-Meßverfahren«.) So können wir uns auf preiswerte Weise dieser großen Entgiftungskraft durch selbstgekeimte Mungobohnen, roh als Keimlinge in kleinerer Menge oder leicht gedünstet als leichtes, wohlschmeckendes Gemüse (mit »Loyu«-Süßlupinensauce oder Sojasauce abgeschmeckt), in unserer täglichen Kost bedienen.

Keimgeräte sollten möglichst lichtdurchlässig sein, damit sich Chlorophyll bilden kann. Mungobohnen lassen sich, auch in größerer Menge, problemlos in einer Jenaer-Glasform mit Deckel keimen. Zuerst ca. 10–12 Stunden in Wasser geben, dann abgießen und zwei- bis dreimal am Tag mit gutem, möglichst belebten Wasser durchspülen.

Vitamin B_2 ist an vielseitigsten Stoffwechselvorgängen beteiligt. So regelt es das Wachstum und die Zunahme des Körpergewichtes und sorgt für gesunde Haut und Schleimhäute. Viel Vitamin B_2 ist auch in der Netzhaut des Auges zu finden. Es stärkt lichtempfindliche, in ihrer Sehkraft geschwächte Augen. Auch bei Hornhauttrübungen und -veränderungen fehlt es, wie auch ganz allgemein bei schuppenden Hauterkrankungen (Seborrhoische Dermatitis). Besonders zeigen rote Lippen mit Rissen in den Mundwinkeln, Entzündungen am Mund und im Mund wie auch eine rote Zunge einen großen Mangel an diesem wichtigen Vitamin an.

Durch das Selbstkeimen können wir uns – besonders im Winter – dieses vitaminreichen Gemüses auf preiswerte Weise ohne viel Mühe bedienen. Sehr gut sind die Keimlinge in Pfannengerichten, in Misosuppen oder roh im Salat.

In Japan werden Mungobohnenkeimlinge sehr häufig verzehrt. Auch hier wieder ein besonderer Schutzstoff in der Nahrung neben Miso, Sesam, Vollreis und (gen-freiem) Soja anstatt Fleisch und Milchprodukten. Vermutlich haben die

Japaner aufgrund verstärkter Antioxidantien in ihrer Nahrung eine so auffallend niedrigere Krebs- und Arterioskleroserate als wir Europäer.

Wildkräutergemüse

Als lästige »Unkräuter« im Garten bekämpft, entdeckt man jetzt immer mehr, daß Wildkräuter ein Vielfaches an Mineralstoffen, Vitaminen und an Eiweiß enthalten im Gegensatz zu unseren mühsam angebauten Kulturpflanzen. Eine Tabelle über den Vitamin-C-Gehalt wird uns überraschen:

TABELLE: VITAMIN-C-GEHALT IN KULTUR- UND WILDGEMÜSE (MITTELWERTE)

Kulturgemüse (100 g eßbarer Anteil)	*Vitamin C in mg*	*Wildgemüse* (100 g eßbarer Anteil)	*Vitamin C in mg*
Endiviensalat	10	Gänseblümchen	87
Chicorée	10	Huflattich	104
Kopfsalat	13	Vogelmiere	115
Bohnen, grün	20	Löwenzahn	115
Spargel	21	Sauerampfer	117
Erbsen, grün	25	Franzosenkraut	125
Porree	30	Scharbockskraut	131
Feldsalat	35	Gartenmelde	157
Chinakohl	36	Wilde Malve	178
Mangold	39	Wiesenkerbel	179
Wirsing	45	Guter Heinrich	184
Weißkohl	46	Giersch, Geißfuß	201
Rotkohl	50	Weißer Gänsefuß	236
Spinat, frisch	52	Bärenklau	291
Gartenkresse	59	Winterkresse	314

Kulturgemüse (100 g eßbarer Anteil)	Vitamin C in mg	Wildgemüse (100 g eßbarer Anteil)	Vitamin C in mg
Blumenkohl	70	Große Brennessel	333
Fenchel	95	Kapuzinerkresse	277
Grünkohl	105	Schmalblättriges Weidenröschen	351
Broccoli	114	Gr. Wiesenknopf	360
Rosenkohl	114	Gänsefingerkraut	402
Petersilie	165	Bibernelle	543

(Quelle: Souci und Mitarbeiter, *Kulturgemüse,* 1981/82; Franke und Hensbock, *Wildgemüse,* 1981; Schneider 1984)

Interessant ist auch der Mineralstoffvergleich von Kulturpflanzen zu Wildgemüse. Auffallend auch hier der wesentliche höhere Gehalt bei den Wildkräutern. Besonders wichtig ist der hohe Gehalt an *basischen* Mineralstoffen, wie Kalium, Kalzium, Magnesium und Eisen: Durch die ständig ansteigende Umweltvergiftung und besonders auch durch die ständig ansteigende allgemeine Verstrahlung (Elektrosmog, Radioaktivität) werden wir in unseren Körpersäften immer saurer, was Pilze nicht nur in unserem Darm, sondern auch in unserem Blut entstehen läßt. Diese Pilze erzeugen Alkohole, kampfgasähnliche Gifte und Säuren, die wir laufend mit basischen Stoffen abpuffern sollten, um nicht in Erschöpfungs- und Schwindelzustände, depressive Verstimmungen, Knochenschwäche (Osteoporose) und/oder Durchblutungsstörungen (Krampfzustände) zu kommen. Gerade die Wildkräuter mit ihrem höheren Vitalstoff- und auch Eiweißgehalt können heute viel dazu beitragen, unsere Gesundheit zu erhalten, weil wir einfach mehr Stoffe als früher benötigen, um die ständig ansteigenden Gifte und die noch immer unterschätzte Elektrosmogverstrahlung abwehren zu können.

TABELLE: MINERALSTOFFGEHALT IN KULTURGEMÜSE

Kulturgemüse (100 g eßbarer Anteil)	K mg	P mg	Mg mg	Ca mg	Fe mg
Chinakohl	202	–	11	40	0,6
Kopfsalat	225	35	11	35	1,1
Chicorée	192	26	13	26	0,7
Endiviensalat	346	54	10	54	1,4
Feldsalat	421	49	13	35	2,0
Mangold	376	39	–	103	2,2
Weißkohl	227	27,5	23	46	0,5
Rotkohl	226	30	18	35	0,5
Blumenkohl	328	54	17	20	0,6
Spinat	633	55	58	126	4,1
Grünkohl	490	87	31	212	1,9
Rosenkohl	411	83	22	31	1,1

TABELLE: MINERALSTOFFGEHALT IN WILDGEMÜSE

Wildgemüse (100 g eßbarer Anteil)	K mg	P mg	Mg mg	Ca mg	Fe mg
Vogelmiere	680	54	39	80	8,4
Löwenzahn	390	68	23	50	1,2
Franzosenkraut	390	56	56	410	14,0
Gänseblümchen	600	88	33	190	2,7
Weißer Gänsefuß	920	80	93	310	3,0
Huflattich	670	51	58	320	3,8
Brennessel	410	105	71	630	7,8
Schlangenknöterich	580	74	69	100	3,9
Wilde Malve	450	95	58	200	5,1
Guter Heinrich	730	95	66	110	3,5
Bärenklau	540	125	75	320	3,2

K = Kalium, P = Phosphor, Mg = Magnesium, Ca = Kalzium, Fe = Eisen
(Quelle: Souci Fachmann Kraut *Die Zusammensetzung der Lebensmittel,* Wissenschaftliche Verlags-GmbH, Stuttgart 1981/82)

Prof. Franke (Universität Bonn) erklärt sich den hohen Vital-stoffgehalt unserer Wildpflanzen dadurch, daß sie ohne die Mangeldüngung des Kunstdüngers wachsen dürfen. Der soge-nannte Kunstdünger versorgt unsere Nahrungspflanzen im all-gemeinen ja nur mit drei Hauptnährsalzen. Durch Intensivan-bau fehlen inzwischen viele Stoffe, so daß wir zu einem immer größeren Mangel kommen. Auch wachsen die Wildkräuter in Gemeinschaft mit anderen Pflanzen und genau dort, wo sie ihre Lebensbedingungen vorfinden, so daß sie dem Boden viel mehr an Mineralien etc. entnehmen können. Wildpflanzen – bei der sogenannten Brache – bringen auf diese Weise dem Boden sehr viele gute Stoffe zurück. So zeigen uns die moder-nen Untersuchungsergebnisse, daß die früher übliche Brache, wie unsere Vorfahren sie ausübten, sehr sinnvoll war und ist. Eine der ersten Frühlingsblumen, das gelbblühende Schar-bockskraut, wurde früher gegen Skorbut verabreicht, und zwar die glänzenden grünen Blätter. Es hat zweieinhalbmal so viel Vitamin C wie frischer Spinat. Die Blätter des Schar-bockskrauts sollte man *nur* vor der Blüte sammeln. Später wird die Pflanze giftig. So ist es wichtig, die Wildpflanzen genau kennenzulernen. Besonders im Frühjahr haben wir ei-ne sehr blutreinigende, stärkende Kost als Frühjahrssalate oder als Wildgemüse, das wir genauso wie frischen Spinat zubereiten können. Blätter waschen, nur mit dem Wasch-wasser im Kochtopf kurz andünsten. Die Blätter immer wie-der drehen, bis alles zusammengefallen ist. Herausnehmen, kleinhacken. Inzwischen eine kleingeschnittene Zwiebel in Olivenöl andünsten, den gehackten Kräuterspinat dazugeben, 2–5 Minuten leicht dünsten, mit Kräutersalz abschmecken. Löwenzahnblätter, die sehr gesund sind, schmecken beson-ders im zeitigen Frühjahr, bevor sie blühen, gut. Später wer-den sie sehr bitter.

Im Grunde können wir alle Pflanzen, aus denen wir Kräutertees bereiten, auch als Wildgemüse zubereiten. Es ist gut, möglichst viel verschiedene Pflanzen zu mischen, da sie sich in ihren Wertstoffen sehr gut ergänzen und manches stark Schmeckende dadurch abgemildert wird.

Alle Wildkräuter enthalten auffällig weniger Wasser als Gartengemüse oder Gemüse aus dem Treibhaus. Sie haben deshalb einen höheren Nährwert. Der Eiweißgehalt ist in Gemüsearten allgemein sehr gering. Er beträgt bei Kulturpflanzen im Durchschnitt 1,2%. Der Eiweißgehalt von Wildgemüse liegt durchschnittlich 4mal so hoch. Ferner reicht die biologische Wertigkeit von Wildgemüse-Eiweiß an die Wertigkeit von tierischem Eiweiß heran. Wir wissen heute, daß besonders das Glutathion als wesentlicher Schutzfaktor für unsere Gesundheit angesehen wird. Glutathion ist z. B. in Spinat und im Brokkoli enthalten und sehr hoch in der Bierhefe. Vermutlich ist es ebenso in den Wildkräutern enthalten. Leider ist dies noch nicht untersucht worden.

Frühlingssalat

Nur ganz junge Blätter von Löwenzahn, Gänseblümchen, Giersch, Brennesselspitzen, Spitzwegerich, Taubnessel, Zwiebeln, Schnittlauch mit Obstessig und Olivenöl, Kräutersalz oder Sojasauce anmachen. Die Brennesselblätter nach dem Waschen kräftig mit Gummihandschuhen ausdrücken. Sie brennen dann nicht mehr. Brennesseln sollten sehr klein geschnitten werden. (Nach Hildegard hilft eine Salatsauce, die Essig, Salz, Knoblauch und Dill enthält, unseren Verdauungsorganen, den rohen Salat besser aufzuschließen.)

Spitzwegerich, zu einem Blattbrei zerdrückt, enthält ein Antibiotikum, das Wunden gut verheilen läßt und den Brennschmerz von Brennesselblättern nimmt. Im Sommer lindert er sehr gut den Juckreiz von Insektenstichen (wie auch die Zwiebel und ein Heilerdebrei). Löwenzahn schmeckt vor der Blüte wie Endiviensalat. In Frankreich wird er auf dem Wochenmarkt angeboten.

Brennessel-Frikadellen

Eine Schüssel voll Brennesselspitzen, 1 Ei, etwas Vollkornmehl oder einige Scheiben Brot oder die feinen, von der Oberhaut befreiten Dinkelflocken, Kräutersalz, Gewürze, Brennesseln mit wenig Wasser einige Minuten erhitzen, bis sie zusammenfallen, gut abtropfen lassen und das Wasser herausdrücken. Dann fein schneiden. In einer Schüssel mit dem Ei und dem ausgedrückten, eingeweichten Brot bzw. Dinkelflocken vermengen. Mit Gewürzen gut durchmischen. In der Pfanne bei mäßiger Hitze in Olivenöl leicht braten.

Giersch (Geißfuß)

Giersch ist eine der besten Wildgemüsearten. Seine jungen Blätter sind im Frühjahr hellgrün und glänzend und schmecken ähnlich wie Petersilie. In rohem Zustand als Salat (viel Vitamin C) oder gekocht als Ergänzung zu Gemüse, zum Kartoffelauflauf, Waffeln, Frikadellen etc.
Früher wurde Giersch als Nahrungsmittel und zur Gichtbehandlung angebaut. Man machte Kompressen aus der frischen, zerdrückten Pflanze.
Er hilft auch bei Insektenstichen und Wunden.

Weitere Wildgemüse-Arten sind: Wiesenschaumkraut, junge Birken- und Lindenblätter, Huflattich, Weidenröschentriebe, Kapuzinerkresse, Borretschblüten, Beinwellblätter, Distelknospen, Veilchen, Knoblauchranke (nur bis zur Blüte, sonst verliert sie ihren würzigen Geschmack), Bärlauch, Gänsefingerkraut, Lungenkraut, Bibernelle, Taubnessel, Labkraut,

Malve, Vogelmiere (Humusanzeiger), Weiße Melde und Wiesenklee, Wiesenbärenklau (schmeckt besonders würzig und angenehm).

Ein sehr schönes Wildpflanzenkochbuch für die Zubereitung von Speisen ist das Buch *Wildpflanzen für die Küche* von François Couplan. Die Rezepte stammen überwiegend aus einem Feinschmeckerrestaurant in Sinzig (Eifel). Dort habe ich weitere eßbare Pflanzen und deren interessante Zubereitung kennengelernt. Wußten Sie, daß man die Blätter von Margeriten, von Veilchen und die Rosetten von Klatschmohn essen kann?

Wo sollten wir sammeln?

Nicht im Stadtbereich, nicht an Straßen oder Feldrändern. Am besten, wo es weder Straßen noch landwirtschaftlich genutzte Flächen gibt und wo wir sicher sein können, daß keine Unkrautvernichtungsmittel (Herbizide) gespritzt wurden. Ideal sind die Kräuter aus einem biologisch gepflegten Garten.

Lernen wir die Pflanzen in der Natur genau kennen. Es gibt dazu gute Bücher und immer wieder einmal Vorträge und Führungen. Wir können dadurch das teure Frühjahrsgemüse, das aus Gewächshäusern stammt, umgehen, denn Gewächshausware hat, nach Prof. Popp, einen viel geringeren Biophotonenwert.

Blutreinigung durch Wildkräutertrank

Von außerordentlichem Wert ist der frische Preßsaft aus Wildkräutern, besonders nach der sonnenarmen Periode des Winters. An geschützten Stellen findet man bereits im März die ersten sehr vitalstoffreichen Pflanzen. Von jedem Spaziergang kann man sich einen Beutel voll frischer Kräuter mitbringen, diese mehrmals mit Gummihandschuhen gut waschen, gründlich abtropfen lassen und in einer Saftpresse (Reformhaus, Bioladen) auspressen. Man füllt den Saft in ein gut ausgekochtes Schraubglas und stellt ihn in den Kühlschrank. Dieser Saft hält eine Woche oder auch länger frisch, ohne in Gärung überzugehen. Vor Saftentnahme sollten wir mit einem Holz- oder Plastiklöffel den Bodensatz aufrühren.

In diesem Saft sind wertvollste Stoffe – Vitamine, Kieselsäure, Fermente, Pflanzenhormone, Chlorophyll etc. – und besonders reichlich basische Mineralsalze enthalten, die uns helfen, unseren Organismus von Schlackenstoffen und Säuren zu befreien. Das Vitamin C baut sich allerdings sehr schnell ab, so daß, wer hierauf besonderen Wert legt, die Kräuter täglich frisch pressen sollte.

Man kann von diesem Saftkonzentrat in der ersten Woche täglich 2 Eßlöffel Kräutersaft, in der zweiten 3 Eßlöffel und in der dritten und den folgenden Wochen 4 Eßlöffel voll nehmen, Kinder von 6–14 Jahren die Hälfte. Kleinkindern gibt man $1/2$ Teelöffel und steigert ganz langsam. Der Saft sollte nicht pur genommen werden, sondern am besten mit belebtem Wasser verdünnt, über den Tag verteilt, getrunken werden. Auch kann der Saft bei empfindlichen Personen und besonders bei Kindern in Suppen etc. verrührt gegeben werden.

Wir können uns dieses basischen Vitalstoffgetränkes so lange bedienen, wie wir an frische Pflanzen herankommen. Unserem Organismus werden dadurch eine Fülle feinster Aufbau- und Betriebsstoffe zugeführt. Ein weiterer Vorteil einer solchen Saftkur ist, daß unsere Verdauungsorgane nicht durch zuviel Rohes belastet werden.

Am besten eignen sich Kräuter, die nicht zu bitter sind, wie die Brennessel (siehe auch im Kapitel 11 »Wertvolle Heilpflanzen«), Geißfuß (Giersch), Spitzwegerich, Breitwegerich und die Taubnessel, weiß- oder rotblühend. Diese sollten den Hauptteil der Kräutermischung bilden. Weiter können wir in kleinerer Menge Löwenzahn, Schafgarbe, Gänsefingerkraut, Labkraut, Gundelrebe, Vogelmiere, Sauerampfer, Lungenkraut, Quecke, Dost, Johanniskraut, Ehrenpeis, Frauenmantel, Hirtentäschel, Fetthenne, Gänseblümchen, Quendel, Bärlauch, Waldmeister, Wiesenknopf, Wiesenbärlauch etc. dazunehmen. Durch Mischung der richtigen Anteile können wir sogar einen guten Geschmack erzielen.

Höherer Biophotonenwert
bei Eiern von freilaufenden Hühnern

Gute Eier von freilaufenden, gesund ernährten Hühnern sind etwas Kostbares. Das Ei – besonders das Eigelb – enthält hochwertiges Eiweiß, wertvolle Fette und sehr viele Vitamine, Mineralien und Spurenelemente sowie das dringend zum Aufbau unserer Zellmembranen und Hormone benötigte Cholesterin.

Ich würde gern 60 Pfennig oder selbst eine Mark für ein gutes Ei bezahlen, wenn die Hühner mit selbst angebautem Getreide, ohne Fertigfutter, gefüttert würden. Wie ich in dem Buch *Die Botschaft der Nahrung* von Professor Popp las, haben die Eier von Hühnern, die draußen frei herumlaufen können, eine wesentlich höhere Biophotonenstrahlung als die Eier von Hühnern, die ohne Sonnenlicht leben müssen. Prof. Popp kann die Lichtabstrahlung (Biophotonen) der Zellen messen. Dieses Licht in den Zellen unserer Nahrungsmittel scheint ganz wesentlich etwas mit unserer Gesundheit und Vitalität zu tun zu haben. Je mehr Licht in der Zelle, um so gesünder ist sie.

Professor Popp konnte in Versuchsreihen mit Nahrungspflanzen nachweisen, daß natürlich gezogene Nahrung – wir nennen sie heute Bio-Nahrung – eine wesentlich höhere

Lichtstrahlung und damit Lebenskraft aufweist als die heute übliche konventionell erzeugte Massenware. Dieser Mangel an Biophotonen = Lebenskraft wird es sein, der verstärkend unsere Gesundheit untergräbt. Ich bin überzeugt, daß dieser Aspekt der Nahrungsbeurteilung sicherlich sehr bald einen viel größeren Stellenwert in unserem Denken einnehmen wird als bisher. Je elender und schwächer sich die Menschen fühlen werden, um so mehr werden sie wach werden für die vielen Fehler, die sie in ihrer Blindheit gemacht haben, um der Erde nur möglichst »viel« an Ertrag abzuringen. Man sah nur auf eine möglichst große Menge, ohne zu bemerken, daß dadurch die innere Minderwertigkeit der so erzeugten Nahrung immer mehr zunahm.

Krank durch Kuhmilch

In Belgien kenne ich eine Kleinbauernfamilie, die mitleidig von den großen Silofutterbauern in der Umgebung – diese können 70 bis 100, ja 250 Kühe füttern – belächelt wird. Sie haben nur 25 Kühe und füttern diese nach der alten Weise mit Heu. Die Freundin sagte, daß sie sich innerlich von Anfang an gegen das Silofutter (milchsaure Vergärung von Heu, Maispflanzen etc.) gesträubt habe. Es sei ja eine völlig unnatürliche Nahrung für die Kühe. Die Kuh ist ein Wiederkäuer und hat mehrere Mägen. Sie braucht unbedingt Rauhfutter. Bekommt sie nun bereits eine vorverdaute gärige Säurenahrung, einem Joghurt vergleichbar, so geht diese in sehr viel kürzerer Zeit durch den Verdauungskanal und ist bereits in 18 Stunden als saure Ausscheidung wieder da. (Die normale Verdauungszeit bei Rauhfutter [Gras, Heu] würde 36 Stunden betragen.) Durch die Silofütterung verderben wir uns auch die tierischen Ausscheidungen als Dünger. Der Durchfall-Mist schädigt die Mikroorganismen, die Regenwürmer und belastet das Grundwasser. Die Kuh möchte die gärige scharfe Säure, die bei der Verdauung entsteht, schnell loswerden. So gibt sie sehr viel von diesen unguten Säurestoffen in die Milch – auf diese Weise gibt sie auch mehr Milch –, und der andere Teil geht über den dünneren Stuhl ab.

Die belgische Freundin sagte mir, daß der Tierarzt bei ihnen nur zu tun habe, wenn ein Kälbchen geboren werde oder wenn eine mechanische Verletzung entstanden sei. Die Kühe seien durch und durch gesund. Der Tierarzt habe ihr gesagt, daß man den Unterschied in der Fütterung sehr deutlich am Gesundheitszustand der Kühe ablesen könne: Die Silofutter-Kälber kämen jetzt immer mehr sehr geschwächt und oft bereits krank auf die Welt. Von anderer Seite hörte ich, daß es – ganz allgemein gesehen – auch mit der Tiergesundheit immer mehr bergab geht. Die Tiere werden immer anfälliger, und Antibiotika helfen auch bei ihnen immer weniger. Hoffen wir, daß endlich ein Erwachen bei den Betroffenen beginnt, denn wir alle brauchen heute dringender denn je gesunde, vitalstoffreiche Nahrung. Optimal ernährte Tiere sind dann auch gesund und geben diese Gesundheit an uns Menschen in Milch, Käse, Fleisch, Eiern etc. weiter.

Silofutter-Kühe werden sehr schnell nach 1 bis 2 Kalbungen geschlachtet, während mir gerade ein anderer Heu-Bauer, der einen Demeter-Hof betreibt, erzählte, daß bei ihm die Kühe viel mehr Kälber bekommen. Sie hätten gerade eine Kuh, die ihr 19. Kälbchen zur Welt gebracht habe. Die von diesen Kühen stammende Milch werde selbst von Allergikern fast immer gut vertragen.

Auch die belgische Freundin erzählte mir, daß es durch Heufütterung einen ganz großen Unterschied in der Qualität der

Milch gebe. Sie würden sehr viel Milch privat verkaufen. Die umliegenden Bäckereien würden nur ihre Milch verwenden, da hiermit das Gebäck viel besser schmecke.

So wie die Kühe und ihre Kälber durch die unnatürliche Säurenahrung der Silage krank werden und – wie ich im Buch *Mykosen* schreibe – auch immer mehr in eine Blutverpilzung geraten, (ich hatte das Blut von Kühen ebenfalls im Labor von Bruno Haefeli auf Blutpilze untersuchen lassen), so übertragen sie über die Milch ihre Belastungsstoffe auch auf den Menschen. Deshalb wird von immer mehr Ärzten und Allergologen vor der Kuhmilch gewarnt.

Ich habe einen sehr ernsten Fall mit einem einjährigen Kind erlebt. Das Kind entwickelte sich die ersten drei Wochen, solange die Mutter stillte, ganz normal. Nach dem Abstillen begann der Leidensweg. Das kleine Mädchen entwickelte sich nicht, hatte oft Bauchkrämpfe, weinte viel und begann immer mehr zu krampfen. Die Eltern sagten dem Hausarzt und später den Ärzten im Krankenhaus – es wurde ein Klinikaufenthalt nötig –, daß das Kind schwere Verdauungsstörungen (Verstopfung) habe. Es kümmerte sich aber niemand darum. Das Kind bekam nur immer stärkere Medikamente mit jeweils schwersten Nebenwirkungen (u. a. Diazepam). Sie krampfte trotzdem weiter. Das einzige, was sie als Nahrung akzeptierte, war ihre geliebte Kuhmilch aus der Flasche. Nach einem Jahr qualvollstem Leid – die junge Mutter meinte, als sie bei mir war, sie hätte ihr kleines, sehr hübsches Mädchen nicht mehr lange – kam sie zu mir. Der Vater sagte, das Kind sei auf dem Stand von 3–4 Monaten stehengeblieben. Auch mir schnitt der jammervolle Anblick dieses kleinen Mädchens ins Herz. Der mitgebrachte Stuhl war sehr hart und grauweiß, ein Zeichen für eine Bauchspeicheldrüsenschwäche.

Ich hatte mir gerade Schafmilch besorgt und gab der jungen Mutter von der Milch etwas zum Probieren mit nach Hause. Wie sich später herausstellte, trank die Kleine sofort begierig die Milch, so daß die Eltern sich weiterhin Schafmilch von weit her besorgten. Bereits nach einer Woche rief die Mutter an, um mir mitzuteilen, wie sehr sich das Kind verändert habe. Sie sei fröhlich und versuche zu spielen, was die Mutter vorher noch nicht erlebt hatte. Sie habe auch, seitdem sie die Schafmilch trinke, noch keinen Krampf gehabt.

Krämpfe sind immer ein Zeichen für Übersäuerung. Die heute übliche Kuhmilch, die durch Silofutter unterschwellig Säure enthält, schädigt die Darmflora. Die uns schützende, äußerst wichtige Darmflora geht durch diese falsche Nahrung zugrunde. Der Darm wird mit Unmengen Dysbakterien besiedelt. Die von diesen Bakterien Tag und Nacht erzeugte Säure geht ins Blut und führt zu Krämpfen, Ekzemen, Heuschnupfen, Asthma etc. Jede Krankheit hat immer eine tiefere Ursache. Nach dieser sollten wir fahnden, um das Übel an der Wurzel zu packen.

Es ist aber nicht die Kuhmilch als solches, die so negativ ist; es ist in erster Linie die *falsche* Fütterung der Kühe mit Silofutter, Eiweißkraftfutter und einseitig gedüngtem Gras – dazu kommen die üblichen Antibiotikagaben –, die ein einst gesundes Nahrungsmittel jetzt zu einem Krankheitsbereiter ersten Ranges gemacht hat. Immer mehr Kinder und auch Erwachsene müssen nach ärztlicher Verordnung Kuhmilchprodukte meiden. Den meisten geht es von dem Zeitpunkt an besser.

Wer soll denn einmal die Überproduktion der vielen Silobauern verbrauchen, wenn immer mehr Menschen die Silofuttermilchprodukte meiden müssen? Sehr viel Milch geht auch als Milchpulver in die dritte Welt. So machen wir auch dort die auf Veränderungen in der Nahrung sehr viel empfindlicher reagierenden Menschen krank.

Die artfremde Fütterung ist es, die nicht nur unserer Gesundheit nicht dient, sondern die ein ganz wesentlicher Faktor ist, der auch uns in Europa immer mehr in Allergien, Verpilzung und Krankheiten führt. Daß wir durch die Silofutterausscheidungen (unbehandelte Gülle) den Boden und auch unser Trinkwasser enorm schädigen, kommt noch hinzu.

Schafmilch

Wie Ida Schwintzer in ihrem leider vergriffenen Buch *Das Milchschaf* ausführt – dieses Buch gibt über alle Fragen der Milchschafhaltung, Milchaufbereitung etc. praktische Auskunft –, hatte die Altersmedizin die ältesten und rüstigsten Menschen unter den Schafhirten des Kaukasus, Anatoliens und Bulgariens aufgespürt. Man untersuchte ihre Ernährungsgrundlage und fand sie in Schaffleisch, Schafmilch und deren Produkten. Die Krebsforschung interessierte sich für Schaffleisch und Schafmilch, nachdem im Schaf (nach Stökker) das einzige krebsresistente Haustier gefunden war. (Inzwischen gibt es ein neues, ebenfalls sehr gutes Buch über die Milchschafhaltung von Horst Weischet: *Milchschafe halten.*)

Ida Schwintzer berichtet, daß sich die Milch biologisch gehaltener Milchschafe durch einen besonderen Wohlgeschmack und eine leichte Verdaulichkeit auszeichnet. Auch sie schreibt, daß die Verfütterung von Gärfutter (Silo) den Wohlgeschmack der Milch beeinträchtigt. (Also muß das Silofutter generell die Milch negativ – vermutlich auch in ihrer Eiweißfraktion – verändern.) Schafmilch unterscheidet sich von den anderen zur menschlichen Ernährung bestimmten

Milcharten in vielerlei Hinsicht: sie hat einen höheren Nährwert, eine feinere und geschmeidigere Struktur und ist, dadurch bedingt, besonders leicht verdaulich. Sie zeichnet sich durch ihren Wohlgeschmack aus – ein feines Mandelaroma –, besonders aber auch durch ihren überragenden Gehalt an Vitaminen. Besonders reich ist die Schafmilch an Orotsäure, dem Vitamin B_{13}. Während Ziegenmilch pro Liter nur 63 mg Orotsäure aufweist, hat die Kuhmilch 100 und Schafmilch 350–450 mg Orotsäure vorzuweisen. Wie die Untersuchungen Schwintzers belegen, hat die Orotsäure ihre Bedeutung beim Aufbau zerstörter Leberzellen.

Schafmilch hilft beim kindlichen Organismus hochwertiges Zellkern-Eiweiß aufzubauen und heilt und verhütet Blutarmut. Sie sollte nach Möglichkeit frisch und ungekocht (also roh) getrunken werden. Besonders gut geeignet für Neurodermitis-Kinder und Magen-Darm-Geschädigte.

Von allen Milcharten wird die Schafmilch (neben der Stutenmilch) von ernährungsgestörten Säuglingen meist am besten vertragen. Dem alternden Menschen hilft sie beim Wiederaufbau geschädigter Organe, vor allem der Leber. Sie baut altersbedingte Ablagerungen bis auf ein Fünftel ab, vermindert und verhindert dadurch das Brüchigwerden der Gefäßwände und erhält geistige Frische bis ins hohe Alter. Orotsäure gilt als »Schlepper« für das lebenswichtige, krebsfeindliche Magnesium (Magnesium-Orotat-Tabletten sind auch in der Apotheke erhältlich) und wirkt dadurch krebshemmend.

Des weiteren hat die Wissenschaft (laut D. Burk) in der Schafmilch das krebsschützende Amygdalin (Vitamin B_{17}) gefunden, das die Schafe besonders im Hafer oder in Rispengräsern aufnehmen. Die Milchschafmilch hat ein untrügliches feines Mandelaroma, das um so stärker ausgeprägt ist, je mehr Hafer (Rispengras!) gegeben wird.

Im Milchvergleich bei normaler Fütterung hat die Schafmilch mit 4,7% den höchsten Eiweißanteil (Ziege 4,0, Kuh 3,6%). Ebenso liegt der Fettgehalt (leicht verdaulich und sehr wertvoll) mit mindestens 5,0% gegenüber Ziege 3,6 und Kuh 3,4% höher. Auch der Vitamingehalt der Schafmilch (Vitamin A, B_1, B_2, PP, B_{12}, Biotin H, Vitamin C, Vitamin F) liegt auffallend höher als bei Kuhmilch.

Die Schafmilch hat erwiesenermaßen einen sehr positiven Einfluß auf die Blutbildung. Wie Ida Schwintzer schreibt, liegen medizinische Gutachten vor, die Schafmilch ausdrücklich als »Heilnahrung« für den ernährungsgestörten und blutarmen Säugling bezeichnen.

Wie schön wäre es, wenn wir diese kostbare Milch überall bekommen könnten. Da ein Schaf nur sehr wenig Milch gibt, ist der Preis pro Liter erheblich höher als bei Kuhmilch.

Ein ehemals hoffnungslos erkrankter Freund hatte sich vor einigen Jahren überwiegend von Schafmilch ernährt und damit seine Gesundheit wiedererlangt.

Besonders für Säuglinge und Kleinkinder wird es immer wichtiger, eine optimale, in ihrem Eiweiß unzerstörte Nahrung zu finden. Alle Pulvermilch als tote Konserve kann nicht an das heran, was uns die Natur in der Muttermilch, und wenn das nicht möglich ist, in der Milch optimal gehaltener Tiere bietet.

Interessant ist in diesem Zusammenhang noch folgendes. 1977 besuchten Freunde und ich Ida Schwintzer, weil wir uns auch Milchschafe halten wollten. Sie zeigte uns ihre Schafe und wußte viel Interessantes zu erzählen. So zum Beispiel, daß man im bayrischen Raum die Leukämie schon öfter mit Schafsläusen geheilt habe. Man würde sich von einem Bauern Schafsläuse besorgen und diese dem Kranken auf einem Knäckebrot, das mit Marmelade bestrichen ist, geben. So unappetitlich sich dies auf den ersten Blick anhört, so sagt es uns doch etwas über die gesundheitsfördernde und -erhaltende Kraft des Schafes ganz allgemein aus. Das Schaf soll ja das einzige Haustier sein, bei dem man so gut wie nie Krebs findet. Inzwischen hat ein Freund von mir bereits drei Milchschafe. Das Melken lernte er sehr leicht, ebenso die sonstige Pflege. Er betont immer wieder, daß er nicht gedacht hätte, daß die Schafe so wenig Arbeit machen. Seine Familie ist von Herzen froh über die köstliche Milch und den selbst zubereiteten Frischkäse, der etwas ganz anderes ist als das, was wir im allgemeinen als Schafskäse in Salzlake kennen. (Bezugsadressen für Milchschaferzeugnisse siehe Anhang.)

Stutenmilch

Stutenmilch schmeckt köstlich. Der einzige Nachteil ist der verhältnismäßig hohe Preis (ca. 24 Mark pro Liter). Es gibt Stutenmilch-Höfe – sie stehen laufend unter tierärztlicher Kontrolle –, die die Milch im gefrorenen Zustand in einer Spezialverpackung auch versenden.

Die Stutenmilch zählt in Rußland zu einem der hervorragendsten Naturheilmittel, die es gibt. Vor mehr als 100 Jahren wurde dort das erste Stutenmilch-Sanatorium gegründet. Nach russischen Forschungen gilt als gesichert, daß Stutenmilch eine positive Wirkung bei Magen- und Darmstörungen wie auch bei akuten und chronischen Leberstörungen bis hin zur Leberzirrhose hat. Auch eignet sie sich hervorragend zur Stabilisierung der körpereigenen Abwehrkräfte.

Die chemische Analyse – besonders auch das Eiweiß – zeigt eine große Ähnlichkeit von Stuten- und Muttermilch. Das macht die Stutenmilch für den Menschen besonders leicht verdaulich und wertvoll. Die Stutenmilch ist die fettärmste Milch (Muttermilch 4,5% Fett, Stutenmilch 1,25, Kuhmilch 3–4%). Der Milchzuckergehalt liegt bei der sehr süßen Frauenmilch im Vergleich zur Stutenmilch fast gleich hoch: bei 7% (Kuhmilch 3–4%)

Stutenmilch ist eine sogenannte Bifidus-Milch und läßt wertvolle Darmbakterien wachsen. Die gestörte Darmflora kommt wieder ins Gleichgewicht. Beschwerden wie Verstopfung und Durchfall klingen ab. Eine gesunde Darmflora ist die Voraussetzung für ein intaktes Immunsystem.

Muttermilch und Stutenmilch gehören zu den sogenannten Albumin-Milchen, bei denen das Verhältnis von Albumin/ Globulin zu Kasein nahezu ausgewogen ist. Ganz anders als bei der Milch von Kuh, Schaf und Ziege, wo das Kasein den weitaus höheren Anteil hat. Besonders empfindliche Kinder haben Schwierigkeiten, das Kasein richtig aufzuschließen, was zur Übersäuerung führt, die sich in Verdauungsstörungen bis zu Krämpfen, Neurodermitis, Windeldermatitis, Armbeugenekzemen etc. äußern kann.

TABELLE: PROZENTUALER ANTEIL VON KASEIN UND
ALBUMIN/GLOBULIN AM GESAMTMILCHEIWEISS

	Frau	Pferd	Kuh	Schaf	Ziege
Kasein	53	55	85	80	75
Albumin/Globulin	47	45	15	20	25

Durch die in der Stutenmilch enthaltenen wertvollen Aminosäuren und Polypeptide, wertvolle Fettsäuren, Vitamine, Fermente, Spurenelemente und Mineralstoffe werden die natürlichen Abwehrkräfte mobilisiert. Die Milch soll nach dem Auftauen nicht noch einmal gekocht werden.

Es gibt auch über die Apotheke eine Stutenmilch-Emulsion,

aus Stutenmilchpulver hergestellt, die jahrelang haltbar ist. Da sie angenehm süß schmeckt, ist sie besonders bei Kleinkindern sehr beliebt. Von verschiedenen Firmen gibt es in der Apotheke auch Stutenmilchpulver. (100 g kosten ca. 50 Mark)

Ziegenmilch

Auch die Ziegenmilch ist als Kindernahrung besser geeignet als Kuhmilch. Nach Hildegard von Bingen ist Ziegenmilch eines der besten Mittel zur Behandlung des Asthmas. Ein Liter muß täglich getrunken werden. Was mag der tiefere Grund hierbei sein? Asthma ist eine Krampfkrankheit. Krämpfe jeglicher Art entstehen durch zuviel Säuren und Gifte in unseren Körperflüssigkeiten. Ziegenmilch übt demnach – genau wie die Schafmilch – einen positiven Einfluß auf die Darmflora aus, so daß die säureerzeugenden Dysbakterien im Darm zurückgedrängt werden und somit weniger Säure anfällt.

Ziegen sind sehr wählerisch und suchen sich die Kräuter, die sie für ihr Gesundbleiben benötigen. Auch Ziegen sind gut im privaten Bereich zu halten. Ziegenmilch schmeckt bei guter Fütterung (eigenes Heu, Getreide, Erbsen, Wildkräuter, Laubheu und Tannengrün, getrocknete Brennesseln) ebenfalls sehr gut. Von März bis Dezember geben sie ihre hochwertige Milch: leicht verdaulich, reich an Fett, Vitaminen, wertvollen Eiweißbaustoffen und Mineralien. Ziegenmilch wird auch von Neurodermitikern, Magenkranken und Allergikern häufig gut vertragen. Wer an frische Ziegenmilch nicht herankommt, kann sich mit dem Ziegen-Milchpulver, wie es zum Beispiel die Firma Jura anbietet, helfen.

9 Wertvolle Nahrungsergänzungsmittel

Die Bierhefe

Von den vielseitigen Schutzfaktoren der Flüssighefe (Bierhefe, Enzymhefe Zell Oxygen bzw. PK 7) erfuhr ich durch die Seminare von Gordon Fraser und dem bekannten Krebsarzt Dr. Dr. Paul Seeger. Zeiten der Not zwingen uns zum Suchen und lassen uns jeden Strohhalm ergreifen. So nahm ich seinerzeit, als ich selbst gegen den Krebs zu kämpfen hatte, zweimal täglich eine Stunde vor dem Essen eine halbe Tasse flüssige Bierhefe mit Rote-Bete-Saft – im Wechsel mit der Enzymhefe Zell Oxygen – siehe nachfolgendes Kapitel – zu mir. Ich tat dies mehrere Jahre lang und erlangte meine Kraft und Gesundheit wieder.

Lebende Bierhefezellen »strahlen«. Erst später erfuhr ich, daß die Bierhefe ein direkter Gegenspieler der Krebszelle zu sein scheint. Ein Bierbrauer entdeckte 1908, daß Bierhefe im Dunkeln schwach leuchtet. Er belichtete mit dieser leuchtenden Bierhefe Fotoplatten und konnte somit seine Entdeckung beweisen. (Vermutlich handelt es sich hierbei um eine außerordentliche Lebenskraftstrahlung im Sinne der Orgonenenergie. Nach Prof. Popp wissen wir, daß gesunde lebende Zellen Licht abstrahlen, die sogenannte Biophotonenstrahlung.)

Lebende Bierhefezellen hemmen Krebs. Dann entdeckte er zufällig eine frappierende Heilwirkung an einer kleinen Handwunde. Als seine Frau später an Brustkrebs erkrankte und von den Ärzten aufgegeben wurde, führte er mit der sehr bitteren unpasteurisierten frischen Bierhefe, wie sie nur in der Brauerei zu bekommen ist, eine innerliche und äußerliche Behandlung durch. Seine Frau gesundete und verstarb erst nach vielen Jahren im höheren Alter. (Die flüssige Bierhefe, die wir im Reformhaus oder in der Apotheke kaufen können, wird aus Haltbarkeitsgründen pasteurisiert.)

Flüssige Hefepräparate hemmen die Candidabesiedlung. Generell gesehen, sind Hefepräparate (Bierhefe, Enzymhefe) ein *sehr* starker Schutz für unseren Körper. Später war überall zu hören und zu lesen, daß man keine Hefeprodukte zu sich nehmen sollte, da diese die Pilzansiedlung im menschlichen Körper begünstigen würden, so daß ich – da ich damals die Zusammenhänge noch nicht überschauen konnte – die Hefepräparate absetzte. Der amerikanische Arzt Dr. William Crook postulierte Anfang der 80er Jahre in seinem Buch *Yeast Connection* die These, daß Hefeprodukte generell die Besiedlung mit Candidapilzen fördern würden. Später, als er erkannte, daß Hefen eine Candidabesiedlung zurückdrängen, widerrief er seine Behauptung.

Unverträglichkeiten durch Backhefe. Es kann sein, daß bei starker Verpilzung (Blähbauch nach Nahrungsaufnahme etc.) und allgemein eingeschränkter Entgiftungsleistung Hefeprodukte, in denen Backhefe verwendet wird, nicht vertragen wird. Dies wird darin seinen Grund haben, daß selbst in Bio-Backwaren bisher eine konventionell hergestellte Backhefe verwendet werden mußte, da es eine wahre Biohefe noch nicht gab. Erst Anfang 1998 ist eine wirklich einwandfreie Biohefe ohne chemische Zusätze (Firma Rapunzel) auf den Markt gekommen, die auf Weizenmehl und Weizenkeimextrakt gezogen wird. Diese Hefe muß ein wahres Gesundheitselixier sein, wenn wir uns die Vitaminwerte der Weizenkeimlinge im Kapitel 10 »Grundsätzliches zum Schutz unserer Gesundheit« (siehe Tabelle »Weizen – Roggen«) anschauen. Die bisherige Hefe wird auf Melasse, die bei der konventionellen Zuckerherstellung aus Zuckerrüben anfällt, gezüchtet. Ihr werden Hilfs- und Wuchsstoffe (Schwefelsäure, Ammoniak, Phosphate u. a.) zugesetzt, und sie wird mit synthetischen Ölen und Silikaten entschäumt. Dabei fallen pro Kilogramm Hefeerzeugung bis zu 380 Kilogramm schwer abbaubare Stoffe an, die ins Klärwasser gelangen. Vermutlich liegt in dieser konventionell hergestellten Hefe der Grund für die häufige Unverträglichkeit von Hefebackwaren.

Seit alters werden Hefestämme zur Nahrungserzeugung verwendet. In Heft 15 der Hildegard-Ernährungslehre wird ausgeführt, daß der heute so häufig gegebene Rat, lebendige Hefezellen, wie sie seit alters für die Nahrungsmittelherstellung zum Beispiel bei der Kefir-Hefe »Candida kefir«, Weinhefe »Candida vinum« oder bei der Bierbrauerei als Bierhefe benutzt werden, zu meiden, grundverkehrt ist, es sei denn, jemand wäre auf gewisse Hefestämme allergisch, was äußerst selten ist. Diese für den Menschen positiven Hefestämme verdrängen sogar den Candida-albicans-Befall im Darm, so daß nach Bierhefegaben Candida albicans um 97% gesenkt werden konnte.

So wie es unter den Pilzen ganz allgemein eßbare und giftige gibt, denken wir an Pfifferlinge und Fliegenpilze, so gibt es dies auch in der großen Familie der Hefepilze. Nur wenige Arten wirken negativ auf den menschlichen Körper. Wie wir auch immer mehr erkennen können, ist es auch nicht die Mikrobe, die uns krank macht, sondern es ist das Milieu, das pathogenen Bakterien oder Pilzen ihren Lebensraum bietet. So sollten wir ganz allgemein gesehen, und das gilt auch für Mykosen, uns nur die eine Frage stellen: wie kann ich das Milieu in meinem Körper so zum Gesunden anheben, daß krankmachende Keime sich immer weniger in mir entwikkeln können?

Laut Bodo Kuklinski stimulieren gerade durch Mikroorganismen (Milchsäurebakterien, Hefepilze, Schimmelpilze) fermentierte Produkte durch Erhöhung an Vitalstoffen ganz erheblich unsere Entgiftungskapazität und damit unser Immunsystem. Der Nährboden, den die Mikroorganismen bearbeiten, sollte dabei so giftfrei (ohne Pestizideinsatz) wie möglich sein.

Hefepräparate zur täglichen Nahrungsergänzung. In jedem Fall sollte man sie möglichst nüchtern zwischen den Mahlzeiten nehmen, verdünnt mit gutem Wasser, lauwarmem Kräutertee oder vermischt mit möglichst verdünnten dunklen Säften wie dem rohen, mildsäuerlichen Rote-Bete-Most von Demeter. Erinnern wir uns: die Anthozyane der rotvioletten Farbstoffe können den wichtigen Radikalenfänger Glutathion wieder »recyclen«.

Wie helfe ich mir bei Eiweißverdauungsschwierigkeiten? Es ist allerdings darauf zu achten, daß genügend Magensäure vorhanden ist, die die Hefe gleich im Magen andaut. Schwerkranke Menschen – und dies gilt gerade auch für Krebspatienten – haben häufig keine oder zu wenig Magensäure, so daß sie die flüssige Hefe anfangs nicht so gut vertragen, denn diese sollte durch die Magensäure bereits im Magen angedaut werden.

Ich weiß von einem erfahrenen Arzt, der seinen Krebspatienten zur allgemeinen Stärkung und besonders auch während der belastenden Strahlentherapie flüssige Bierhefe verordnete. Er empfahl seinen Patienten, etwas Obstessig – auch ein anderer saurer Saft wäre möglich – mit Pankreon forte-Kapseln (sie liefern Bauchspeicheldrüsenenzyme für die Eiweißverdauung) eine Viertelstunde vor einer Hefeeinnahme einzunehmen. Auf diese Weise wurde die Hefe problemlos und gut vertragen und trug zu einer auffallenden Besserung des Allgemeinbefindens bei.

Lebende Hefezellen stoppen Durchfall. Wie die Praxis zeigt, haben wir zur Milieuverbesserung gerade unter den Hefen ganz große Helfer. Bei Durchfallerkrankungen ist zum Beispiel das Präparat »Perenterol« (Apotheke) sehr erfolgreich, das lebende Hefezellen (Saccharomyces cerevisiae Hansen CBS 5926) enthält. Es wird bei Auslandsreisen als Schutz empfohlen, um negative Keime im Darm auszuschalten. Auch bei Darmmykosen mit Candida albicans wird Perenterol eingesetzt.

Bierhefe als Schutz für unsere Leber. Die kostbaren Inhaltsstoffe der Bierhefe schützen optimal unsere Leber. Die Leber wiederum ist ein wesentlicher Schlüssel für unser Krankwerden oder Gesundbleiben. Solange sie richtig arbeitet und solange sie alle notwendigen Stoffe für die Vielfalt ihrer Aufgaben angeboten bekommt – die Leber hat über 400 Funktionen auszuführen –, fühlen wir uns gesund. Erst durch Überlastung der Leber und den Verbrauch der heute zu geringen Vitalstoffe aus der Nahrung – dies führt dann zu Entgiftungsblockaden – beginnen die Mißempfindungen bis hin zu Krankheiten.

Wie wirkt eine Strahlentherapie eigentlich auf menschliche Zellen? Durch die Wirkung ionisierender Strahlen wird in den menschlichen Zellen das Gewebs- und Zellwasser gespalten. Dabei entstehen sehr reaktionsfähige Spaltprodukte (z. B. Wasserstoffperoxyd), die als starke Zellgifte (freie Radikale) wirken. Inzwischen hat die biologische Krebsforschung herausgefunden, daß es eine Reihe von Schutzstoffen gegen ionisierende Strahlen gibt. Man fand heraus, daß, wenn ein Mensch zum Zeitpunkt der Strahlenbelastung gewisse Schutzstoffe in seinem Körper hat, diese die entstehenden Zellgifte sofort entgiften können.

Welche Stoffe schützen uns vor radioaktiven (ionisierenden) Strahlen? Die Schutzwirkung der Aminosäure Cystein gegenüber Strahlenschädigungen ist schon seit längerer Zeit bekannt. Ebenso ist die Schutzwirkung des Tripeptids Glutathion erwiesen. (Siehe im Kapitel 3 »Das Glutathion«) Weitere Forschungen zeigten, daß auch die Vitamine des B-Komplexes, besonders auch Vitamin B_6 und das so wichtige Vitamin B_3, auch Nicotinamid oder Niacin genannt – siehe die Tabelle »Zink, Nicotinamid, Folsäure« –, den Schutz verstärken. Ebenso die Pantothensäure, die bei der flüssigen Bierhefe mit 2,7 mg auf 100 g vorhanden ist. Im Städtischen Krankenhaus von Szeged (Ungarn) konnte man zum Beispiel nachweisen, daß Pantothensäure Ratten bei Ganzkörperbestrahlungen Strahlenschutz gewährt. Man beobachtete auch, daß Pantothensäure das Schütterwerden des Haarfelles verhindert. Haarausfall scheint übrigens auch beim Menschen ein typisches Zeichen für Strahlungsschäden zu sein. Krebspatienten, die sich einer Röntgen- oder Radiumbestrahlung unterziehen mußten, hatten deutlich weniger durch diese aggressive Therapie zu leiden, wenn sie regelmäßig Bierhefe und rote Bete zu sich nahmen. Ihnen fielen zum Beispiel die Haare nicht aus, die Übelkeit etc. blieb aus und ihr Blutbild blieb stabil, das heißt, die Anzeichen einer starken Zellvergiftung (Strahlenkater) traten bei ihnen nicht oder kaum auf.

Die wichtigsten Stoffe der Bierhefe. Die Bierhefe enthält auf 100 ml 245 mg Glutathion, wovon nahezu 62% in der reduzierten freien Form vorliegen. Neben Vitamin B_2 und B_6 finden wir das heute in unserer Nahrung häufig fehlende Nervenvitamin Vitamin B_1 mit 3,5 mg (!), ebenso das zur Blutbildung unerläßliche Vitamin B_{12} *mit 170 mcg (!)* in sehr hoher Konzentration. Auch ist die für Blutbildung, Entgiftung von Schwermetallen (Amalgam!) und Formaldehyd sowie die Bildung von Abwehrzellen äußerst wichtige Folsäure reichlich vorhanden. Biotin, Vitamin B_3 (Nicotinamid bzw. Niacin) und Pantothensäure sind zur Bildung und zum Schutz vor Haut, Haaren und Nägeln unerläßlich. Nicht zu vergessen das leber- und nervenschützende Cholin mit 105 mg, jeweils auf 100 g. Des weiteren wichtige Spurenelemente wie Zink, Chrom (reguliert den Blutzucker), Kobalt (unerläßlich zur Bildung der roten Blutkörperchen), Eisen, Kupfer, Molybdän, Mangan und einen guten Anteil an Selen. Ebenso Schwefel, der allgemein für vielseitige Entgiftungsaufgaben und Regenerierung unserer Kolibakterien im Darm notwendig ist. Nicht zu vergessen die leberwichtige Orotsäure.

Gordon Fraser empfiehlt seit Jahren die Bierhefe. Inzwischen sind über 10 Jahre vergangen, und ich stieß jetzt wieder im Gesundheitsforum 38/96 auf einen Bericht über Gordon Fraser. Mit 82 Jahren strahlt er noch immer eine verblüffend jugendliche Vitalität aus und hält weiterhin seine Seminare über Gesundheit, vegetarische Ernährung und spirituelle

Weiterentwicklung. Um einen gesunden Körper, und vor allen Dingen ein gesundes Gehirn zu erhalten, nennt Gordon Fraser drei Dinge:

1. regelmäßige Entgiftung
2. Sanierung der körperfreundlichen Darmflora und
3. eine vielseitige lakto-vegetabile Kost

Gordon Fraser: »Ganz besonders wichtig ist aber für mich hochwertiges Eiweiß in Verbindung mit einer reichen Wirkstoffausstattung. Zu solchen wertvollen Kombinationen gehören für mich vor allem Nüsse, Getreide, Hülsenfrüchte, Keimlinge und Samen, Sauermilchprodukte mit besonderen rechtsdrehenden L+-Kulturen, Naturkäse sowie die cellulär-flüssige Bierhefe. Seit Jahrzehnten nehme ich mindestens einen Teilstrich Bierhefe zusammen mit frischgepreßtem Zitronen- und Grapefruitsaft sowie mit etwas Muttersaft – am liebsten von schwarzen Johannisbeeren. Diese Mischung ist besonders gut bekömmlich und von unschätzbarem Wert.« (Auch im Recancostat comp. ist, neben den Anthozyanen der roten Bete, das Cassis aus der schwarzen Johannisbeere enthalten!)

Durch seine Intuition geleitet, hat Gordon Fraser genau die Zusammensetzung von Recancostat auf einer einfacheren Ebene finden dürfen und konnte sich damit bis ins hohe Alter von 82 Jahren seine erstaunliche Jugendlichkeit und Vitalität bewahren. Auch Gordon Fraser erwähnt als wichtigsten Punkt ein hochwertiges Eiweiß. Wieder sehen wir: nur die erfolgreiche Erfahrung am Menschen kann letzten Endes den Beweis liefern, ob eine bestimmte Nahrung uns die Gesundheit und Jugendlichkeit erhalten kann oder nicht.

Besserung von Arteriosklerose durch Bierhefe. Im Zusammenhang mit der Bierhefe las ich von dem interessanten Versuch von Dr. med. Bosse über die Arteriosklerose. Dieser Arzt machte einen längeren Ernährungsversuch mit älteren Menschen, die an Arteriosklerose litten. Pro Woche wurden 2 Flaschen Bierhefe pro Proband verbraucht. Nach einem halben Jahr wurde der Harn der Teilnehmer untersucht. Es zeigten sich Gesamtlipoide von 620 mg% und ein Gesamtcholesteringehalt im Harn von 182 mg%, was darauf schließen läßt, daß gefäßverengende Substanzen durch die Bierhefe abgebaut werden konnten und mit dem Urin ausgeschieden wurden.

Doch jeder sollte genau prüfen, ob er Bierhefe wirklich vertragen kann. Bierhefe entsteht bei der Biererzeugung durch die Vergärung von Hopfen und Gerstenmalz. Hopfen wird häufig sehr gespritzt, so daß es aus diesem Grund auch zu Unverträglichkeiten kommen kann. Es gibt Menschen, besonders wenn sie zu Gärung (weicherem Stuhl, Obstunverträglichkeit, Blähungen, Allergien) neigen, denen Bierhefe trotz all ihrer Vorzüge nicht guttut.

Es gibt noch ein weiteres, sehr interessantes Hefepräparat, das ich nachfolgend vorstellen möchte, das häufig besser vertragen wird. Da sich die Inhaltsstoffe der verschiedenen Präparate ergänzen, wäre es auch günstig, mit der Einnahme der verschiedenen Präparate zu wechseln.

Zell Oxygen als Enzym- und Vitaminlieferant

Bereits in den 60er Jahren erforschte der Gründer der Firma, der dieses flüssige Hefepräparat herstellt, zusammen mit dem Nobelpreisträger Professor Lünen die Hefezellen. In enger Zusammenarbeit mit dem Arzt und Krebsforscher Dr. Dr. Paul Seeger vom Robert Koch Institut und der Charité, Berlin, entstand das Enzymhefe-Präparat »Zell Oxygen«.

Dr. Seeger war es darum zu tun, daß sich besonders die Enzyme des Atemzyklus in den Mitochondrien unserer Zellen als Schutz vor Krebs bzw. zur Stärkung bereits entarteter Zellen im Präparat ausbildeten und auch aktiv blieben. Aus diesem Grund durften die Hefezellen zur Haltbarmachung auch nicht, wie sonst üblich, erhitzt werden, da dies die für unsere Zellarbeit so überaus wichtigen hitzeempfindlichen Enzyme zerstört hätte. Im Gegensatz zur Bierhefe, die sich ohne Sauerstoff entwickelt, wurde die Enzymhefe ganz bewußt unter Sauerstoffzufuhr gezüchtet. Durch die Sauerstoffzufuhr werden die Hefezellen veranlaßt, genau wie die menschlichen Zellen, den Sauerstoff zu »veratmen«. Dadurch bilden sie die vielschichtigen Enzyme des Zitronensäurezyklus und der Atmungskette aus, wie sie ebenfalls für die komplizierte Sauerstoffverwertung beim Menschen benötigt werden. Dieses Enzymangebot hilft uns, den angebotenen Sauerstoff in unseren Mitochondrien zu Energie zu verbrennen. Fehlen diese Enzyme, kommt es immer mehr zu Erschöpfungs- und Ermüdungserscheinungen, zu Gereiztheiten, Ängsten und Depressionen, wie wir es ansteigend überall erleben. (Siehe weitere Ausführungen zu diesem außerordentlich wichtigen Thema im Kapitel 10 »Die Mitochondrien als Schützer unserer Gesundheit«.)

Laut Seeger kann nun das Zellatmungs-Enzymsystem durch Zell Oxygen sowie durch (möglichst rohen*) Rote-Bete-Saft spezifisch aktiviert werden *(Volksheilkunde aktuell)*. Die sehr kleinen Enzymhefezellen liefern reichlich Antioxidantien und Enzyme und sorgen für den Abtransport des überschüssigen Wasserstoffs. Enzymhefe weist die höchste Nährstoffdichte aller Lebensmittel aus dem Pflanzenreich auf. Sie enthält 16 Aminosäuren, darunter auch die stark entgiftenden

---

* roh: Der rohe Rote-Bete-Most von Demeter (Firma Voelkel), durch die Arbeit von Milchsäurebakterien haltbar gemacht, entspricht dieser Forderung.

Schwefeleiweißverbindungen wie Methionin, Cystein, Cystin und Glutathion. Auch finden wir Cholin als Schutzstoff für die Leberzellen. Außerdem RNA, DNA, Ubichinone der Atmungskette, Enzyme des Zitronensäurezyklus, Katalase, Proteasen, den starken Radikalenfänger SOD (Superoxiddismutase), Atmungsenzyme, wie die Zytochromoxidase, wie auch die Coenzyme A, Q5, Q10, Q15, die besonders die gefährdeten Systeme der Atmungskette in den Mitochondrien schützen. Außerdem Spurenelemente, 14 Mineralien und insgesamt 17 Vitamine, darunter die Vitamine der B-Gruppe. Der Enzymreichtum, der 50 Prozent der Hefetrockensubstanz ausmacht, ist bestechend, denn Enzyme schützen unsere Mitochondrien, regeln alle Stoffwechselvorgänge in unserem Körper und sind bei der Entgiftung wesentlich beteiligt. 10 ml Zell Oxygen enthalten 15 Milliarden Enzym-Hefezellen!

Dieses Hefepräparat ist kein Gemisch von einzelnen Stoffen, sondern lebende Hefezellen werden auf einem vitaminreichen Nährmedium, das aus verschiedenen Fruchtsäften, Weizenkeimöl und Weizenkeimextrakt besteht, unter Sauerstoffzufuhr gezüchtet. Die Temperatur geht dabei nicht über 32 Grad Celsius, so daß die empfindlichen Enzyme erhalten bleiben. Eine Erhitzung zur Sterilisation ist nicht nötig, da die Hefezellen sich mit ihrer eigenen Alkoholproduktion (13 vol. Prozent Alkohol) selbst haltbar machen. So bleibt die Vitalität aller Inhaltsstoffe erhalten.

Eine Reihe von namhaften, biologisch denkenden Ärzten verordnen die Enzymhefe als Basistherapie bei chronischen Erkrankungen – ganz besonders aber auch beim Krebsgeschehen zur Regeneration der Atmungssysteme wie auch zur Immunstimulierung und Regeneration der Darmflora.

Professor Dörling, Hamburg, führte in seinem Aufsatz in der HP-Heilkunde, 1983, aus, daß überall dort, wo reichlich Getränke mit lebensaktiven Hefezellen getrunken werden – zum Beispiel das Getränk »Chicia« der südamerikanischen Hochlandindianer, das »Pombe« der Afrikaner oder das »Kwas« der kaukasischen Russen –, die Menschen ein hohes Alter, häufig mit phantastischer Rüstigkeit, erreichen. Seiner Ansicht nach sind die biochemisch-aktiven Hefezellen die tüchtigsten Vitamin- und Fermentproduzenten der Natur. Von den Fermenten (Enzymen) der menschlichen Zellen gehen die eigentlichen Lebensimpulse aus. Sie sind gewissermaßen für den Grad der Gesundheit, Vitalität, Leistungsfähigkeit und für die Lebensdauer verantwortlich. Die lebende Enzymhefezelle ist wie ein kompliziertes Laboratorium. Sie gibt ihre vielen lebensaktiven Fermente (Enzyme) und Redoxsysteme, die sich in ihrer Wirkung gegenseitig potenzieren, an den Körper weiter, wodurch die lebensnotwendige Sauerstoffverwertung verbessert wird.

Wie weltweit durchgeführte Arbeiten von Forschungsgruppen belegen, stimulieren Hefezellwandbestandteile unsere Abwehr, das heißt große Freßzellen, Killerzellen und T-Lymphozyten. Auffallend ist auch die Stimulierung von B-Lymphozyten und Immunglobulinen, wie die Bildung von sekretorischem IgA, was eine erhöhte Abwehrleistung zur Folge hat.

Um den weiter steigenden Bedarf an Enzymen und Antioxidantien gerecht zu werden, wurde Zell Oxygen um wesentliche Antioxidantien (Vitamin C, E, Beta-Carotin und Selen) erweitert bzw. die vorhandenen wurden verstärkt. Der neue Name dieses etwas säuerlich schmeckenden Rundum-Enzym-Vitaminpräparates heißt ab Januar 1998 Zell Oxygen plus (früher »Sanuzella plus«).

Wird dieses Präparat mit einem Teelöffel bzw. Eßlöffel in einem $\frac{1}{4}$ Liter verdünnten Demeter Rote-Bete-Most ($\frac{1}{4}$ Saft,

$^3/_4$ gutes Wasser) eingenommen – etwas Spirulinapulver zur Chlorophyllanreicherung wirkt dabei sehr positiv –, ist von dem schwachen Alkoholgehalt nichts mehr zu merken. Der Trank sollte jeweils schluckweise, gut eingespeichelt, zwischen den Mahlzeiten getrunken werden.

Auch hier sollte jeder wieder prüfen, ob dieses Hefepräparat wirklich vertragen wird.

Cholin

Noch etwas zum leberschützenden Cholin: Es ist lebensnotwendig für den Menschen. Der menschliche Bedarf von 2–3 g täglich muß mit der täglichen Nahrung aufgenommen werden. Es gilt als lipotrope Substanz, die in der Leber Fettsäuren in Lecithin umwandelt. (Nach Seeger wirkt Lecithin als Geschwulstbremse. Es fördert die Bildung körpereigener Abwehrstoffe, vor allem der Gamma-Globuline. Lecithin ist ferner ein Gegenspieler des Cholesterins.) Lipotrope Substanzen schützen die Leber vor Verfettung. Fehlen lipotrope Stoffe wie das Cholin, kommt es zur Leberverfettung. (Eine weitere lipotrope Substanz ist zum Beispiel auch die schweflige Aminosäure [Eiweißbaustein] Methionin, aus der das so wichtige Cystein entsteht. Methionintabelle siehe im Kapitel 3.)

Cholin ist für die Bildung des Acetylcholins als Reizstoff für den Nervus Vagus unerläßlich. Der Nervus Vagus reguliert im menschlichen Körper die Entspannungsphase des unwillkürlichen Nervensystems – er läßt die Verdauungssäfte fließen, verlangsamt unseren Herzschlag, läßt uns entspannt und ruhig werden – im Gegensatz zum Nervus Sympathikus, der für die Aktions- und Streßphase zuständig ist. Fehlt Cholin, dann ist der Entspannungsnerv Vagus zu schwach in seiner

Arbeit, und der Streßnerv Sympathikus gewinnt die Oberhand, der uns überdreht und innerlich angespannt sein läßt, mit vermehrtem Schwitzen, schnellerem Herzschlag, Schilddrüsenüberfunktion. Auch fließen, wenn wir in der sympathikotonen Phase – Streß, Aufregungen – sind, die Verdauungssäfte nicht, was zu Magendruck, Blähungen, Völlegefühl, Aufstoßen etc. führt.

Andere Störungen des Vagus, besonders durch zu viele Toxine und Säuren, führen dagegen zu einer verstärkten Krampfneigung mit Hypotonie, spastischer Bronchitis, Asthma bronchiale, Spasmen im Magen-Darm-Trakt, vermehrter Drüsensekretion, Bradykardie, Muskelkrämpfen etc. In jedem Fall wird eine vermehrte Zufuhr von Cholin unserem Nervensystem guttun. Cholin ist weiterhin zum Beispiel enthalten in Eigelb, Bockshornkleesamen und in Lecithin-Granulat.

Lecithin

Besonders viel Cholin erhalten wir durch die Einnahme von Lecithin. Lecithin-Granulat (Reformhaus, Apotheke) zerfällt zu 40 Prozent in Cholin und andere, vorwiegend phosphorhaltige Bestandteile. Das Cholin ist dann der wesentliche Baustein für das Hormon Acetylcholin. Ähnlich wie Magnesium übt Acetylcholin als Gegenspieler des normalen »Erregungssystems« allgemein dämpfende, entkrampfende und auch gefäßerweiternde Wirkungen aus.

Lecithin ist konzentrierte Nervennahrung, die aus Sojabohnen gewonnen wird. Sie enthält einen guten Teil Selen und Vitamin E, so daß Lecithin auch freie Radikale entgiften kann. Diese Antioxidantien werden der Grund sein, daß Lecithin so zuverlässig einen zu hohen Cholesterinspiegel senken kann. Nach neuerer Sichtweise ist Cholesterin ein vom Körper gebildeter Entgiftungsstoff (Radikalenfänger), der dann vermehrt produziert werden muß, wenn entsprechende andere Antioxidantien (Vitalstoffe, die für die Entgiftung nötig sind) im Körper fehlen. Lecithin hilft Arteriosklerose (Arterienverkalkung und -verhärtung) vorbeugen. Durch seine gefäßschützende und gleichzeitig nervenberuhigende Wirkung hilft es auch Menschen, die zu Herzattacken neigen.

Viele Nervenfasern im menschlichen Körper sind von einer schützenden Hülle umgeben, die man Myelin-Schicht nennt. Diese Hülle ist sehr reich an Lecithin. Nervlich Gereizte werden dankbar eine Stärkung und Beruhigung durch Lecithin erleben.

Bei Versuchen an der Technischen Universität von Massachusetts konnte Dr. J. H. Growdon mit einer an Lecithin reichen Diät nervöse Gesichtszuckungen schnell und sicher heilen. Auch manische Depressionen wurden günstig beeinflußt. Auffallend war auch, daß sich die Gedächtnisleistung der Teilnehmer auffallend besserte. Mit einer viertel bis halben Tasse Lecithin-Granulat konnte außerdem die Lernfähigkeit und das Gedächtnis der Versuchspersonen innerhalb von 90 Minuten um 25% gesteigert werden. Diese deutliche Anhebung der Konzentration und Lernfähigkeit hielt über 4 bis 5 Stunden an.

Seatone

Vor mehr als 20 Jahren entdeckten amerikanische Wissenschaftler im Rahmen eines großen Forschungsprogrammes die eßbare Meeresmuschel (Perna canaliculus) von Neuseeland. Sie fanden heraus, daß der Extrakt der Keimdrüsen dieser Muschel insbesondere degenerative Erkrankungen des

Bewegungsapparates sowie muskuläre Schmerzzustände auffällig besserte.

Inzwischen wird diese »grünlippige« Meeresmuschel in den besonders nährstoffreichen kristallklaren Gewässern des Golfes von Hauraki im Norden Neuseelands durch die Firma McFarlane angebaut, weitab von den Fahrtrouten der Schiffahrt, unter ständiger strengster Wasserkontrolle (so die Produktbeschreibung).

Ich beobachte die Erfolge dieser Meeresmuschel bereits über 10 Jahre, und heute erst kann ich mir diese Erfolge erklären. Auch hier – wie bei Recancostat oder dem Haifischknorpelpulver – haben wir u. a. die so stark entgiftende Aminosäurekombination von 6,4 g Glutaminsäure, 3,1 g Cystein und 4,2 g Glycin auf 100 g, die die Baustoffe für das so wichtige zellentgiftende und zellschützende Glutathion ergeben. Dazu noch Cystin 0,6 und Methionin mit 1,1 g neben vielen weiteren wichtigen Aminosäuren. Der Eiweißgehalt dieses Muschelkonzentrates beträgt 50 g auf 100 g. Des weiteren enthält es viele Mineralien und Spurenelemente, Enzyme, Kohlehydrate, Vitamine der Gruppe A und B und die für den Aufbau der Grundsubstanz unseres Bindegewebes so wichtigen Mucopolysaccharide.

Ein Arzt berichtet im BIO-Spezial-Magazin Nr. 3 über seine Erfahrungen. Er schreibt, daß das Rheuma mit seinen über 400 Erscheinungsbildern eine Erkrankung des Bindegewebes darstellt. Dieses neigt bei Ernährungsstörungen (Nährstoffmangel und Schlackenabtransportbehinderung) zu Entzündungen. Wir wissen aus der Naturheilkunde, daß jede Entzündung ein Reinigungsbestreben des Körpers ist, das nur dann erfolgreich ablaufen kann, wenn alle dafür notwendigen Stoffe (Enzyme, Aminosäuren, Katalysatoren, Vitamine, Mineralien und Spurenelemente etc.) ausreichend vorhanden sind.

Da das Bindegewebe eines unserer größten Organe ist, dessen Gesundung auch für das Krebsgeschehen von größter Wichtigkeit ist, möchte ich ein wenig näher darauf eingehen.

Das Bindegewebe besteht aus elastischen, kollagenen und netzartigen Fasern, aus Zellelementen, wie zum Beispiel den zur Abwehr gehörenden Makrophagen (Freßzellen), und der Grundsubstanz, bestehend aus Mucopolysacchariden und Glucoproteinen. Diese Grundformen des Bindegewebes dienen als Kittsubstanz, Wasser- und Ionenspeicher. Sie bilden die Transitstrecke zwischen Blut und Gewebe, über die Sauerstoff und Nährsubstrate vom Blut zum Gewebe wandern und umgekehrt, vom Stoffwechsel anfallende Schlacken und Säuren – auch die vom Blut immer wieder zwischengelagerten Abfallstoffe – in umgekehrter Richtung wieder »entsorgt« werden können.

Immer mehr Menschen leiden heute an schmerzhaften Erkrankungen dieses so wichtigen Binde- und Stützgewebes, und bisher gibt es offiziell noch keine an der Ursache einsetzende Therapie. Die tieferen Ursachen sind die ständig von einem kranken Darm ins Blut übertretenden Säuren und Gifte. Das Bindegewebe speichert und puffert diese Schadstoffe als »Mülldeponie«. Eine ursächliche Therapie würde einmal die Säurezufuhr aus dem Darm stoppen und zum anderen die Unterversorgung unseres Bindegewebes, sei diese auf Mangel an Vitalstoffen oder auf den natürlichen Alterungsprozeß zurückführen, beheben, damit das Bindegewebe seine Aufgaben als Transitstrecke wieder übernehmen kann.

Der Versorgung des Bindegewebes kommt nun dieser Muschelextrakt in geradezu idealer Weise nach, denn er liefert nicht nur die für die Grundsubstanz des Bindegewebes so dringend benötigten Mucopolysaccharide, sondern, wie wir bereits hörten, auch eine große Palette anderer höchst wichtiger Stoffe neben den Bausteinen für das so stark schützende und entgiftende Glutathion.

Dr. Uwe Fratzer berichtet in dem vorgenannten Artikel im BIO-Spezial darüber, daß er besonders durch den Einsatz der grünlippigen Muschel bei Sportlern eine auffallende Verbesserungsrate von 80% verzeichnen kann. Bei degenerativen Erkrankungen würde diese bei 65%, bei chronisch entzündlichen Erkrankungen bei 40% liegen.

Es wurde der Fall einer Frau beschrieben, deren Haut an Brust und Händen mit schweren Hautschäden verkalkte (Dermatomyositis calcarea). Bereits nach 6 Monaten gezielter Zuführung der wertvollen Vitalstoffe des Muschelextraktes zeigte die Kontrolluntersuchung eine deutliche Besserung.

Es ist wunderbar zu sehen, daß in so viele Dinge ein Schutz für uns hineingelegt wurde. Hören wir auf, unsere Natur, die Meere, Seen und Flüsse weiter zu verunreinigen und zu zerstören, damit uns die vielseitigen Segnungen weiterhin erhalten bleiben. All diese Erfolge zeigen uns auch die Wichtigkeit einer vollwertigen gesunden Ernährung, bei der die Pflanzen so wachsen dürfen, daß sie optimales Eiweiß ausbilden können, damit wir erst gar nicht erst zu »Reparaturmitteln« greifen müssen, sondern gleich so gesund bleiben, wie es für uns vorgesehen ist.

Flor*Essence (Indian Essence)

Ein Heiltee des Ojibwa-Indianerstammes, der zur Blutreinigung eingesetzt wurde, erwies sich als so stark, daß hierdurch schwerste Krankheiten bis hin zum Krebs geheilt werden konnten. Inzwischen können wir diese Teekräutermischung auch bei uns zur Blutreinigung und Stärkung unseres Immunsystems erhalten. Das Buch *Die Gesundheit finden mit Flor*Essence* von G. A. Ulmer gibt ausführlich Auskunft über die richtige Anwendung dieser wertvollen Kräutermischung. Hier nun in Kürze die aufregende Geschichte von Flor*Essence. (Diese Teemischung gibt es unter zwei Namen: Flor*Essence und Indian Essence. Die Indianer haben ihrer »Indian Essence« noch zwei weitere Heilpflanzen hinzugefügt.)

1922 stieß die Krankenschwester Renée Caisse in Kanada auf dieses Naturheilmittel. Auf ihrer Station lag einmal eine achtzigjährige Frau, die durch einen Indianertee von ihrer Krebserkrankung geheilt wurde, was damals bereits 20 Jahre her war. Schwester Renée ließ sich das Rezept dieser Kräutermischung geben und gab es überall weiter, um kranken und besonders krebskranken Menschen zu helfen. Zu der Zeit erkrankte ihre Tante schwer an Krebs. Diese weigerte sich, eine schmerzhafte Strahlen- und Chemotherapie über sich ergehen zu lassen. Lieber wollte sie sterben. Sie war bereits im Endstadium. Schwester Renée bat den behandelnden Arzt, den Indianertee bei ihrer Tante anwenden zu dürfen. Skeptisch willigte dieser ein. Schon nach zwei Monaten ging es der Tante besser. Sie konnte diese schwere Krankheit überwinden und erfreute sich noch 21 Jahre einer guten Gesundheit.

Die Erfolge von Schwester Renée sprachen sich herum. Hilfesuchende Menschen strömten ihr zu. Um sie alle richtig beraten und mit Essiac (der Name Essiac war die Umkehrung ihres Nachnamens) versorgen zu können (sie gab das Geheimnis der Mischung nicht preis), gab sie ihren Beruf auf und mietete sich eine Wohnung in Toronto. Die Nachbarschaft beklagte sich wegen des großen Publikumsverkehrs. 1934 überließ ihr dann der Stadtrat von Bracebridge, Ontario, ein altes Hotel, in dem sie eine Krebsklinik eröffnete. Sie verlangte niemals Geld von ihren Patienten, sondern nahm nur, was man ihr gab. Eines Tages brachte man sogar Renées Mutter im Alter von 72 Jahren mit inoperablem Leberkrebs in ihre Klinik. Sie injizierte ihrer Mutter Essiac. Diese erholte sich schnell und lebte danach noch 18 Jahre. Zu der Zeit wurde die Kräutermischung des Indianertees gespritzt, um eine stärkere Wirkung zu erzielen.

Trotz der vielen Erfolge bei ihren Krebskranken sah sie sich dauernd Angriffen der kanadischen Behörden und der Ärzteschaft ausgesetzt. Schließlich zwang man sie, ihre Krebsklinik zu schließen. Wiederholt boten ihr Geschäftsleute große Summen für die Preisgabe der Mischung. Sie weigerte sich, die Zusammensetzung bekanntzugeben, da sie befürchtete, daß man den Verkauf der Heilkräuter verbieten könne oder zuviel Geld von den Kranken verlangen würde.

1959 wurde Dr. Charles Brusch auf Essiac aufmerksam. Brusch war einer der bedeutendsten Ärzte Amerikas und Leibarzt von John F. Kennedy. Er überzeugte sich von der Wirkung dieses Indianermittels und drängte 1959 die damals 70jährige Renée Caisse, zu ihm an sein medizinisches Institut nach Cambridge (USA) zu weiteren Forschungen zu kommen. Sie willigte ein. Sehr schnell überzeugten sich die Ärzte der Brusch-Klinik, daß Essiac tatsächlich Heilwirkungen auf Krebs hatte. Dr. Brusch war nun bemüht, die Wirkung des Indianerheiltees durch Hinzufügung weiterer Pflanzen noch zu verbessern. Auch störte Charles Brusch, daß das Mittel bislang injiziert werden mußte, so daß es für viele Menschen unerreichbar war. Zusammen mit einem Spezialisten in der Pflanzenheilkunde erweiterten sie Essiac schließlich um vier weitere Heilpflanzen, die die Wirkung des Indianer-Heilmittels noch verstärkten.

Aber auch in Amerika wurde Essiac vom Establishment verfolgt. Es war offensichtlich, daß es nie als Krebsmittel zugelassen werden würde, zu sehr war die offizielle Medizin in ihrem Dogma festgefahren. Wiederholte Versuche, Essiac als Krebsmittel in die offiziellen Kliniken zu bringen, schlugen fehl. Und doch glaubte Renée Caisse weiterhin bis zu ihrem Tod im Jahr 1978 fest an ihren Auftrag, die ihr anvertraute »Gottesgabe« noch in die Hände der leidenden Menschen legen zu dürfen. Leider war ihr dies selbst nicht mehr vergönnt. Doch der Schutz »von oben« ruhte auf diesem Mittel.

Wieder geschah etwas Wunderbares. Wieder war es eine Frau, die sich allen Anfeindungen zum Trotz mit ihrer ganzen Kraft und Liebe mutig für die Nöte ihrer Mitmenschen einsetzte: Elaine Alexander. Sie war eine bekannte kanadische Rundfunk-Reporterin, die sich in ihren Gesundheitssendungen für Essiac zu interessieren begann. 1984 meldete sich Elaine bei Dr. Brusch und bat ihn um eine Interview-Serie über Essiac. Allen Reportern gegenüber mißtrauisch geworden, erkannte Brusch jedoch bald, daß auch Elaine Alexander von dem gleichen Wunsch wie er selbst beseelt war: selbstlos den qualvoll leidenden Krebskranken zu helfen. Das erste zweistündige Radiointerview wurde ein voller Erfolg. Danach standen die Telefone des Senders nicht mehr still. Da sagte einer der bekanntesten Ärzte Amerikas, daß eine einfache Kräutermischung Krebs heilen könne. Dr. Brusch wiederholte auf die gezielte Frage, ob Essiac wirklich ein Heilmittel bei Krebs sei: »Ja, es ist ein Heilmittel gegen Krebs. Ich habe miterlebt, wie es Krebs selbst im Endstadium geheilt hat. Keine andere medizinische Behandlung hat bislang Ähnliches erreichen können. Ich würde es nicht glauben, wenn ich es nicht mit eigenen Augen gesehen hätte.« Mit diesem Interview wurde Essiac zu neuem Leben erweckt. Elaine Alexander, die inzwischen eine tiefe Freundschaft zu Charles Brusch entwickelt hatte, wurde in den Jahren 1984 bis 1986 immer wieder von Krebskranken umlagert mit der Bitte, ihnen zu helfen. Sie stieg in die Fußstapfen von Renée Caisse, deren Arbeit sie weiterführte. Offiziell wurde das Mittel – trotz der vielen unbestreitbaren Erfolge – nicht als Krebsheilmittel zugelassen.

Dr. Brusch stellte während seiner langjährigen Tätigkeit fest, daß die Kräutermischung nicht nur das Immunsystem im Kampf gegen den Krebs stärkt, sondern auch Krankheiten wie Asthma, Allergien, Arthritis, Geschwüre, Geschwülste, Schilddrüsenprobleme, Prostata- und Harnbeschwerden, Kreislaufprobleme, Schuppenflechte, Alzheimer-Krankheit etc. und besonders auch Diabetes mellitus bessern würde. 1984 mußte er selbst gegen den Krebs kämpfen, und Flor*Essence heilte auch seinen Darmkrebs völlig aus.

Elaine Alexander kam schließlich auf eine geniale Idee. Für die Indianer war Essiac nie ein Krebsmittel gewesen, sondern nur ein Reinigungstee, den sie seiner starken Wirkung wegen »Heiliger Trank« nannten. Dr. Brusch und Elaine kamen überein, Essiac fortan als Blutreinigungstee anzubieten. Auf diese Weise umging man die Zulassung als Krebsheilmittel. Als Kräutertee konnte die Mischung frei in allen Naturkostläden verkauft werden.

Doch der Name Essiac hatte zuviel Aufsehen erregt. Deshalb erhielt die Teemischung einen neuen Namen: »Flor*Essence« bzw. Indian Essence. Unter diesem Namen ist dieser Tee jetzt auch in Europa erhältlich. (Zu beziehen über Pura Vita, Gilching.)

Der Indianerstamm der Ojibwa-Indianer hatte eine hochentwickelte Naturmedizin und legte auf eine strenge, lange Ausbildung seiner Medizinmänner den größten Wert. Sie hatten sich die Kenntnisse über die Heilpflanzen durch jahrhundertelange Beobachtungen und Erfahrungen an Menschen und

Tieren angeeignet. Dieses Wissen wurde sorgfältig gehütet und durch die Generationen weitergegeben. Sie kämpften nicht *gegen* die Krankheiten, sondern versuchten einfühlsam dort nachzuhelfen, wo der Mensch körperlich oder seelisch »aus der Ordnung« getreten war. Auch beobachteten sie genau, welche Kräuter kranke Tiere instinktiv wählen, um ihre Gesundheit zurückzuerlangen. So fanden sie vier Heilpflanzen, die einen darniederliegenden, ja sogar total blockierten Stoffwechsel wieder in Fluß bringen können, so daß sie tatsächlich ein Mittel hatten (und haben), das bei allen Krankheiten, soweit noch nicht irreparable Schäden eingetreten sind, eine gute Besserung oder gar Heilung bringt.

Auch für mich ist das Krebsgeschehen ein totales Zusammenbrechen unserer Entgiftungsfunktionen. Durch Überladung mit Säuren und Toxinen werden die Zellen so blockiert, daß die Atmungsfermente der Zelle nicht mehr richtig arbeiten können. Um nicht zu ersticken, schlägt die Zelle dann in den Gärungsstoffwechsel um. Alles, was uns hilft, diesen festgefahrenen Entgiftungsstau zu beheben, müßte auch in der Lage sein, ein Krebsgeschehen zu verbessern. »Gesundheit ist Freisein von Giften.« Können Schlacken nicht mehr abtransportiert werden, gibt es Stauungen, Schmerzen, fehlerhafte Funktionen bis hin zu Zellveränderungen. Je stärker eine Substanz – sei dies nun ein Nahrungsmittel oder ein Medikament – diese Entgiftungsblockade angehen und wieder beheben kann, um so wahrscheinlicher wird sie schwerste Entgleisungen aller Art bessern und sogar heilen können. Dazu gehören – wie wir an den Erfolgen von Recancostat comp. gesehen haben – die Aminosäuren Glutathion und L-Cystein neben den so wichtigen Anthocyanen zur Stärkung der Atmungsfermente der Zelle, und dazu gehören – wie es immer mehr Fälle beweisen – die Stoffe und Entgiftungssäuren aus der Apotheke Gottes, wie sie in Flor*Essence bzw. Indian Essence kombiniert wurden.

Aus der indianischen Überlieferung stammend, enthält Flor*Essence die vier Heilpflanzen Kleiner Sauerampfer (Rumex acetosella), Klettenwurzel (Arctium lappa), Nordamerikanische Ulme (Ulmus ruba) und die Rhabarberwurzel (Rheum palmatum). Das Buch *Die Gesundheit finden mit Flor*Essence* geht sehr ausführlich auf die vielseitigen, wichtigen Inhaltsstoffe dieser Heilpflanzen ein. Dabei fiel mir besonders auf, daß gerade der Sauerampfer und auch die Rhabarberwurzel neben anderen wichtigen den Stoffwechsel anregenden Säuren auffallend viel Oxalsäure enthalten.

Wie ich es in meiner Praxis erlebe, ist es gerade die Oxalsäure, die auch bei der von mir durchgeführten Injektionstherapie zur Stoffwechselentgiftung eine große Rolle spielt. Bei schweren Blockaden lösen die Katalysator-Ampullen des Citronensäurezyklus wie Acidum oxalaceticum D4 und Natrium oxalaceticum-Injeel forte, die zusammen mit anderen Ampullen des Citronensäurezyklus gegeben werden, sehr schnell schwerste Giftblockaden. (Nähere Informationen über die Stoffwechselkatalysatoren in dem Buch von Raimund Friedrich Kastner *Homöotherapie mit Bio-Katalysatoren I und II.*) Auch die häufig von mir eingesetzten Rhodizonsäure-comp.-Ampullen enthalten Glyoxal und Methylglyoxal. Nach Prof. Koch haben Methylglyoxal und Glyoxal als sog. Karbonylgruppen-Reihen tiefgreifende Wirkungen bei den verschiedensten degenerativen Erkrankungen. Sie haben die Eigenschaft, die blockierten energieproduzierenden Systeme der Zelle wieder in Gang zu setzen. Besonders das Glyoxal (Oxalaldehyd) wirkt aktivierend auf die geschädigten Atmungsfermente der Zellen.

Diese Erkenntnis hat mich tief bewegt, denn sie zeigt mir, wie unser himmlischer Vater zu unser aller Schutz Sein Heil in verschiedene Dinge hineingelegt. So sind diese so wichtigen entgiftenden Säuren auch ganz besonders in der erwähnten Teemischung enthalten. Über viele Jahre hinweg wurde dieses gesegnete Mittel trotz schwerster Nachstellungen blinder Dogmatiker aufgrund des Mutes und der Geradlinigkeit weniger Menschen erhalten, die sich zum Teil unter größten Anfeindungen selbstlos im Dienst der Nächstenliebe für diese Kräutermischung einsetzten, bis sie jetzt endlich – wie es der große Traum von Renée Caisse war – für jeden überall frei zu erhalten ist.

Die erwähnten vier Heilpflanzen der Ojibwa-Indianer wurden von Charles Brusch um vier weitere erweitert. Dieses sind: die Brunnenkresse (Nasturtium officinale), Kardobenediktenkraut (Cnicus benedictus), der Rotklee (Trifolium pratense) und die Rotalgen (Luminaria logicruris). Die wichtigen Wirkungen dieser vier Pflanzen, besonders auch auf den Darm und die Leber, werden ebenfalls ausführlich in besagtem Buch beschrieben.

Diese Fürsorge des Himmels, die sich uns mit dem Geschenk Flor*Essence zeigt, hat mich tief berührt. Es ist wunderbar, die Liebe Gottes zu uns so deutlich erleben zu dürfen und Seine weise, führende Hand über allem zu erkennen.

Aloe Vera

Ein einzigartiges Geschenk der Natur: der Saft der Wüstenpflanze Aloe Vera stärkt ganz enorm das Immunsystem, so daß Viren, Bakterien und selbst die Pilze im Menschen wieder zurückgedrängt werden (siehe Reiner Schmid *Die heilende Aloe – das Geschenk der Natur an uns alle*). Man kennt über 300 Arten dieser Pflanze. Eine davon – Aloe babadensis miller – zeichnet sich durch einen besonders hohen Anteil an dem so wichtigen Mucopolysaccharid Acemannan aus. Bis heute wurden insgesamt 160 Inhaltsstoffe nachgewiesen wie Enzyme, Mineralstoffe, Vitamine, Aminosäuren, Fettsäuren u. a. m. Man verwendet zur Pressung nicht nur das innere Gel, sondern die ganzen drei- bis fünfjährigen Blätter, aus denen die unverträglichen Stoffe Aloin und Aloin-Emodin sorgfältig entfernt werden müssen.

Amerikanische Ärzte setzen den Preßsaft der Aloe-Pflanze seit vielen Jahren erfolgreich bei allen Hautkrankheiten ein, ebenso bei radioaktiven Strahlenschäden, medizinischen Strahlenverbrennungen, Arthrosen, Diabetes, Arteriosklerose, Herzleiden, Immunschwäche und selbst bei Aids und Krebs. Auch sind mittlerweile mehrere MS-Kranke durch die Hilfe des Aloe-Vera-Saftes gesünder geworden.

Der herausragendste Stoff der Aloe Vera wird in dem langkettigen Zuckerstoff Acemannan gesehen. Dieser wird nicht im Körper gebildet und muß mit der Nahrung zugeführt werden. Acemannan wird in alle Zellmembranen eingelagert und bewirkt deshalb die Immunstärkung des ganzen Organismus gegen krankmachende Stoffe und Erreger. Es stärkt und schützt besonders das Bindegewebe wie auch Knorpel, Sehnen, Bänder und Gefäßwände sowie das Grundgerüst der Knochen und das Knochenmark. Dem Forschungsbericht von Dr. John C. Pittman *Health consciousness,* Volume 13, No. 1/1992, entnehmen wir: »Acemannan besitzt antivirale, antibakterielle und antimykotische Eigenschaften, die helfen können, Candidaüberwucherungen zu kontrollieren und die natürliche Bakterienflora der Verdauungsorgane wieder zu etablieren. – Es hat eine direkte Auswirkung auf die Zellen des Immunsystems, aktiviert und stimuliert Makrophagen,

Monozyten, Antikörper und auch T-Killerzellen. – Weil Acemannan in alle Zellmembranen eingelagert wird, kann es solch eine allumfassende Immunkräftigung bewirken. Es folgt eine gesteigerte Entgiftung und Versorgung der Zellen. Der verbesserte Stoffwechsel beeinflußt den ganzen Körper und hat eine enorme Energetisierung zur Folge.«

Der immunstärkende Stoff Acemannan ist ebenso in Ginsengwurzeln, in Shiitake-Pilzen und auch im Knorpel von Haifischen enthalten. Besonders günstig wirkt der Aloe-Vera-Saft auf unser größtes Immunsystem, den Darm. Dieser wird entgiftet und der natürliche pH-Wert wird wiederhergestellt. Eine entartete Darmflora kann sich regenerieren. Dadurch werden auch die Candida-Pilze zurückgedrängt. Selbst die Zwölffingerdarmgeschwüre und die gefürchtete Colitis ulcerosa konnte durch den Einsatz von Aloe-Vera-Saft gebessert werden.

Auffallend ist auch, daß Allergien durch Stärkung des Immunsystems und Entgiftung des ganzen Körpers zurückgehen. Nicht nur innerlich, sondern auch äußerlich wird der Saft bei Entzündungen, Wunden, Verbrennungen, Hautgeschwüren, Strahlenschäden durch moderne Behandlungsmethoden und Mykosen aller Art sehr erfolgreich angewendet, da die Aloe-Vera-Pflanze sechs antiseptische Wirkstoffe und drei entzündungshemmende Fettsäuren produziert. Aloe Vera wirkt zum Beispiel auch günstig auf den Haarwuchs und beschleunigt das Wachstum von Zellen und Geweben um das Zwei- bis Siebenfache. Zur täglichen Hautpflege und als Hautheilmittel hat sich das Aloe-Vera-Gel, das aus dem Inneren der Pflanze herausgeschält wird, zum Beispiel bei Akne, Neurodermitis, Psoriasis, Hautgeschwüren etc. bewährt. Die Haut wird zu enormer Zellerneuerung angeregt. Selbst Verbrennungen 2. und 3. Grades werden schnell und tiefgreifend geheilt.

Ich zitiere weiter aus dem Buch von Reiner Schmid: »Nicht zu unterschätzen ist die Reparatur- und Entgiftungswirkung von Aloe-Vera-Saft auf den Organismus in bezug auf die wachsende radioaktive Belastung in Luft, Nahrung und Wasser. In diesem Zusammenhang muß erwähnt werden, daß durch Aloe Vera die Knochenmarksaktivität gesteigert wird und dadurch vermehrt neue, gesunde Blutzellen gebildet werden können.« (Wichtig bei Leukämie!) Auch wurden Nebenwirkungen durch Chemotherapie auf ein Minimum reduziert, so daß weniger »Chemos« notwendig waren.

Ferner fand man heraus, daß durch Aloe-Vera-Saft in Verbindung mit Sonnenlicht die Mitochondrien* in unseren Zellen besonders stimuliert werden, mehr Energie zu erzeugen, was zu einer deutlichen Anhebung der Antriebskraft und körperlichen Leistungsfähigkeit führt. Außerdem werden unsere Hormondrüsen angeregt, so daß Alterungs- und Degenerationsprozesse verlangsamt werden.

In dem erwähnten Büchlein über die Aloe Vera las ich weiterhin, daß Arteriosklerose und Herzbeschwerden sich auffallend verbesserten. Diese Beschwerden werden, verstärkend zu den Ablagerungen in den Gefäßen, durch Stauungsbeschwerden hervorgerufen, die die bisher noch kaum bekannten Schimmelpilze im Blut verursachen. Diese wachsen in büschelartigen Verzweigungen aus unseren roten Blutkörperchen aus. (Siehe die Abbildungen im Buch *Mykosen.*) Da durch eine allgemeine Stärkung des Immunsystems und eine umfassende Entgiftung des Körpers durch den Aloe-Vera-Saft die Pilze im ganzen Körper langsam immer mehr zurückgedrängt werden, verschwindet durch das Zurückgehen der Schimmelpilze der Stau in den Gefäßen. Das Blut wird wie-

---

* Mitochondrien sind kleine, energieproduzierende Zentren im Inneren unserer Zellen.

der fließfähiger; die Herzprobleme bessern sich. In einer großen fünfjährigen Studie an 5000 Patienten, die an Arteriosklerose litten, zeigte sich, daß bereits nach 2 Wochen bei den meisten eine Besserung eintrat. Nach einem Jahr hatten alle normale Werte. Von den 3167 Diabetikern, die an dieser Studie teilnahmen, bemerkten 2990, daß sich ihr Blutzuckerwert normalisierte.

Untersuchungsergebnisse amerikanischer Universitäten zeigten, daß sich auch der Zustand schwerstkranker Aidspatienten durch Einnahme von Aloe-Vera-Saft nachweislich gebessert hat. Das darin enthaltene Acemannan verstärkte den Membranwiderstand der Zellen so sehr, daß selbst das aggressive HIV-Virus die Zellwände nicht mehr durchdringen konnte. Auch der bei den meisten Aids-Kranken vorliegende Pilzbefall konnte mit Hilfe des Aloe-Vera-Saftes zurückgedrängt werden. Eine Studie an neunundzwanzig Aids-Patienten, denen täglich – neben anderen aufbauenden Stoffen – 20 Verschlußkappen Saft verabreicht wurde, zeigte, daß die Hälfte von ihnen nach 18 Monaten HIV-negativ war *(Journal of Advancement in Medicine,* 1990).

Man sollte bei schwerer Belastung anfangs mit nur 2 Verschlußkappen gut verdünntem Saft beginnen, besonders bei denen, die zu dünnerem, saurem Stuhl neigen. Der Saft schmeckt etwas säuerlich.

Auch bei uns wächst im Blumentopf eine kleine Aloe-Art, die sehr gut vermehrt werden kann. Mehrere Patienten berichteten mir, daß ihre Mutter bei Vereiterungen am Nagelbett oder anderen Entzündungen ihnen das Innere der fleischigen Blätter als Kompresse (Verband) auf die infizierte Stelle legte, die auffallend schnell heilte.

Haifischknorpelpulver

Man weiß, daß der Haifisch seit ca. 300–400 Millionen Jahren in unveränderter Form existiert. Wie Wissenschaftler in den USA herausfanden, hat der Hai ein außergewöhnlich starkes Immunsystem, so daß ihm auch die immer mehr zunehmende Verschmutzung der Meere bisher noch nichts anhaben konnte. Durch dieses starke Immunsystem heilen selbst schwerste Verletzungen sehr schnell. Auch fand man noch nie einen Haifisch, der Krebs hatte.

Das Skelettsystem des Haifisches stellt in der Natur eine Besonderheit dar. Es besteht nur aus eiweißreicher Knorpelmasse. Wir verwenden hier in Europa mit gutem Erfolg bereits die Gelatine aus der Knorpelmasse von Schweinen zur Stärkung unserer Gelenke. Nur – wie gesund sind diese Tiere heute noch?

Naturreines Haifisch-Knorpelpulver besteht zu 51,4% aus Protein (Eiweiß), zu 28,4% aus Kohlehydraten und zu 2,5% aus Lipiden (Fetten). Der Kalziumgehalt mit 28,4% ist sehr hoch, der Phosphor-Gehalt liegt bei 6,8% (also günstig, da Phosphor Kalzium verringert), Magnesium 0,3%, Zink bei 0,08%. (Also eine ideale Zusammenstellung bei einer Osteoporose – siehe Näheres in meinem Buch *Mykosen*, Seite 251.) Die Osteoporose ist – vermutlich durch Störung des Kalziumhaushaltes durch Verstrahlung mit Elektrosmog – in Europa sehr stark auf dem Vormarsch. Auch fehlt uns immer mehr ein gutes Eiweiß in unserer Nahrung, das die notwendigen Aminosäuren zum Aufbau der Knochenbälkchen enthält.

Leider liegt mir eine genaue Analyse über die Zusammensetzung des Eiweißes des Haifischknorpelpulvers nicht vor. Den Wirkungen nach müßten auch die glutathionbildenden Aminosäuren darin enthalten sein. Im Knorpelpulver generell finden wir stets das Glyzin in hoher Konzentration, das einer der Bausteine des so wichtigen Tripeptids Glutathion ist. Dieses Glycin fehlt uns häufig in der Nahrung, so daß es dadurch – mit der Zeit – zu einer Mangelversorgung kommt, was sich in schmerzhaften Erkrankungen des Bindegewebes niederschlägt. Wie wir im Kapitel 3 »Das Glutathion« hörten, dienen die schwefligen Aminosäuren nicht nur dem Aufbau unseres Körpereiweißes; sie haben vor allen Dingen wichtigste Aufgaben bei der Entgiftung unserer Zellen bei der Abwehr von zerstörerischen, krebsverursachenden freien Radikalen wie auch bei der Reparatur geschädigter Gene etc. Alle diese wichtigen Entgiftungs- und Schutzaufgaben der Zellen können nicht oder nur mangelhaft stattfinden, wenn uns die dafür zuständigen Aminosäuren wie Glutathion, Cystein bzw. Methionin fehlen.

Es wird für unser Gesundbleiben oder Gesundwerden immer wichtiger, daß wir uns ein hochwertiges natürliches Nahrungseiweiß, das die erwähnten, so wichtigen Aminosäuren enthält, zuführen. So sagt man auch dem Haifischknorpelpulver erstaunliche Wirkungen auf alle Gelenkleiden nach. Es bessert Schmerzzustände, Arthritis, Arthrosen, Osteoporose, Rheuma, Gelenkverletzungen, Steifigkeitsgefühle, Muskelentzündungen etc. Auch die Knorpelmassen im menschlichen Körper regenerieren sich. Eine zweijährige Studie ergab: bei 82 von hundert Rheuma-, Arthritis-, Arthrose- oder Osteoporosekranken verbesserte Haifischknorpelpulver deutlich die Beschwerden. Auch das Haifischknorpelpulver enthält den seltenen immunstärkenden Stoff Acemannan wie die Aloe Vera.

Inzwischen wurden in Amerika auch die Wirkungen untersucht, die das Haifischknorpelpulver auf das Krebsgeschehen ausübt. In Langzeituntersuchungen stellte man fest, daß der

Tumor sich langsam zurückbildete. Aber in dem Augenblick, in dem das weiße Pulver abgesetzt wurde, fingen die Tumore wieder an zu wachsen. Der Wirkungsmechanismus ist noch nicht ganz geklärt.

In einer Frauenzeitschrift las ich, daß Prof. Dr. Douwes von der Klinik St. Georg in Bad Aibling das Haifischknorpelpulver bereits erfolgreich im Zusammenhang mit seiner übrigen Behandlung bei Knochenkrebs eingesetzt hat.

Im asiatischen Raum werden die Haifische ihrer Flossen wegen gefangen und getötet, da man diese zu Potenzmitteln verarbeitet. Auch wird das Haifischfleisch gegessen. Die Knorpelmasse bleibt dabei übrig und wird zu Pulver verarbeitet, das wir jetzt auch in Deutschland (über Pura Vita, Gilching, oder in der Apotheke) bekommen können. Es wird mit schwach lauwarmem Wasser aufgeschüttelt und getrunken. Leider schmeckt es nicht sehr gut. Zur Geschmacksverbesserung vermischt man es am besten mit etwas Rote-Bete-Pulver. Auf diese Weise wird die Wirkung durch den so wichtigen Schutz der Anthozyane noch verstärkt.

Die Spirulina-Alge

Die unter starker Sonneneinstrahlung in alkalischen Seen gereiften Mikroalgen sind ein einzigartiges Kraftwerk der Natur. Die Untersuchung der Biophotonenabstrahlung dieser »Sonnenkost« zeigt eine auffallend hohe Abstrahlung. Dieses Wunder der Natur bietet uns eine Sammlung von Wertstoffen, die unsere Abwehr- und Entgiftungskraft enorm stärken. Bereits die Azteken schätzten Spirulina als ein wertvolles Lebensmittel. Beliebt war ein Gebäck zur Anhebung der Lebenskraft, dem die Grünalgen beigegeben waren.

Die dunkelgrüne Farbe der Alge entsteht durch den hohen Anteil von Chlorophyll. Das Kostbarste, was die Pflanze dem Menschen zu geben vermag, ist Chlorophyll, der Träger und die Voraussetzung aller lebenden Substanz. Nur die grüne Pflanze kann durch Photosynthese Chlorophyll aus Sonnenlicht bilden und gibt diesen Energieträger an Mensch und Tier weiter. Im Verdauungstrakt wird die potentiell gebundene Sonnenenergie durch Spaltung der großen Chlorophyllmoleküle (physiologische Verbrennung) wieder freigesetzt und wirkt als Bewegungsenergie der Lebewesen. Chlorophyll allein besitzt die Fähigkeit, das Sonnenlicht zu binden, das heißt, bestimmte Lichtquanten des gesamten Spektrums werden vom Chlorophyll resorbiert. Chlorophyll ist eine komplizierte Magnesium-Verbindung mit vielen Spurenelementen und einem hohen Eisengehalt. Es ist in seinem Molekularaufbau dem menschlichen Blutfarbstoff Hämoglobin ähnlich. Der Unterschied besteht nur darin, daß das Chlorophyll einen Atomkern aus Magnesium besitzt, der rote Blutfarbstoff unseres Blutes, das Hämoglobin, dagegen einen Atomkern aus Eisen. So ist der grüne Pflanzenfarbstoff Chlorophyll zur Bluterneuerung und -gesunderhaltung von größter Wichtigkeit.

Die dunkelgrüne Mikroalge Spirulina platensis, welche nur in sauberen Gewässern und subtropischem Klima unter intensiver Sonneneinstrahlung gedeiht, enthält als eine Synthese aus Sonne und Wasser einen hohen Anteil an Chlorophyll. Sie nimmt die benötigten Nährstoffe aus dem Wasser auf und verwandelt sie durch Photosynthese in eine Vielzahl von Bau- und Betriebsstoffen. Auf diese Weise entsteht der hohe Anteil an wertvollen Eiweißbausteinen (Aminosäuren), diverse Vitamine, Mineralstoffe, Spurenelemente, hochungesättigten Fettsäuren, Beta-Carotin etc.

Je geringer die Aufnahme grüner Substanz (Chlorophyll) als

Nahrung, desto geringer ist auch die enzymatische Bindung des Sauerstoffs. Um eine optimale Bindung des Sauerstoffs zu erreichen, sollte unsere Ernährung bevorzugt aus grüner Substanz bestehen bzw. wir sollten uns zur täglichen Nahrungsanreicherung der Grünalgen bedienen. Unter diesem Aspekt gewinnen auch die Wildkräuter und die tägliche Brennesselgabe an Bedeutung, die wir als »grünes Getränk«, als Spinat oder in Waffeln und Frikadellen verbacken, zur Aufwertung unserer Kost vermehrt verwenden sollten. Auch Weizengras weist einen außergewöhnlich hohen Anteil an Chlorophyll auf. In diesem Zusammenhang möchte ich noch einmal auf die Sikhs verweisen, deren vorbildlich gute Gesundheit durch eine Ernährung ermöglicht wurde, die aus grünen Pflanzen sowie aus ungesäuertem Fladenbrot aus Weizen sowie Milch und Hülsenfrüchten bestand (siehe im Buch *Mykosen,* Seite 145).

Spirulina besteht zu etwa 60 Prozent aus hochwertigem, pflanzlichem Eiweiß, das alle essentiellen Aminosäuren enthält. Darüber hinaus finden wir auch das so seltene, wichtige Glutathion sowie die nichtessentiellen Aminosäuren Glutaminsäure, Cystein und Glycin, aus denen der Körper Glutathion bilden kann. Durch ihren ungewöhnlich hohen Gehalt an Beta-Carotin (Provitamin A) zeichnet sie sich auch als besonderer Zellschutz gegen freie Radikale aus. Das inzwischen als Krebsschutzfaktor anerkannte Beta-Carotin schützt nach Kuklinski ganz besonders unseren Darm, indem es die täglich anfallenden schweren Gifte (freie Radikale) unschädlich machen kann. Besonders die an Verstopfung Leidenden sollten täglich etwas Spirulina zu sich nehmen. Der hohe Anteil an Vitamin B_{12} mit 320 mcg auf 100 g ist der höchste Anteil an diesem wichtigen blutbildenden Vitamin, den ich bisher bei einem Lebensmittel gefunden habe.

Spirulina mit Selen

Die Firma Sanatur kann durch eigene langjährige Forschungen eine mit wichtigen Spurenelementen angereicherte Spirulinaqualität anbieten. Es gibt inzwischen Spirulina Selen hefefrei (auch unter dem Namen Spirusana plus bekannt), die pro Tablette 30–40 mcg Selen aufweist. Während gute Spirulina-Qualitäten bereits eine auffallend hohe Biophotonenabstrahlung nach Professor Popp zeigen, ist die Abstrahlung dieser selenhaltigen Spirulina noch um ein Drittel stärker. Die Selenanreicherung bildet sich im natürlichen Prozeß der Photosynthese.

Das wäre eine gute und preisgünstige Variante, Selen zu sich zu nehmen, denn das Spurenelement Selen hat sich inzwischen als besonders krebs- und strahlenschützend erwiesen. Da man von dieser Qualität nur wenige Tabletten pro Tag benötigt, sollte man, um den Chlorophyllanteil der Nahrung zu erhöhen, von der üblichen Spirulina-Alge noch etwas dazunehmen. Der tägliche Selenbedarf wird mit 200–300 mcg angegeben.

Inzwischen ist eine interessante Studie mit Tschernobyl-Kindern und Spirulina platensis sowie Selen-plus-Spirulina abgeschlossen, aus der hervorgeht, daß die Nahrungsergänzung Spirulina, und da besonders die selenhaltige Spirulina, den Kindern half, ihre belastenden Radionuklide (Caesium-137, Strontium-90) in nur 3 Wochen um das Zwei- bis Zweieinhalbfache zu senken. Die eine Gruppe bekam täglich 10 Spirulina-Tabletten und eine andere 6 Spirulina-Tabletten und 4 Selen-plus-Tabletten. Auch besserte sich das Allgemeinbefinden der Kinder – Erschöpfung, Magen-Darm-Erkrankungen, Immundefekte, Allergien, Schlaf, Appetit – während der Spirulinaeinnahme auffallend.

Eine Spirulinaqualität mit Zink

Die Erkenntnisse des bekannten Toxikologen Max Daunderer, dargelegt in seiner sehr interessanten Broschüre »Amalgam«, zeigten sehr deutlich, daß zur Schwermetallentgiftung neben Selen das Spurenelement Zink unbedingt erforderlich ist. Wird anorganisches Selen (Natriumselenit) – es darf nur der Arzt verschreiben – allein gegeben, verringert sich der Zinkbestand im Körper drastisch, so daß wir neben Selen stets auch auf eine genügende Zinkzufuhr achten sollten. Zink ist für ein intaktes Immunsystem zwingend erforderlich. Die von Selen gepufferten Gifte können den menschlichen Körper nur bei Vorhandensein von genügend Zink verlassen. Die Firma Sanatur hat auch die Zink-Spirulina-Qualität »Zink hefefrei« anzubieten. Organisches Zink wie bei Spirulina ist anorganischem Zink (Zinktabletten) vorzuziehen, da es für den Körper leichter verwertbar ist.

Für Diabetiker und Diabetesgefährdete, die einen erhöhten Chrombedarf haben, gibt es die Spirulinaqualität »Chrom hefefrei«, die den Zuckerstoffwechsel auffallend stärkt.

Eine Grünalge plus Kalzium

Eine interessante Variante ist auch Spirulina Atlantica. Hierbei wurde einer Grünalge, die in Hawaii gewonnen wird, 20% der sehr mineralstoffreichen Meeresalge Lithothammnion calcareum zugefügt. Auf diese Weise addieren sich die Wertstoffe beider Algen aufs Optimalste. Die weiße Kalkalge von der Westküste Irlands hat einen sehr hohen Kalziumgehalt (ca. 80%) wie auch einen guten Magnesiumgehalt (ca. 10%) und liefert uns mehr als 60 Spurenelemente, darunter auch Selen und Jod. (Bei Jodunverträglichkeit sollte man sich an die übliche Spirulina-Qualität halten.)

Weizengrassaft

Bereits im antiken China wurde im Frühjahr das blutentsäuernde basische Weizengras zur Blutreinigung und zur allgemeinen Stärkung eingenommen. Heute belegt unsere moderne Forschung den Wert dieses Vorgehens. Das Bloomfield Laboratorium in New Jersey isolierte aus frischem Weizengrassaft über 100 Stoffe, die zum Teil wesentlich höher als im Samen selbst bzw. völlig neu angelegt wurden, wie die zu den Antioxidantien zählenden »Radikalenfänger« Vitamin C mit 310 mg und Beta-Karotin (Provitamin A) mit 41 mg per 100 g. Das Verjüngungs- und Fruchtbarkeitsvitamin E – ebenfalls ein starker Radikalenfänger – ist im Weizengras 10mal mehr enthalten als in Spinat oder Blattsalat. Die drei Vitamine A, C und E zählen als Antioxidantien zu den Antikrebsvitaminen. Ebenso ist Selen mit einem guten Anteil von 100 mcg* in 100 mg Weizengras zu finden, so daß die vier Hauptantioxidantien komplett beisammen sind.

Der Kalziumgehalt ist der Kuhmilch vergleichbar, während der Eisengehalt fünfmal höher ist als bei Spinat. Insgesamt wurden 88 Mineralien und Spurenelemente, darunter auch Selen und Jod, isoliert.

Die Vitamine der B-Gruppe, B_1, B_2, B_3 und B_6 sind im Saft um ein Vielfaches höher als im Samen, ebenso finden wir das seltene, zur Blutbildung wichtige Vitamin B_{12} sowie mit 1080 mcg in beachtlicher Höhe die unser Immunsystem außerordentlich stärkende Folsäure. Das bei Entzündungen wichtige Spurenelement Kupfer erreicht mit 1400 mcg ebenfalls eine beträchtliche Höhe, so daß Weizengrassaft sehr positiv auf entzündliche Prozesse wirkt.

Außerdem enthält das Weizengrün mit ca. 25 Prozent Eiweiß

---

* mcg = Microgramm = Millionstel Gramm

ein großes Spektrum von Aminosäuren, u. a. auch die Bausteine, die das so wichtige Glutathion bilden. Des weiteren finden sich in großer Zahl wertvolle Enzyme, die der Zellerneuerung, dem Schutz unseres Erbgutes (DNS) und dem Stoffwechsel dienen.

Das entzündungswidrige und bei äußerlicher Anwendung (Wundheilung) keimtötende Chlorophyll ist im Weizengrassaft mit ca. 70% so reichlich wie in keinem anderen Blattgrün enthalten. Der grüne Farbstoff im Verbund mit den vielseitigen Antioxidantien und Aminosäuren erhöht die Widerstandsfähigkeit gegen radioaktive Strahlung. Dazu ist der Weizengrassaft basisch und wirkt einer Versäuerung des Blutes entgegen.

Aufgrund des Arsenals von Wertstoffen ist es erklärlich, daß bei großangelegten amerikanischen Untersuchungen Entzündungen und Geschwüre aller Art mit Weizengrassafteinnahme geheilt bzw. wesentlich gebessert werden konnten. Besonders gute Erfolge zeigten sich bei chronischen Stirnhöhlen- und Nebenhöhlenentzündungen sowie Atemwegserkrankungen.

Aufgrund seines Vitalstoffreichtums dient Weizengrassaft auch zur Ausscheidung von Schwermetallen, was durch Haaranalysen bei Kindern sehr gut belegt werden konnte.

Weizengras kann sehr leicht und preiswert im Zimmer, auf dem Balkon oder im Garten gezogen werden. Biologisch gezogenes Saatgut erhält man im Reformhaus bzw. Bioladen. Gewisse Dinge, die bei der Zucht beachtet werden sollten, sind in der Broschüre *Weizengrassaft – Medizin für ein neues Zeitalter* von Reiner Schmid ausführlich beschrieben. Nach meiner Erfahrung genügt es, ein- bis zweimal täglich eine kleinere Menge (ca. 20 Halme) pro Tag auszukauen, da die Wertstoffe außerordentlich konzentriert sind. Am besten wird der Saft verwertet, wenn man das Gras portionsweise auskaut. Die Rückstände gibt man auf den Kompost.

Es gibt inzwischen auch Weizen- und Gerstensaft als Pulver im Glas. Die Analyse von Weizengras zeigt 20 Aminosäuren, Beta-Carotin mit 25 mg, 214 mg Vitamin C, 9 mg Vitamin E, 2936 mg Kalium, 321 mg Kalzium, 102 mg Magnesium. Das Gerstengras hat mit 40 mg weniger Vitamin C, dafür noch mehr Kalium mit 4577 mg und 572 mg Kalzium auf 100 g, und ist so – ähnlich wie die schwarze Zuckerrohrmelasse – ideal zur Entsäuerung und Verbesserung der Knochen. (Bezugsadresse für Weizen- und Gerstengraspulver: Firma Sanatur bzw. Green Valley.)

Schwermetallentgiftung

Zum Gesundwerden oder auch Gesundbleiben fehlen uns heute mehr denn je wertvollste Mineralien und Spurenelemente. Wie bereits betont, sollten diese aus einer natürlichen Quelle und möglichst aus dem Pflanzenreich stammen.

Im Mineral Konzentrat der Firma Galoba habe ich ein interessantes alkoholfreies Vollmineralstoffkonzentrat in Tropfenform entdeckt. In diesem Präparat sind sämtliche Spurenelemente und Mineralien einer seit alters geschätzten kanadischen Heilquelle konzentriert enthalten. So auch ausreichend Eisen, Kupfer und Zink, deren Mangel schweren Krankheiten oder einem Krebsleiden vorausgeht.

Dieses von den Indianern als heilige Quelle verehrte Wasser weist sowohl bei innerlicher als auch bei äußerlicher Anwendung ganz erstaunliche Wirkungen auf. Die Heilquelle läuft tief unterirdisch durch eine verschieferte Erdschicht, die vor ca. 200 Millionen Jahren in der Zeit der Riesenbäume und üppigen Vegetation, des Mesozoikum, entstanden sind. Dadurch kann die Quelle eine Vielfalt von Vitaminen, Mineralien, Spurenelementen, Amino- und Huminsäuren in sich aufnehmen. Das besonders Wertvolle an diesen Stoffen ist, daß sie in *organischer* Form vorliegen, also aus ehemals lebenden Formen stammen und somit sehr leicht von den Zellen unseres Körpers aufgenommen werden können. Unter anderem wurde eine ungeheure Fülle von Mineralstoffen und Spurenelementen gefunden wie: Lithium, Beryllium, Bor, Kohlenstoff, Stickstoff, Sauerstoff, Fluor, Natrium, Magnesium, Silicium, Phosphor, Schwefel, Chlor, Kalium, Kalzium, Scandium, Titan, Vanadium, Chrom, Mangan, Eisen II, Kobalt, Nickel, Kupfer, Zink, Gallium, Germanium, Arsen, Selen, Rubidium, Strontium, Yttrium, Palladium, Silber, Indium, Zinn, Antimon, Tellur, Jod, Gadolinium, Terbium, Dysprosium, Holmium, Erbium, Thulium, Ytterbium, Lutetium, Hafnium, Tantal, Wolfram, Rhenium, Osmium, Platin, Gold, Wismut u. a. m.

Durch die Vitalstoffe wird der gesamte Darm auf natürliche Weise saniert, die Darmflora regeneriert und somit das Immunsystem stabilisiert und entlastet. Ich habe mehrere Fälle mit langjähriger Verstopfung erlebt – selbst bei einer über 90jährigen Dame –, wo der Stuhlgang allein mit Mineralkonzentrat wieder in Ordnung gekommen ist.

Durch dieses Konzentrat erhält der Organismus reichlich die so häufig fehlenden Spurenelemente und Mineralstoffe, dazu Redoxfaktoren, die die Vitaminverwertung aus der täglichen Nahrung enorm erhöhen. Durch Zelltests konnte nachgewiesen werden, daß innerhalb von 15 Minuten die Wirkstoffe innerhalb der Zellen nachzuweisen sind.

Nach zweijähriger intensiver Zusammenarbeit mit einigen großen Zahnarztpraxen und einer Kieferklinik konnte belegt werden, daß sämtliche Schwermetallverbindungen – wie das schwer zur Ausscheidung zu bringende Quecksilber aus den Amalgamfüllungen – durch Mineral Konzentrat bzw. die Basis-Tropfen zu 100% gebunden und ausgeschwemmt wurde. Aus diesem wertvollen Heilquellenextrakt ist auch eine wunderbare Hautpflege entstanden. Besonders gute Erfahrungen habe ich zum Beispiel bei Ekzemhaut und juckenden Hautzuständen mit der Oleo Plus Pflegelotion gemacht.

In einer Schrift über die Schuppenflechte (Psoriasis) las ich einmal, daß bei dieser Erkrankung die Lymphflüssigkeit direkt durch die geschwächte Haut hindurchdringt und zu Schuppen antrocknet, weil die Haut durch den Stau von Giften und Säuren im Untergewebe nicht mehr ordnungsgemäß aufgebaut werden kann. Um so einleuchtender ist es, einer Problemhaut nicht nur von innen über den Abtransport der Belastungsstoffe zu helfen, sondern ihr auch reichlich pflegende und aufbauende Stoffe von außen zuzuführen. Dem Abtransport von Schlacken über die Haut dienen auch entsäuernde Bäder mit ORGON-Badesalz und/oder Heilerde-Olivenölbäder bzw. Einreibungen mit erstklassigem Olivenöl, dem etwas Heilerde beigemengt ist.

Für stärker Belastete gibt es die Basis-Tropfen, die zu dem vorbeschriebenen Quellwasserkonzentrat noch ein breites Vitaminspektrum enthalten. (Vitamin D_3, B_1, B_2, B_{12}, Nikotinamid, Folsäure sowie einen sehr hohen Anteil an den wichtigen »Radikalenfängern«: Vitamin A, E und C.)

Sehr schnell habe ich die Stärkung des Organismus durch diese Vitalstoffkonzentrate empfunden. Auch Freunde berichteten mir von guten Verbesserungen, bei denen bisher keine Therapie so richtig anschlug. Ohne die vielseitigen Bausteine des Lebens kann die Ordnung in unserem Organismus nicht aufrechterhalten bzw. wiederhergestellt werden.

Da diese durch die Veränderungen unserer Lebensweise und Umwelt heute vielfach fehlen, werden wir immer mehr auf solche orthomolekularen Zusatzpräparate angewiesen sein, bis es uns gelungen sein wird, wieder optimal vollwertige Nahrung zu erzeugen.

Sehr interessant sind auch die gegen Pilzbefall entwickelten Myko-Tropfen, die neben den Mineralstoffen aus der besagten Heilquelle und den Vitaminen von Basis-Tropfen noch einen Extrakt aus dem Lapachotee sowie Teebaumöl und rechtsdrehende Milchsäure enthält. Die Bestandteile der Myko-Tropfen unterstützen sehr positiv die Regeneration des entgleisten Darmmilieus bei Pilzbefall und Dysbakterie (entartete Darmbakterien). Lapachotee wird bekanntlich bei Gärungsneigung und Pilzbesiedelung des Darmes eingesetzt.

10 Grundsätzliches zum Schutz unserer Gesundheit

Das Redox-Meßverfahren

Pflanzen (auch Algen wie z. B. Spirulina) ernähren sich mit Hilfe des Sonnenlichts, welches sie auf chemischem Weg speichern können. Das Sonnenlicht dient ihnen zur Energiegewinnung. Bei der Photosynthese werden Elektronen vom Wasser auf Kohlendioxid übertragen. Dadurch werden neue Stoffverbindungen geschaffen. Die Sonnenenergie wird dabei besonders in den Kohlehydraten gespeichert. Durch Verzehr pflanzlicher Nahrung bedienen sich höhere Lebewesen indirekt des Sonnenlichts in Form von Energie.

Zur Freisetzung dieser Energie werden die Makromoleküle der Nahrung in dem komplizierten Geschehen des Stoffwechsels ab- und umgebaut. Dies geschieht durch Elektronenwechsel im sogenannten Redoxsystem, an dem jeweils zwei Partner beteiligt sind: ein Partner gibt die Elektronen als Spender: Reduktion, der andere nimmt sie auf: Oxidation. So wird heute nach dem neuesten Stand wissenschaftlicher Erkenntnisse das Stoffwechselgeschehen als elektrochemischer Ladungstransfer beschrieben. Negativ geladene Teilchen wandern von ihrem Platz in der Elektronenhülle des Elektronengebers zum Elektronennehmer. Reduktion und Oxidation laufen ständig in uns ab (Manfred Hoffmann: *Vom Lebendigen in Lebensmitteln*, S. 18).

Da lebende Organismen auf Energiezufuhr aus der Nahrung angewiesen sind, gewinnt die Qualität der Nahrungsmittel einen ganz besonderen Einfluß auf die innere Ordnung und Gesundheit der Lebewesen. Hippokrates sprach bereits davon, daß unsere Nahrungsmittel unsere Heilmittel sein sollen. Diese These wird durch die neuesten wissenschaftlichen Erkenntnisse, wie in dem Buch *Vom Lebendigen in Lebensmitteln*, herausgegeben von Professor Manfred Hoffmann, aufgezeigt, eindeutig untermauert. So wie es aussieht, sind wir heute nahe daran, die Entgiftungskraft und somit einen wesentlichen Gesundheitswert eines Lebensmittels elektronisch messen zu können.

Es scheint, daß wir uns am Beginn einer neuen Ära in der Ernährungslehre befinden, in der die kalorische durch die elektrochemische Nährstoffbetrachtung ergänzt wird, so daß wir zu einer ganzheitlicheren Betrachtungsweise unserer Lebensmittel gelangen.

In dem sehr interessanten Buch *Vom Lebendigen in Lebensmitteln* haben verschiedene Wissenschaftler ihre Forschungen und Erfahrungen über den Gesundheitswert unserer Nahrung zum Teil mit spezieller Beachtung der verschiedenen Düngemethoden zusammengetragen.

In Laienkreisen weiß man inzwischen um die Bedeutung des pH-Wertes. Doch die pH-Wert-Aussage ist nur *eine* wichtige Aussage. Immer mehr wird auch das sogenannte Redoxpotential herangezogen. Die Nahrungsaufschließung läuft in unserem Körper über chemische Prozesse ab. Zur Energiegewinnung benötigen wir Sauerstoff. Um diesen Sauerstoff sinnvoll in unserem Körper nutzen zu können, sind verschiedene komplizierteste Stoffwechselvorgänge nötig, die unter anderem sehr viele Vitamine, Mineralien und Spurenelemente benötigen. An deren Ende bleiben uns belastende oxidierte Stoffe als Stoffwechselschlacken zurück: die sogenannten freien Radikale.

Je weniger Vitalstoffe mit der Nahrung zugeführt werden, um so höher ist der Anfall der zellzerstörenden freien Radikale, was zu Alterung, Zellschädigung und – wie Bodo Kuklinski in seinem Beitrag in dem erwähnten Buch *Vom Lebendigen in Lebensmitteln* ausführt – zum »Rosten und zum Ranzigwerden« der Fette in den Gefäßen führt. Dieses Schlackenpotential kann nach Bodo Kuklinski inzwischen am MDA-Wert (Malondialdehyd) eindeutig bestimmt werden. Aus der Tabelle auf Seite 98 ist zu ersehen, daß zum Beispiel Frauen, die Kontrazeptiva (die Pille) nehmen, mit 9,8 MDA deutlich mehr Schlacken produzieren als Frauen, die nicht die Pille nehmen. Letztere wiesen einen Wert von 7,6 MDA auf. Insulinabhängige Diabetiker hatten einen noch höheren Wert von 13,3. Am schlechtesten schneiden unsere Senioren über 65 Jahre ab. Es wurden 7812 Senioren untersucht. Ihr sehr hohes Schlackenpotential lag bei 16,7 MDA. Bodo Kuklinski: »Je höher der MDA-Spiegel im Blut, der biochemisch eine hohe Konzentration an Oxidationsprodukten durch freie Radikale anzeigt, desto gefährlicher. Zu MDA-Anhäufungen kommt es, weil alte Menschen in der Regel weniger essen und damit die erforderliche Versorgung mit Spurenelementen und Vitaminen nicht mehr sicher erfolgt.« Als Risikogruppen kristallisierten sich »fast alle Senioren, jüngere Frauen (besonders mit Kontrazeptiva), Vegetarier, Freizeitsportler, fastende Personen und solche mit »antilipämischen« (Blutfette senkenden) Kostformen oder bei erhöhter Zufuhr an Polyenfettsäuren* heraus.«

Auch Personen, die täglich 10 bis 12 Stunden einer anstrengenden Arbeit nachgehen, wiesen hohe MDA-Konzentrationen auf. Bodo Kuklinski warnt immer wieder vor einer »cho-

---

* Polyenfettsäuren: Pflanzenöle mit hochungesättigten Fettsäuren wie Distel- und Sonnenblumenöl

lesterolarmen« Kostform mit drastischer Einschränkung des Eier- und Butterkonsums.

Die Nahrung, die wir zu uns nehmen, besteht aus einem chemischen Stoffgemisch. Es liegen dabei Stoffe mit einer unterschiedlichen Elektronen-Charakteristik vor. Ich zitiere: »Die einen [Stoffe] können energiereiche Elektronen abgeben, sind reduzierter bzw. ›negativer‹ geladen, die anderen können Elektronen aufnehmen, sind oxidierter bzw. ›positiver‹ geladen. Findet nun zwischen den elektronenabgebenden und elektronenaufnehmenden Stoffen ein Elektronenaustausch statt, so fließt ein meßbarer Austauschstrom. In biologischen Systemen werden die Elektronenaustauschprozesse durch Enzyme gesteuert. Je nach dem Elektronendruck auf der reduzierten Seite und dem Elektronensog auf der oxidativen Seite entsteht ein meßbares Energiepotential, das als elektrisches Redoxpotential gemessen werden kann. Reduzierte Stoffe sind demnach energiereicher, elektrisch ›arbeitsfähiger‹ oder ›leistungsfähiger‹. Ihr Redoxpotential wird in Milli-Volt (mV) oder in rH-Werten angegeben. Je reduzierter also ein Lebensmittel ist, desto elektronenenergiereichere Verbindungen besitzt es, desto bessere Möglichkeiten zur Neutralisation der gefürchteten freien (elektronenarmen = oxidierten) Radikale hat es und desto besser ist sein ›innerer Ordnungszustand‹.«

Während der pH-Wert bei 7 seinen Neutralwert hat, liegt der neutrale Wert der Redoxpotentialmessung bei 200. Werte unter 200 liegen im wünschenswerten negativen Bereich. Die Muttermilch mit 23 zum Beispiel zeigt einen sehr hohen Energiewert an, der dem Säugling enorme entgiftende Kapazitäten bringt. Auch Kräutertees (Brennessel, Lindenblüten, Hagebutte u. a.) zeigen einen sehr guten Wert mit 97–100. Grüner Tee hat einen Meßwert von 135, frische Kuhmilch

129 und pasteurisierte Kuhmilch 130, während die allgemein so beliebten Erfrischungsgetränke und Cola aus dem Supermarkt über der Marke 200 liegen und einen Wert von 283 bis 304 aufweisen, das heißt oxidierend wirken. Professor Kollath hat bereits einzelne Substanzen auf ihre Redox-Eigenschaften untersucht. Je höher der Oxidationswert (siehe die nachfolgenden +-Werte), um so gefährlicher ist der Stoff für das Leben.

Danach hat ein Sauerstoffradikal einen Redoxwert von + 2300 Millivolt, Ozon (z. B. Kopierer) + 2000, Pestizide als Chlorverbindungen + 2000, Autoabgase + 1400, während wir günstige Redox-Werte, die diese hohen Oxidationswerte unschädlich machen können, zum Beispiel beim Vitamin B_1 mit – 100, Vitamin B_2 mit – 120, Cystein – 220, Glutathion – 230 und das bisher kaum beachtete Vitamin B_3 (Nicotinamid bzw. Nicotinsäureamid oder auch Niacin genannt) sogar mit – 340! finden. Je höher der Anteil an negativen Ladungen (siehe vorstehende Minuswerte), desto eher können elektrochemische Ungleichgewichte, wie sie uns Ozon, Chlor, Stickoxide, Autoabgase täglich in großer Menge bringen, ausgeglichen werden. So ist es zu verstehen, daß wir zur Unschädlichmachung der vielen Umweltbelastungen vermehrt eine an Antioxidantien reiche Nahrung, das heißt sehr viel Vitamine, Mineralien, Spurenelemente, Aminosäuren etc., benötigen, was nur bei optimaler Humusdüngung zu erzielen ist.

Die Ursache für unseren gesundheitlichen Niedergang kann durch Prüfung der Redoxpotentiale der unter verschiedenen Gesichtspunkten angebauten Nahrung aufgedeckt werden. Bei langjährigen Schweizer Untersuchungen von Getreideproben wurde zum Beispiel eindeutig festgestellt, daß Getreide aus Ökoanbau in seinem Mineraliengehalt deutlich besser abschneidet. Mineralstoffreiche Pflanzen sind heute besonders wichtig, denn Mineralstoffe werden über die pflanzliche »Vorverdauung« wirkungsvoller aufgenommen.

Zur Aufrechterhaltung der Gesundheit benötigen wir nicht nur leere Kalorien (Brennstoffe). Auf dieser alten Lehrmeinung basiert der konventionelle Nahrungsanbau, dem es bislang vordergründig nur um die Erzeugung großer Mengen geht, die nur mit hohem Pestizideinsatz zu erzielen sind.

Dieser vom Laien noch viel zu wenig beachtete hohe Pestizideinsatz in der Landwirtschaft ist besonders gefährlich. Ich zitiere aus *Vom Lebendigen in den Lebensmitteln* (S. 86):

> »Pestizide sind lebenszerstörende, hochreaktive Substanzen. Im Körper erweisen sie sich als Radikalenbildner und excessive ›Vitaminfresser‹. Als fettlösliche Langzeitspeichergifte verändern sie das menschliche Immunsystem, die Fruchtbarkeit, Hirn- und Nervensystem und steigern das Risiko für Arterienverkalkung und Krebs.«

Da die Schädlinge weltweit gegen den Pestizideinsatz resistenter werden, muß immer mehr gespritzt werden, was bestimmte Pflanzen bereits mit Ertragsrückgang beantworten, da sie diesen hohen Giftpegel nicht mehr verkraften. Hier nun hat die Gentechnik ein dankbares Feld, denn genmanipulierte Pflanzen, wie wir es bei Soja und Raps erleben, können nach entsprechender Veränderung verstärkt Spritzgifte aufnehmen, ohne daran zugrunde zu gehen. Der Profit ist gesichert, – aber wie sieht es mit der Gesundheit von Menschen und Tieren dabei aus?

Inzwischen haben wir in Deutschland einen Verbrauch von 4,4 kg Pestiziden pro Hektar, während Portugal mit 1,9, Dänemark und Irland mit 2,2 noch zurückhaltend sind. Die Spitze halten die Niederlande mit 17,5 kg Pestizide per Hektar.

Um heute gesund zu bleiben, benötigen wir eine große Menge von Antioxidantien aller Art, die nach Bodo Kuklinski von unserer Nahrung allein häufig gar nicht mehr gedeckt werden können, da Gifte und Verstrahlung so sehr zugenommen haben. Die sogenannten Antioxidantien sind die Wächter, Erhalter und auch Wiederhersteller unserer Gesundheit, denen in der Zukunft immer mehr Beachtung geschenkt werden wird.

Besonders Schwerstkranke benötigen diese Schutzstoffe. Ich zitiere aus dem Buch *Vom Lebendigen in Lebensmitteln,* Seite 102, aus dem Beitrag von Dr. med. Bodo Kuklinski:

»So konnte Lamm, Professor an der West-Virginia-Universität, USA, in einer Doppelblindstudie bei Blasenkrebspatienten nach Operation unter hohen Vitamin- und Zinkgaben nachweisen, daß nach fünf Jahren 60% der Patienten ohne Krebsrückfall blieben. In der Kontrollgruppe waren es nur 10%. Das kann keine Chemotherapie!«

»Lockwood, Professor am Rikshospital in Kopenhagen, wiederum behandelte seit 1990 zweiunddreißig Frauen mit metastasierendem Brustkrebs. Bei ihnen waren alle Therapiemaßnahmen (Operation, Bestrahlung, Chromotherapie) ausgeschöpft. Ihre Lebensdauer betrug statistisch nur noch sechs Monate. Unter hohen Vitamingaben lebten alle noch nach $4^{1}/_{2}$ Jahren. Metastasen bildeten sich zurück, selbst im Knochen! Ausgenommen eine Frau, die sich zu einer erneuten Chemotherapie bewegen ließ.«

Wir ersehen aus Vorstehendem, wie sehr eine richtig zusammengesetzte, vitalstoffreiche Nahrung nicht nur für unser Gesundbleiben, sondern auch als Schutz vor Krebs von größter

Wichtigkeit ist. Bodo Kuklinski kommt als erfahrener Arzt in seinem Buch *Neue Chancen* auf Seite 241 zu dem Schluß: »Alles deutet darauf hin, daß Schadstoffe und Nahrung in weit größerem Maße als vermutet Dreh- und Angelpunkt der Gesundheit sind. Die Beweise, daß die Schulmedizin elementare Mechanismen schlichtweg übersehen hat und sich deswegen vielfach auf sehr teuren Irrwegen befindet, sind denn auch erdrückend.«

Die Carbonis GmbH erforscht mit einer besonderen Meßmethode das Redoxpotential (Entgiftungskraft) von Lebensmitteln und liefert Interessenten entsprechende Gutachten.

Die Bedeutung von Nicotinamid (Niacin)

Durch das vorstehend erwähnte Buch *Vom Lebendigen in Lebensmitteln* wurde mir die große Entgiftungskraft gerade der Nikotinsäure (Nicotinamid, Niacin bzw. Vitamin B_3) bewußt. Mit einem starken Redoxpotential von -340 zählt dieses Vitamin der B-Gruppe zu den stärksten Radikalenfängern, so daß wir auf eine ausreichende Zufuhr achten sollten. Auch die B-Vitamine B_1 mit -100 und B_2 mit -120 haben eine große entgiftende Kraft. Je höher der Minuswert, das heißt je negativer, je höher die Entgiftungskraft einer Substanz.

Nicotinamid, bekannt auch als Anti-Pellagra-Vitamin, ist Bestandteil verschiedener Coenzyme. Bei Mangel dieses Vitamins kommt es zu ernsten Stoffwechselentgleisungen, die sich besonders in Entzündungen der Haut und Mundschleimhaut, in Störungen des Magen-Darm-Traktes und in vielseitigen Störungen des zentralen und peripheren Nervensystems bemerkbar machen, zum Beispiel als Psychosen, Parästhesien, Tremor etc. Bei Asthmakrisen, Angina pectoris und peripheren Durchblutungsstörungen zeigt dieses Vitamin durch seine gefäßerweiternde Wirkung Erfolge. Der Tagesbedarf wird mit 10–18 mg (= 10 000–18 000 mcg) angegeben und dürfte heute durch Erhöhung der Umweltbelastungen wesentlich höher liegen.

Dieser außerordentlich starke Schutzstoff sollte heute vermehrt in unserer Nahrung sein, da Stoffe mit hoher Reduktionskraft die zerstörerischen freien Radikale, die durch Belastung mit Giften aller Art und Verstrahlung entstehen, neutralisieren können.

Auffallend viel Nicotinamid ist zum Beispiel in Fleisch und Fisch enthalten. Das könnte der Grund sein, daß Fleischesser häufig eine stabilere Gesundheit aufweisen als Vegetarier. Um so mehr sollten sich Vegetarier um eine ausreichende Versorgung mit Nicotinamid bemühen. Auffallend ist, daß Vollreis mit 5200 mcg so viel davon besitzt. Im Kapitel 8 »Miso – ein Mittel gegen die Folgen radioaktiver Strahlung« lasen wir, daß es die Kombination von Vollreis, Miso und Gemüse war, die die Belegschaft des Franziskus-Hospitals in Nagasaki vor den Folgen radioaktiver Verstrahlung schützte. Vermutlich wird hier ein Hauptgrund dafür vorliegen, daß die makrobiotische Ernährung so sehr positiv wirkt und sich auch sehr Geschwächte mit einigen Tagen Vollreisdiät (in Wasser gekocht) meist gut erholen.

TABELLE: ZINK, NICOTINAMID (VITAMN B3), FOLSÄURE, VITAMIN B1, VITAMIN B2

100 g	Zink in mcg	Nicotinamid (Vitamin B3) in mcg	Folsäure in mcg	Vitamin B1 in mcg	Vitamin B2 in mcg
Weizen	4000	5100	50	480	140
Weißbrot	500	850	15	85	60
Gerste	3000	4800	65	430	180
Naturreis	1400	5200	16	410	90
polierter Reis	500	1300	30	60	30
Hafer (ganz)	4500	2370	35	520	170
Haferflocken	4400	1000	25	590	150
Hirse	1800	1800	?	260	140
Forelle	480	3410	—	85	75
Hecht	1100	1600	—	85	55
Thunfisch	—	8500	15	160	160
Sardelle	1400	20000	—	70	270
Ölsardine	—	6500	16	40	300
Brathuhn	850	6800	9	85	160
Hammel	2000	6000	3	180	250
Rindsfilet	3600	4600	10	100	130
Schweinekotel.	1390	4300	2	820	200
getr. Bohnen	2800	2100	139	460	160
getr. Erbsen	3800	2800	60	760	270
getr. Mungob.	k.A.	2300	k.A.	480	230
Linsen	5000	2200	35	430	260
Speisemohn	10000	990	—	860	170
Sojabohne	1000	2510	230	990	520
Sonnenblume	5200	4100	?	1900	140
Champignon	390	5200	25	100	440
Apfel	120	300	7	35	30
Apfelsine	100	300	24	80	40
getr. Aprikosen	400	3200	5	7	110
Haselnuß	1870	1350	70	390	210
Kokosnuß	500	380	30	60	8
Mandel	2000	4180	45	220	620
Cashewnüsse	4800	2000	—	630	260

100 g	Zink in mcg	Nicotinamid Vitamin B₃ in mcg	Folsäure in mcg	Vitamin B₁ in mcg	Vitamin B₂ in mcg
Kürbiskerne	7440	k.A.	k.A.	k.A.	k.A.
Paranüsse	4000	200	40	1000	35
Broccoli	940	1000	35	95	210
Chicorée	190	240	50	50	35
Endivie	340	410	50	50	120
Feldsalat	540	380	?	65	80
Fenchel	250	200	100	230	110
Knoblauch	1000	600	?	200	80
Petersilie	900	1350	115	140	300
Spinat	500	620	80	110	230
Weißkohl	210	320	80	50	45
Kürbis	200	500	35	45	65
Kartoffel	270	1220	7	110	45
Kohlrabi	260	1800	25	50	45
Meerrettich	1400	600	?	140	110
Möhre	640	580	8	70	55
Edamer	4900	70	20	50	370
Emmentaler	4630	180	4	50	340
Vollmilch (Kuh)	380	90	6	35	180
Ziegenmilch	300	300	1	50	150
Schafmilch	470	465	6	65	290

In diesem Zusammenhang möchte ich auch einmal die verschiedenen Getreide-zubereitungsformen auf ihren Vitalstoffgehalt hin vergleichen, da hier extreme Unterschiede auffallen:

Weizen, ganz*	4000	5100	50	480	140
Weizenvollkorn	2000	3300	60	250	150
Weißbrot	500	850	15	85	60
Weizenkeiml.**	12000	4520	520	2010	720
Weizenkleie***	3000	18000	400	650	510
Roggen	1300	1810	40	350	170
Roggenkeiml.	20000	2300	k. A.	1000	840

* Vitamin E = 1400 mcg; ** Vitamin E = 12000 mcg; *** Vitamin E = 13000 mcg.
(Die angegebenen Werte sind der *Lebensmitteltabelle für die Praxis – Der kleine »Souci-Fachmann – Kraut«* entnommen.)

Nach dieser Tabelle ist ca. 3 Tage gekeimter Weizen als erstklassiges Vitaminpräparat zu betrachten, von dem man täglich 1–2 Eßlöffel roh essen sollte.

Durch die Keimung vervielfältigen sich die Vitamine und selbst das für die Entgiftung so wichtige Spurenelement Zink um ein Vielfaches, und der Eiweißgehalt erhöht sich von 11,7 auf 26,6 g. Bei Roggenkeimlingen zum Beispiel erhöht sich der Zinkgehalt von 1300 mcg in ungekeimtem Zustand auf 20 000 mcg! in gekeimtem Zustand und der *Eiweißgehalt von 8,8 g auf 39 g!*

Zum Keimen benötigt man nicht einmal ein Gerät. Man läßt guten Bioweizen über Nacht in belebtem Leitungswasser stehen, gießt es morgens ab, spült noch einmal mit klarem – möglichst belebtem Wasser – durch und gibt die Schüssel in eine Plastiktüte, damit sich die Feuchtigkeit staut. Zwei- bis dreimal am Tag macht man diese Spülung. Auf diese Weise können sich keine Pilze oder Schleimbakterien entwickeln. Wiederholt die Geruchsprobe machen. Das Keimgut sollte immer einen frischen, guten Geruch haben. Sobald die weißen kleinen Keime zu wachsen beginnen, kann man sie roh essen.

Wenn sie grün zu werden beginnen, gebe ich sie in eine flache Schüssel und lasse sie – nur mit Wasser versorgt – zu Weizengras auswachsen. Weizengras hat wiederum andere wichtige Wertstoffe aufzuweisen.

Um einen möglichst hohen Vitalstoffgehalt der täglichen Nahrung zu erreichen, könnte man zum Beispiel zu Waffeln oder auch zum Brotbacken gekeimte Weizenkörner (Weizenkeimlinge) hinzugeben oder – wenn die Körner nicht mehr durch Gebißschwierigkeiten gekaut werden können –, auch eine leichte Abkochung der Keimlinge machen, wie nachstehend beschrieben.

Ein Getreidestärkungstrank nach Hildegard von Bingen
Eine Freundin berichtete mir von ihrem sehr geschwächten,
krebskranken Vater, der nur noch im Bett liegen konnte. Sie
kochte ihm täglich ein Getränk nach Hildegard von Bingen,
wonach sich der Vater auffallend schnell erholte. Das Rezept
dieses Stärkungsgetränkes war: 1 Eßlöffel Dinkel, 1 Eßlöffel
Gerste und 1 Teelöffel Fenchelsamen in einem Liter Wasser
10 Minuten leicht kochen. Den Absud habe der Vater dann
tagsüber getrunken und sei auffallend schnell wieder auf die
Beine gekommen. Auch Dinkel und Gerste sind reich an Nicotinamid, Zink und anderen Vitalstoffen, die durch längeres
Kochen ins Wasser übertreten.

Distelöl und Sonnenblumenöl können uns schaden
Wie ich in meinem Buch *Mykosen* ausführlich darlege, raubt
uns der vermehrte Verzehr der angeblich so gesunden Polyenfettsäuren (Pflanzenöle mit ungesättigten Fettsäuren) – es
entstehen durch ihre leichte Oxidationsbereitschaft verstärkt
die gefährlichen Peroxide – unsere als Antioxidantien bekannten Schutzstoffe Vitamin E und Selen in ganz beträcht-
lichem Maß. Wie Kuklinski und sein Team in großen Versuchsreihen belegen, liegt der Selengehalt unserer Nahrungsmittel bereits an der untersten Grenze. Vermehrter Verbrauch
von Ölen und Margarinen mit hochungesättigten Fettsäuren
raubt uns unnötig dieses bereits zu wenig vorhandene Selen
wie auch das zu knappe Vitamin E.
In diesem Zusammenhang begegnete mir in der Zeitschrift
von Frau Dr. Veronika Carstens *Natur und Medizin* Sept./
Okt. 1997 der Hinweis auf das neu erschienene Buch von
Dr. Ross Walker, *If I eat another carrot I'll go crazy!* Der
englische Kardiologe Ross Walker untersuchte, in welchen
Ländern besonders viele bzw. besonders wenige Menschen

Herzinfarkte erleiden. Das Ergebnis zeigte, daß Finnland, Schottland, Nordirland, Osteuropa und Rußland an der Spitze der Herzinfarktrate stehen, während China, Japan, Südfrankreich, die Eskimos und die Mittelmeeranrainer eine niedrige Zahl an Herzinfarkten aufweisen. Die Bevölkerung der griechischen Insel Kreta, die sich durch eine besonders niedrige Herzinfarktrate auszeichnet, ernährt sich zum Beispiel ausgesprochen fettreich, denn 40% der Nahrung besteht aus Fett, dazu viel Gemüse, Zwiebeln, Knoblauch, Fisch, Getreide, Kartoffeln und Reis. Das verwendete Fett ist ausschließlich Olivenöl. Laut Ross Walker erhöhen die einfach ungesättigten Fettsäuren des Olivenöls das gefäßschützende HDL-Cholesterin und senken gleichzeitig die gefäßbelastende LDL-Cholesterin-Fraktion. Daneben enthält Olivenöl Antioxidantien. Dr. Ross Walker betont ausdrücklich: »Ich sehe in der Verwendung von Olivenöl der ersten Pressung (extra vergine) eine wirkungsvolle Möglichkeit, Herzerkrankungen vorzubeugen.«

Wir sollten versuchen, diese erste Qualität »extra vergine« zu bekommen, und diese möglichst auch noch kaltgepreßt, wie sie zum Beispiel die Firma Green Valley anbietet. Dieses Olivenöl wird bei der Pressung nur bis zu 30 Grad erwärmt und schmeckt besonders neutral.

Inzwischen ist man dabei, die Ernährungsgewohnheiten der verschiedenen Völker im Zusammenhang mit der Krebshäufigkeit zu untersuchen. Auffallend in dieser Studie ist auch, daß Amerika mit seinen strengen hygienischen Maßnahmen und seiner inzwischen sehr unnatürlich gewordenen Ernährung bei Krebserkrankungen an erster Stelle liegt, während die Länder um das Mittelmeer, wie Spanien, Italien und Griechenland, mit ihrer einfachen, oft genug kargen Ernährung am wenigsten Krebskrankheiten zu verzeichnen haben. Vermutlich ist es der reiche Fischverzehr, der trotz aller Belastung des Mittelmeeres noch ein gutes Eiweiß und auch viel Nicotinamid (Vitamin B$_3$) liefert, wie der bevorzugte Einsatz von Olivenöl, der Verbrauch von viel frischem Gemüse, viel Zwiebeln und Knoblauch, der diesen Menschen eine stabilere Gesundheit schenkt. Auch nehmen sie viel weniger Fleisch- und Milchprodukte zu sich.

Eine Studie der Harvard-Universität in Cambridge/USA belegt, daß Frauen, die in ihrer Küche nur Olivenöl verwenden, um 25 Prozent weniger an Brustkrebs erkranken.

Die Gefahren der »Pille«

Die ernstesten Nebenwirkungen, die durch die Einnahme der Pille entstehen können, sind sogenannte thrombo-embolische Zwischenfälle (das sind Gefäßverstopfungen durch Blutgerinnsel). Der Grund hierfür ist, daß die Pille die Hormonlage so verändert, daß das Blut gerinnbarer wird.

Die künstlichen Hormone in der Pille sind – um ihren Zweck zu erreichen – so stark konzentriert wie bei einer Frau, die sich am Ende einer Schwangerschaft befindet. Dies gilt auch für die angeblich »leichten« Pillen.

Am Ende einer Schwangerschaft ist eine höhere Hormonlage nötig. Nachdem das Baby geboren ist, muß auch noch die Nachgeburt abgestoßen werden. Dadurch entsteht eine große Wunde in der Gebärmutter. Diese Wunde muß schnell verschlossen werden, damit die Frau nicht verblutet. So ist es am Ende der Schwangerschaft sehr sinnvoll, daß durch erhöhte Hormonfreisetzung das Blut gerinnbarer wird.

Es ist aber nicht sinnvoll, daß das Blut bei jahrelanger Pilleneinnahme ständig und ununterbrochen gerinnbarer wird. Außerdem verstärkt sich die Gerinnbarkeit noch zunehmend, weil die künstlichen Hormone, die in der Pille sind, nur sehr schwer abgebaut werden. So sammeln sie sich im Körper an. Natürliche Hormone, die der Körper selbst herstellt, sind morgens wieder ausgeschieden, wenn wir sie nicht mehr benötigen.

So sammeln sich die Hormone lange Zeit unbemerkt an, bis sich durch Thrombenbildung ein kleines Gefäß zusetzt und das nachfolgende Gebiet nicht mehr versorgt wird. Die Symptome solcher Gerinnsel, wie Bauchschmerzen, Kopfschmerzen, Sehstörungen, werden oft nicht bemerkt. Es kann aber auch sehr schwerwiegende Zwischenfälle geben, wie Herzinfarkte und Schlaganfälle.

Die Frauenärztin Dr. Wloka, aus deren interessantem Vortrag ich hier berichte, erzählte, daß sie selbst aus ihrer Praxis vier zum Teil jüngere Frauen kennt, die heute aufgrund ihrer Pilleneinnahme im Rollstuhl sitzen. Auch in den Krankenhäusern gibt es auffallend viele junge Frauen mit thromboembolischen Erkrankungen oder tiefen Beinvenenthrombosen. Inzwischen weiß man, daß Frauen, die die Pille nehmen, hierfür siebenmal anfälliger sind als Frauen, die keine Pille nehmen.

Das zweite medizinische Faktum ist die zunehmende Sterilität nach Pilleneinnahme. Durch die Pille wird die eigene Hormonproduktion lange Zeit blockiert, so daß der Körper nach Absetzen der Pille die eigene Regulation seiner Hormone nicht mehr bewältigt. Laut Statistik ist jede fünfte Frau nach Einnahme der Pille unfruchtbar.

Durch die Pille kommt es heute sehr viel leichter zum Partnerwechsel als früher, so daß die Infektionen im Genitalbereich sehr zugenommen haben. Vor dreißig Jahren gab es 4 Erreger, die sexuell übertragbare Krankheiten auslösten;

heute gibt es bereits 32. Besonders die Chlamydien, die sich speziell durch die Pilleneinnahme entwickeln, sind gefährlich. Man hat festgestellt, daß 70% der Frauen, die die Pille einnehmen, chlamydieninfiziert sind. Die Chlamydien besiedeln die Eileiter, die normalerweise keimfrei sind, ohne Symptome aufzuweisen, und können mit der Zeit zu Eileiterverklebungen und damit zu Sterilität führen.

Dann kommt es bei fast allen Frauen unter der Pilleneinnahme zu Pilzinfektionen in der Scheide. Am Anfang machen diese Beschwerden. Sehr bald wird der Befall chronisch und macht dann keine Beschwerden mehr. Mit Medikamenten ist diesen Pilzen nicht vollständig beizukommen. Sie verschwinden erst, wenn die Pille abgesetzt wird.

Außerdem tritt nach Pilleneinnahme häufiger Brustkrebs auf, was jetzt auch auf den Beipackzetteln stehen muß. Früher kannte man Brustkrebs erst bei Frauen über fünfzig Jahre. Besonders groß ist das Brustkrebsrisiko, wenn in sehr jungen Jahren bereits mit den unserem Körper fremden, künstlichen Hormongaben durch die Pille begonnen wird.

Als ein wesentlicher weiterer Punkt ruft die Pille Depressionen hervor. Man wird mit der Zeit trauriger, in der Stimmung gedrückt, und das nicht nur kurz vor dem Zyklus, wie es natürlicherweise möglich ist, sondern unter der Pilleneinnahme wird man beständig depressiver. Alles in allem ein hoher Preis, den die Frauen bezahlen müssen.

Chemie und Meerestiere

Die Umweltstiftung WWF-Deutschland informiert in ihrer *WWF aktuell 2/97:* »Beluga-Wale bringen zwittrige Junge zur Welt, Seeadler haben keine Lust mehr, Nester zu bauen,

Möwen bebrüten ihre Nester nicht mehr!« Die in die Meere geleiteten schweren chemischen Gifte verschiedenster Art, wie auch die Hormonflut der weiblichen Östrogene, schwächen Meerestiere und verändern ihr natürliches Fortpflanzungsverhalten. Hormonell wirksame Schadstoffe sind besonders tückisch. Sie bewirken, daß die Geschlechtsorgane der Tiere verkümmern, daß sich das Brutpflegeverhalten ändert und daß Jungtiere als Zwitter zur Welt kommen.

1988 starben in der Nordsee 20 000 Seehunde, das war 40% des Seehundbestandes. Sie wiesen erhöhte Schadstoffkonzentrationen auf, darunter auch PCBs, was sie für eine Viruserkrankung anfällig machte.

Die früher in der Nordsee häufige Meeresschnecke ist durch das Anti-Bewuchsmittel Tributylzinn in ihrer Sexualentwicklung schwer gestört, so daß weibliche Schnecken unfruchtbar werden oder ihnen männliche Geschlechtsorgane wachsen. Ursache sind Schadstoffe im Wasser, die im Körper wie Hormone wirken und die Fruchtbarkeit der Tiere beeinträchtigen. Wenn sich Arten nicht mehr erfolgreich fortpflanzen können, droht ihnen die vollständige Ausrottung. Das Meer darf nicht weiter Müllkippe bleiben! Der WWF ruft zu Spenden und tätiger Mithilfe in der Aufklärungsarbeit auf. Die Umweltstiftung will mit Hilfe verantwortlich denkender Bürger die »Hormonflut« in unserer Umwelt stoppen.

Auch der Mensch bleibt von den Auswirkungen der hormonell wirksamen Schadstoffe nicht verschont. Die durchschnittliche Spermienmenge beim Mann hat sich seit 1938 bis heute fast halbiert. Auch die Zahl der Spermienfehlbildungen und der Hodenkrebserkrankungen nahm drastisch zu. Siehe hierzu das aufrüttelnde Buch von Theo Colborn u. a. *Die bedrohte Zukunft – Gefährden wir unsere Fruchtbarkeit und Überlebensfähigkeit?*

Die Nordsee und der Atommüll

In einer beispiellos mutigen Aktion hat Greenpeace nachgewiesen, daß in der französischen Wiederaufbereitungsanlage der Firma Comega in La Hague enorme Mengen Atommüll ins Meer geleitet werden bzw. in die Luft gelangen. Nach 30jährigem Betrieb der Wiederaufarbeitungsanlage für Atommüll in La Hague ist zum ersten Mal eine offizielle Studie von der Universität Besançon über Leukämiefälle in der Region bekanntgeworden. Wie im Greenpeace-Rundschreiben vom 10. 10. 1997 zu lesen ist: »Das Ergebnis: Die Leukämierate in der Umgebung der Wiederaufarbeitungsanlage ist dreimal höher als im Landesdurchschnitt! Die Hälfte des dort verarbeiteten Atommülls stammt aus Deutschland, mit katastrophalen Folgen für die Bevölkerung und die Umwelt.« – »Jährlich werden dort 230 Millionen Liter radioaktive Abwässer in die Nordsee geleitet. Die Menge hat sich von 1989 bis 1995 verfünffacht. Diese Abwässer verteilen sich in der ganzen Nordsee; die erhöhte Radioaktivität ist auch vor den deutschen Küsten nachweisbar ... Deutsche Behörden machen sich mitschuldig an den radioaktiven Einleitungen in die Nordsee, und sie gefährden deutsche und französische Bürger durch überflüssige Atomtransporte. Sie exportieren Müll in eine »Recyclinganlage«, die nicht recycelt und die nach deutschem Recht niemals genehmigungsfähig wäre. Sie tun dies, weil niemand weiß, wohin mit dem Müll, der in den Atomkraftwerken anfällt.«

»Auch Irland, Island, Norwegen, Dänemark und Belgien haben den vollständigen Stopp radioaktiver Einleitungen ins Meer gefordert. Selbst England und Frankreich wollen mittlerweile eine Reduzierung der radioaktiven Abwässer. Nur Deutschland hat den Antrag der 5 Antragsländer komplett abgelehnt. Es ist beschämend zu sehen, wie hier offenkundig die Interessen der Atomindustrie über die Gesundheit der Bevölkerung gestellt werden.« Soweit der Greenpeace-Atomexperte Heinz Laing.

Amalgam und tote Zähne

Rund 90 Prozent aller Menschen mittleren Alters tragen in unserem Land Amalgamfüllungen, von denen noch immer behauptet wird, sie würden das darin enthaltene Quecksilber nicht freisetzen. In unserem Körper soll Amalgam angeblich keinen Schaden anrichten. Sobald es vom Zahnarzt herausgebohrt wird, müssen Amalgamabfälle jedoch als Sondermüll »entsorgt« werden. Ca. 50 Prozent dieser Füllungen besteht aus reinem, hochgiftigen Quecksilber. Pro Jahr wurden allein in den alten Bundesländern mehr als 20 Tonnen Quecksilber verbraucht. In Schweden ist Amalgam seit 1997 generell verboten. Die GUS-Staaten haben Amalgam bereits 1985 aus dem Verkehr gezogen.

Inzwischen ist durch verschiedene Untersuchungsmethoden und den sehr leicht durchzuführenden Kaugummitest wissenschaftlich bewiesen, daß Träger von Amalgamfüllungen eindeutig erhöhte Mengen Quecksilber aus ihren Zahnfüllungen freisetzen, die zu einer schleichenden Vergiftung mit erhöhter Quecksilberspeicherung in bestimmten Organen führen.

Was mit den Amalgamfüllungen und ebenso mit den wurzeltoten Zähnen für ein Unheil angerichtet wird, darüber ist noch zu wenig Wissen verbreitet. Gerade die Zähne – in Hirnnähe – dürfen nicht mit Giften vollgestopft werden und sollten auch selbst in ihren Zahnwurzeln keine Gifte erzeugen, wie dies bei den toten Zähnen geschieht, die zur Keimhemmung mit giftigem Formaldehyd gefüllt werden. (Über die

Giftigkeit von Formaldehyd siehe die Broschüre von Max Daunderer *Formaldehyd)*

In seinem Buch *Mehr Heilungen von Krebs* zeigt Dr. Issels auf, daß aus dem Eiweiß der wurzeltoten Zähne Tag und Nacht ein schweres Gift – der Thioäther – in den Körper abgegeben wird, das in Wirkung und Formel den Gelbkreuzkampfstoffen, wie sie im Ersten Weltkrieg verwendet wurden, identisch ist. Für Issels ist der Thioäther durch seine extreme Giftigkeit ein besonders stark krebsauslösender Stoff. Wer aus besonderen Gründen tote Zähne im Mund belassen muß, sollte ständig mit entgiftenden, die Abwehr steigernden Mittel dagegenarbeiten. Besser wäre es, sich von diesen schweren Giftherden zu befreien.

Die 21jährige Claudia aus Österreich, von der ich eingangs berichtete, hat unter ihren diversen Amalgamfüllungen, die sie bereits sehr früh erhielt, furchtbar gelitten. Wie der Zahnarzt beim Herausbohren feststellte, wurden diese, wie dies auch meist in den neuen Bundesländern geschah, ohne schützende Unterfüllung eingebracht, so daß eine besonders starke Schädigung durch das Amalgam eingetreten war. Nach dem Herausbohren von nur zwei Füllungen hatte sie furchtbare Schmerzen im ganzen Kopf, in den Zähnen, in den Ohren, Lymphknoten am Hals etc. Wenn sie sich niederlegte, drehte sich alles in ihrem Kopf noch mehr als sonst, vermutlich weil dann das mit vielen Giften beladene Blut vermehrt ins Gehirn strömte. Nach dem Wechseln von nur zwei Amalgamfüllungen – sie bekam Kunstharzfüllungen, die sehr zeitaufwendig unter wiederholter UV-Lichthärtung in dünnsten Schichten in die ausgebohrten Löcher auf die Unterfüllung gebracht wurden – hatte sie vier Tage lang qualvolle Zustände. Wie wir später feststellten, verursachten ihr die Betäubungsspritzen auch sehr starke Hirnsymptome, so daß sie sich alle weiteren

Füllungen (große, nervnahe Löcher) ohne Betäubung herausbohren ließ.

Wie sich später herausstellte, vertrug Claudia die Kunstharzfüllungen nicht. Diese enthalten – wie ich erst jetzt aus der
Broschüre *Amalgam* erkennen konnte – unter anderem Formaldehyd. Alle Füllungen mußten wieder entfernt werden
und einige Zähne wurden gezogen, da sie es vor Schmerzen
nicht mehr aushielt. Da sich nach Monaten die Situation nicht
besserte und der Kiefer sich sulzig auflöste, sind ihr inzwischen alle Zähne gezogen worden. Leider verträgt sie die
Kunststoffprothese auch nicht und hat weiterhin starke
Schmerzen.

Erst durch die Broschüre *Amalgam*, die der bekannte Toxikologe Max Daunderer aufgrund seiner langjährigen Erfahrung
zusammengestellt hat, wurde mir klar, daß die Grundlage für
Claudias schwere Mykose eine schwere Amalgamvergiftung
ist, die noch immer besteht.

Der Internist und habilitierte klinische Toxikologe ist in den
vergangenen 25 Jahren durch zahlreiche Veröffentlichungen
über Vergiftungen und deren Behandlung bekannt geworden.
Seit seinem Einsatz bei den Massenvergiftungen in Seveso
und Bhopal widmet er sich verstärkt Vergiftungen durch Um-
welteinflüsse verschiedenster Art. Seit Jahren warnt Daunderer vor den Gefahren des Amalgams. Seine unzähligen, nach
wissenschaftlichen Kriterien erarbeiteten Beweise über die
Quecksilberanreicherung und Vergiftung wurden bisher von
amtlichen Stellen ignoriert, und es wird weiterhin behauptet:
»Die Gefährlichkeit der Amalgamfüllungen ist wissenschaftlich nicht bewiesen.«

Nach Daunderers Erkenntnis kommen Menschen, die sich
von ihren Amalgamfüllungen trennen, aufgrund der im Kieferknochen festsitzenden Amalgamgifte durch Ersatzfüllun-

gen meist zu zusätzlichen Schäden. So hat er unter anderem herausgefunden, daß Gold Amalgam im Kieferknochen festhält (Hochgold hat laut Dr. Lechner, München, dazu noch eine besonders starke Antennenwirkung für Elektrosmog), Palladium die Giftwirkung von Amalgam verstärkt und formaldehydhaltige Kunststoffe alle Patienten schädigen, die einen durch Amalgam gestörten Formaldehydabbau haben, der durch Folsäuremangel gekennzeichnet ist.

Leider wurde bei Claudia das Amalgam noch ohne »Kofferdamm« herausgebohrt. Inzwischen setzen immer mehr verantwortlich denkende Zahnärzte dieses neuere Verfahren ein, wobei die Mundhöhle des Patienten mit einem Gummischutz vollständig ausgekleidet wird, so daß kein Staub vom Bohren die Schleimhaut berühren oder gar geschluckt werden kann. Auch die Dämpfe, die beim Herausbohren entstehen, sind hochgiftig. Eigentlich müßten Zahnarzt, Helferin und Patient bei dieser gefährlichen Arbeit mit Atemmasken geschützt sein.

Laut Max Daunderer wird durch das stark quecksilberhaltige Amalgam nicht die Haut, sondern in erster Linie das Gehirn vergiftet. Auch ist bei einer chronischen Amalgamvergiftung das Quecksilber nicht erhöht im Blut oder Harn anzutreffen, sondern es wird in bestimmten Organen – vor allen Dingen im Gehirn – gespeichert, besonders auch in Tumoren.

Deshalb zeigen an der Haut durchgeführte Allergieteste auch meist keine allergische Reaktion. Das aus den Amalgamfüllungen frei werdende Quecksilber wird im Darm in organisches Quecksilber verwandelt. Dieses kann laut Max Daunderer die vielseitigsten Schäden, besonders im Gehirn (Nerven, Schädigung wichtiger Steuerungszentren), wie auch am Erbgut mit Punktmutationen verursachen. Die schleichende Quecksilbervergiftung ist nach Meinung dieses Experten der

Auslöser für zahlreiche schwere Stoffwechselentgleisungen, denen die Schulmedizin die verschiedensten Namen gibt.

Um nur einige Krankheiten zu nennen: Akne, Allergien, Antriebslosigkeit, Schmerzen und Störungen im Verdauungstrakt, Leberschäden, Bauchspeicheldrüsenschäden, Blasenentleerungsstörungen, Blutbildveränderungen, Depressionen, Angstzustände, Drogen- und Alkoholabhängigkeit durch Ängste, Unsicherheit, Spannungen, Schwäche etc. aufgrund von Amalgamvergiftung, Durchfälle, Epilepsie, Gedächtnisstörungen, Gelenkschmerzen, Haarausfall, Herzrhythmusstörungen, Herzinfarkt, Infektanfälligkeit, Unfruchtbarkeit, Kopfschmerzen, Krebs, MS, Muskelschwäche, Seh-, Hör- und Sprachstörungen, Schilddrüsenerkrankungen, Zittern durch Vergiftung bestimmter Hirnzentren, Nierenstörungen etc.

Das Feer-Syndrom

Daunderer berichtet in seiner Broschüre *Amalgam* etwas sehr Interessantes über das Feer-Syndrom. Der Schweizer Kinderarzt Feer bemerkte, daß Kinder, die eine bestimmte quecksilberhaltige Salbe bekamen, unruhig und reizbar wurden. Sie aßen nicht, schliefen unruhig und wurden hysterisch. Viele starben. Nach dem Absetzen der Salbe erholten sich die Kinder wieder. Auffallend war, daß *nur* Kinder amalgamtragender Mütter damals erkrankten. Die Vorschädigung der amalgamtragenden Mütter, die ihr Fleisch und Blut dem Kind weitergeben, plus Zusatzvergiftung durch die quecksilberhaltige Salbe führte zu dieser Hirnvergiftung. Heute erleben wir sehr oft überreizte Kinder, besonders, wenn sie in frühestem Kindesalter Amalgam gelegt bekommen.

Keine Amalgamsanierung in der Schwangerschaft

Eindringlich warnt Max Daunderer davor, in der Schwangerschaft Amalgam entfernen zu lassen. Dadurch freiwerdendes Quecksilber kann zu Mißbildungen führen und Totgeburten auslösen. Um so wenig wie möglich Amalgam freizusetzen, rät Daunderer, während der Schwangerschaft keine fluorhaltigen Zahnpasta zu verwenden, denn Fluorquecksilber geht rasch ins Gehirn, kein Kaugummi zu kauen, keine heißen Getränke zu sich zu nehmen; vor allen Dingen nicht zu rauchen. Alle sauren und heißen Speisen und Getränke lösen Quecksilber aus den Zähnen. So sollten Fruchtsäfte und heiße Getränke nur mit einem Strohhalm getrunken werden. Das Zahnputzwasser sollte gründlich und schnell ausgespuckt werden. (Das Ölziehen ist in dieser Zeit – und das gilt vermutlich generell für Amalgamträger – sicherlich auch nicht angebracht, da Öl Säuren enthält, die verstärkt Quecksilber herauslösen können, das über die lange Verweildauer durch die Mundschleimhaut ins Blut gelangen kann.) Das von Daunderer eingesetzte Entgiftungsmittel DPMS ist bei Schwangeren nicht angezeigt. Als Alternative rät Daunderer, in der Schwangerschaft verstärkt Zink zu sich zu nehmen, da Zink das im Blut kreisende Quecksilber bindet und ausscheidet.

Krebs nach nicht fachgerechter Amalgamsanierung

Kürzlich erzählte mir eine Patientin, daß ihre Krebserkrankung sehr bald nach der Amalgamsanierung einsetzte. Der Zahnarzt ging seinerzeit widerwillig an die von ihr gewünschte Amalgamsanierung heran. Er bohrte eine Füllung nach der anderen heraus und entfernte in einer Sitzung gleich *alle* fünf Füllungen. Zwischendurch hätte sie gern einmal den Mund ausgespült. Er bohrte ungerührt weiter, und sie mußte den quecksilberhaltigen Speichel mehrmals hinunterschlucken.

Normalerweise sollten nur 1–2 Füllungen pro Sitzung in größeren Abständen entfernt werden (wobei es auf die Größe der Füllungen ankommt), damit der Körper die danach einsetzende Reinigung gut bewältigen kann. Wichtig ist es, darauf zu achten, daß einige Tage vor dem Entfernen von Amalgam sehr gut die Leber, Niere und Abwehr mit biologischen Präparaten gestärkt werden. In dieser Zeit sollte auch viel getrunken werden. Möglichst das belebte Wasser nach Johann Grander, das besonders gut Gifte zur Ausschwemmung bringt. Ebenso sollte auch der stark entgiftende Ringelblütentee einige Tage vor- und nachher getrunken werden. Desgleichen Brennesseltee. Auch der anregende Rosmarintee gilt als guter Entgiftungstee. Zudem sollte auf eine genügende Zinkzufuhr geachtet werden.

Das Schwefelsalz DPMS

Max Daunderer benutzt zur Quecksilber- bzw. Amalgamentgiftung DPMS, das nach seiner Erfahrung als einzige Substanz die in Organen gespeicherten giftigen Metalle ausscheidet. Dieses verschreibungspflichtige Medikament ist ein Schwefelsalz, das nur sehr gekonnt und vorsichtig eingesetzt werden darf. Interessanterweise begegnet uns auch hier wieder der Schwefel, der im Entgiftungsgeschehen des Körpers, ganz allgemein gesehen, große Aufgaben hat. Wie wir aus der Homöopathie wissen, scheidet potenzierter Schwefel (Sulfur) nicht nur Eiweißschlacken (Rheuma, Gicht), sondern auch Blei und Quecksilbervergiftungen aus. (Siehe Julius Mezger *Gesichtete Homöopathische Arzneimittellehre)*

In unserer Nahrung ist Schwefel in Form von schwefelhaltigen Aminosäuren zu finden, auf deren erhöhte Zufuhr wir in Belastungszeiten besonders achten sollten. (Tabelle über den Schwefelgehalt der Nahrung in Kapitel 11).

Die Ausleitung von Schwermetallen ist nur mit der schwefelhaltigen Aminosäure L-Cystein möglich (siehe im Kapitel 3 »Das Glutathion«), die das Struktur- und Funktionselement aller Enzyme ist. Diese Aminosäure ist außerdem für die Vorratshaltung der für die Entgiftung nötigen Spurenelemente, wie Zink, Selen, Magnesium etc., zuständig. Zur Schwermetallentgiftung sollte daher auf die Zufuhr glutathionhaltiger, vitamin- und zinkreicher Lebensmittel geachtet werden.

Erst durch unsere moderne Forschung können wir erkennen, wie sehr unser Schöpfer die für unser Gesundbleiben nötigen Stoffe in viele Kräuter, Pflanzen und Nahrungsmittel zu unserem Schutz hineingelegt hat. Dieser Schutz läßt uns selbst heute in der Zeit größter Verstrahlung und Umweltvergiftung nicht im Stich.

Zink

Wie Max Daunderer betont, ist für die Schwermetallentgiftung in erster Linie Zink wichtig, denn Zink bringt die von Selen festgehaltenen Schwermetalle zur Ausscheidung. Zink wird für sehr viele Stoffwechselaufgaben benötigt, denn es ist an der Bildung von etwa 200 Enzymen beteiligt.

Zinkmangel erhöht ganz allgemein die Infektanfälligkeit. Alle Komponenten der körpereigenen Abwehr sind auf Zink angewiesen. Zink ist bei der Bildung unserer verschiedenen Abwehrzellen, wie Lymphozyten, Krebskillerzellen und Makrophagen – sie nehmen belastende Stoffe, Bakterien und besonders Viren in sich auf und verdauen sie –, wesentlich beteiligt. Immunzellen, besonders T- und B-Lymphozyten, reagieren auf Bakterien und Viren nur bei ausreichender Zinkzufuhr. Zinkmangel ist auffällig bei HIV-Infizierten, deren

Abwehr sich nach Zinkgaben deutlich stabilisiert. Aber auch alle anderen, meist chronischen Krankheiten gehen mit einem auffälligen Zinkmangel einher (Diabetes mellitus, entzündliche Darmerkrankungen, Nieren- und Pankreasschäden, rheumatische Erkrankungen, Mykosen, Krebs etc.)

In Studien wurde auch die zellschützende Kraft des Zinks gegen Alkoholschäden gegen zelltoxische Substanzen (z. B. Alkohol) beobachtet. Zink stabilisiert ganz allgemein die Membranen der Körperzellen, insbesondere der Zellen des Abwehrsystems. Bei Haarausfall, Akne in der Pubertät und Hauterkrankungen zeigt sich die positive Wirkung des Zinks. Zinkpaste (eine Mischung aus Olivenöl und Zinkoxyd) hat sich seit Jahren bei Ekzemen bewährt. Der Zinktagesbedarf wird mit 20 mg angegeben.

Das metallische (anorganische) Selen (Natriumselenit), wie es nur Ärzte verschreiben dürfen, sollte laut Daunderer bei einer Amalgamsanierung *nicht* verwendet werden, da es das für die Ausscheidung des Quecksilbers nötige Zink erheblich reduziert und somit die Ausscheidung von Schwermetallen direkt verhindert.

Selen, über Pflanzen aufgenommen, hat eine andere Wirkung. Wichtig bei einer Amalgamsanierung (oder sonstigen Schwermetallvergiftung) ist, daß genügend Zink zugeführt wird. Ich persönlich bevorzuge auch hier das durch Pflanzen gebotene Zink, wie es reichlich zum Beispiel der Speisemohn mit 10 000 (2 Eßlöffel Mohn über Nacht mit belebtem Wasser quellen lassen), Kürbiskerne mit 7440, Sonnenblumenkerne mit 5200, Cashewnüsse mit 4800, Hartkäse mit ca. 4000 oder gekochte Haferflocken mit 4400 mcg auf 100 g liefern. Spitzenreiter sind Weizenkeimlinge mit 12 000 mcg und Roggenkeimlinge mit 20 000 mcg Zink!

Auch die Spirulinaqualität Zink hefefrei der Firma Sanatur,

die 1 mg Zink pro Tablette liefert, neben sehr vielen anderen, die Entgiftung unterstützenden Stoffen, wäre zu empfehlen. Gerade Spirulina bietet ein Arsenal von Vitaminen und anderweitigen Entgiftungsstoffen, wie auch das so wichtige, seltene Glutathion. Bei starker Belastung und erniedrigtem Zinkspiegel (Blutuntersuchung beim Arzt) können kurzfristig auch Zinktabletten den Zinkmangel auffüllen.

Rohe Getreideflocken (Müsli!) und Kleie hemmen laut Daunderer die Zinkaufnahme. »Zinkfresser« laut Daunderer sind Blei, Cadmium, Quecksilber, Zigarettenrauch und Phosphatdünger. (Gekeimte Getreide sind nicht mehr roh!)

Vom Amalgam zum Gold – vom Regen in die Traufe?

Laut Dr. med. dent. Johann Lechner, München (gemäß Sonderdruck aus GZM-Praxis und Wissenschaft 4/96 u. 1/97) bergen die häufig nach Amalgamentfernung eingebrachten Metallwerkstoffe, insbesonders Hochgoldlegierungen, eine weitere Gefahr. Wir wissen, daß Hi-Fi-Fans vergoldete Stecker benutzen, um die Tonübertragung zu verbessern, denn Gold hat eine hervorragende Antennenwirkung auf elektrische Felder (Elektrosmog). Nach Lechners Erkenntnis verschiebt sich häufig die Belastung aus dem toxischen Bereich der Amalgamvergiftung in den bioelektrischen Bereich der verstärkten Elektrosmogbelastung. Besonders Amalgamvergiftete und anderweitig stark Vorgeschädigte sind gefährdet. Laut Dr. Lechner besteht bei dentalen Metallkonstruktionen die Gefahr, daß durch verstärkte Feldeinwirkungen die Steuerungsprozesse im Körper überfremdet und somit gestört werden. Metallkronen etc. können zu einem neurovegetativen Streßfaktor werden. Das Eigenregulationsvermögen des Körpers erfährt eine ständige Fehlregulierung, die zu nicht therapierbaren Entgleisungen führen kann.

Aufgrund der dramatisch zunehmenden Zahl von Metall-unverträglichkeiten, ungeklärten Allergien und Elektrosensibilität verwendet Johann Lechner in seiner Praxis seit 1992 nur noch Inceram-Vollkeramik. Inzwischen hat er unzählige Metallkronen etc. durch metallfreie Vollkeramikkronen ausgetauscht. Damit konnte er die zum Teil massiven Befindlichkeitsstörungen seiner Patienten beseitigen. Auch verwendet er keine Kunststoffkleber, sondern den einfachen Aqualox-Zement (Carboxylat-Zement), da der frühere Einsatz von Kunststoffklebern in seiner Praxis zu massiven allergischen Unverträglichkeitsreaktionen geführt hat.

Formaldehyd
Laut Max Daunderer wurden früher die Wurzeln toter Zähne mit Arsen gefüllt. Heute verwendet man ausnahmslos formaldehydhaltige Pasten, die die Amalgamwirkung um das Hundertfache verstärken. Zur Amalgamentgiftung benötigt der Körper u. a. Folsäure. Diese wird durch amalgamgefüllte Zähne verbraucht, so daß das Formaldehyd, das ebenfalls Folsäure zu seiner Entgiftung benötigt, nicht abgebaut werden kann. Formaldehyd führt bei einer Abbaustörung zu starker Nervosität mit Zittern, Denkstörungen, Allergien und schweren Immunschäden bis hin zu Krebs.
Im Passivrauch findet sich besonders viel Formaldehyd. (Siehe auch die Broschüre von Max Daunderer *Amalgam*.)
Die zum Vitamin-B-Komplex gehörige Folsäure ist reichlich in selbstgezüchtetem Weizengras, Weizenkeimlingen, in Spirulina wie auch in Hefepräparaten enthalten. Sie ist an der Blutbildung, wie auch an der Bildung unserer Abwehrpolizei, der weißen Blutkörperchen (Leukozyten und Lymphozyten) wesentlich beteiligt. Weiteres über die so wichtige Folsäure im Kapitel 3: »Homocystein«.

Rauchen

In seiner Broschüre *Amalgam* legt Max Daunderer dar, daß im Zigarettenrauch weit über 800 krebserzeugende Substanzen (Dioxine) und besonders Cadmium vor allem die Nieren und Knochen (Osteoporose) schädigen. Auch wird durch Zigarettenrauch viel Formaldehyd freigesetzt, das besonders passivrauchende Menschen, die durch Amalgam vergiftet sind, stark schädigt. Daunderer betont, daß, wie Messungen der Abbauprodukte im Urin zeigen, der Passivraucher viel mehr Gifte als der Aktivraucher aufnimmt, vermutlich, da durch die Hitze der Zigarette Gifte zerstört werden. Außerdem wird Tabak – laut der Broschüre *Amalgam* – durch Waschen mit quecksilberhaltigen Mitteln haltbar gemacht.

Wir haben heute rundum gegen viele Umweltbelastungen zu kämpfen, die wir nicht abstellen können, so daß man sich nicht noch zusätzlich der oben beschriebenen schweren Giftbelastung des Zigarettenrauchens aussetzen sollte. Vor allen Dingen sollten Raucher so fair und verantwortlich sein, nicht noch ihre Mitmenschen mit zu vergiften. Daß Passivrauchen schädlicher ist als Aktivrauchen, war bisher allgemein nicht bekannt. Erst die jahrelangen wissenschaftlichen Untersuchungen auf dem Gebiet der Umweltvergiftung, die der Toxikologe Max Daunderer durchgeführt hat, haben den Beweis erbracht.

Heil- und Tiefenatmung

Wie wichtig eine optimale Sauerstoffversorgung unseres Körpers ist, zeigt das 1997 erschienene Buch *Heilatmung – Gesundheit ohne Medikamente* von Professor Dr. med. Lothar Gottlieb Tirala, von Dr. med. Klaus Hoffmann herausgegeben, der auf diese Weise dankenswerterweise dafür gesorgt hat, daß wichtiges Erfahrungswissen nicht verlorenging.

Tirala, 1886 geboren, wurde 1933 als Professor für Medizin an die Universität München berufen. Neun Jahre später – 1943 – erschien sein Buch *Heilatmung.* 1954 gab er ein zweites Buch heraus: *Biologische Therapie bei Herz- und Kreislauferkrankungen.* Von 1957 bis 1974 war er Chefarzt eines Sanatoriums für Herz- und Kreislauferkrankungen in Wiesbaden.

Sehr gründlich wurden die Patienten bei Aufnahme und Entlassung untersucht und die Daten (Veränderung des Bluthochdrucks, Zunahme der Atemkapazität, Nierenleistung etc.) festgehalten. Auch wurden Röntgenbilder, die frappierend die Verkleinerung eines vorher dilatierten (in seinen Muskelfasern erschöpften und dadurch vergrößerten) Herzens zeigen, systematisch durch Jahre hindurch gesammelt.

Was Professor Tirala vorher bei seinen Patienten mit Medikamenten und anderen Behandlungen nicht erreichte, gelang ihm, nachdem er eine besondere, von ihm entwickelte Tiefatmung durchführen ließ. Die Patienten verloren ihren Bluthochdruck, und sie wurden gleichzeitig alle anderen Beschwerden los, an denen diese, meist sehr schwer herz- und gefäßkranken Patienten (häufig Schlaganfälle!) litten. Manche von ihnen konnten kaum mehr gehen, weil ihre Luft nicht ausreichte, andere hatten Ödeme an den Knöcheln und Augenlidern, hatten schwere Sehstörungen durch Netzhautveränderungen, so daß sie nur noch wie durch Nebel sehen und nicht mehr lesen konnten. Durch die regelmäßig dreimal täglich durchgeführte Tiefatmung verloren sich die Ödeme, weil die Nieren, aus kleinen Blutgefäßknäulchen, den sogenannten Glomeruli, bestehend, sich wieder besserten. Die Nieren konzentrierten den Harn wieder – er war nicht mehr so hell (blaß) – die vorher oftmals verminderte Nierenausscheidung vermehrte sich beträchtlich. (Der gesunde Harn hat morgens, wenn die Nieren Harn über Nacht richtig konzentrieren, eine kräftige gelbe Farbe wie Bier.) Bei der gefürchteten Krankheit Retinitis angiospastica, bei der Netzhautgefäßverengungen des Auges vorliegen, erweiterten sich die Gefäße wieder, so daß das Sehen besser wurde. Selbst die gefürchteten Silberdrahtfäden, die der Augenarzt im Augenhintergrund sieht, wurden weniger bzw. verschwanden, so daß auch Kleingedrucktes mit Brille wieder gut zu lesen war.

Kopfschmerzen, Kopfdruck, Schwindel, Vergeßlichkeit, Herzdruck, Herzangst, Atembeschwerden, asthmatische Beschwerden, Lungenerkrankungen verschiedenster Art, eine dunkelrote Gesichtsfarbe etc. besserten sich. Zu blasse Gesichter durch Gefäßkonstriktionen (Gefäßengstellung – der sogenannte blasse Hochdruck) wurden durch gesunde Durchblutung wieder rosig. Auffallend war auch, daß besonders die Folgen von Schlaganfällen (Sprachstörungen, Lähmungen etc.) sich *sehr gut* zurückbildeten.

Es verbesserten sich aber auch andere Erkrankungen wie rheumatische Beschwerden chronischer oder auch entzündlicher Art. Patienten, die vorher aufgrund von Luftnot und Muskelschwäche keine Treppen mehr steigen konnten, fühlten sich wieder leistungsfähig. Diabetiker mittleren und höheren Alters verloren ihre Zuckerkrankheit (Diabetes), der jugendliche Diabetes konnte gebessert werden. Chronische Mandelentzündungen und andere Entzündungen heilten ab. Der vorher gelbliche Teint (Leber!) einiger Patienten verschwand, ebenso die druckempfindliche Leber.

Die so qualvolle Schlaflosigkeit verbesserte sich sehr schnell. Nach wenigen Tagen einer sich langsam steigernden Tiefatmung konnten die Patienten durchschlafen. Auch innere Erregungszustände, Angstzustände, Depressionen, schmerzhafte Muskelverkrampfungen etc. besserten sich »so ganz nebenbei«.

Würden die sehr genau geführten Krankenberichte und besonders auch die Röntgenbilder des Herzens, die eine Verkleinerung des vorher vergrößerten Herzens bis zu 4,5 cm zeigen (!), nicht den Erfolg dieser vertieften Atmung belegen, man würde es nicht glauben.

Professor Tirala ist der Meinung, daß wir allgemein durch unsere sitzende Tätigkeit zu oberflächlich und zu wenig atmen. *Besonders in der Ausatmungsphase wird die Kohlensäure aus unserem Blut entfernt,* so daß wir uns mit einer vertieften Atmung, die genau nach einem besonderen Schema durchgeführt werden muß, von dieser Säurelast befreien können. Dadurch wird das Blut basischer und gesünder. Die genannten vielseitigen Verbesserungen lassen den Schluß zu, daß auch der Pilzbefall des Blutes zurückgeht. Pilze können sich nur dort entwickeln, wo sie ein geschwächtes, giftbeladenes Milieu vorfinden. Durch die Tiefatmung erfolgt ein Mehr an Sauerstoffversorgung, an Entsäuerung, an Blutumlauf und damit gleichzeitig auch ein Mehr an Nährstoffversorgung aller Zellen nebst entsprechendem Schlackenabtransport.

Aber noch etwas weiteres Wichtiges geschieht durch die vertiefte Abatmung der Kohlensäure. Das Zentrum, das für die Engstellung der Gefäße zuständig ist, kann die Gefäße wieder entspannen. Die Gefäße können sich wieder erweitern; sie können wieder normal arbeiten und werden dadurch selbst besser ernährt. Der angesammelte »Müll« in den Gefäßen, der zu Verhärtungen führte, wird – wie es die beschriebenen, eindeutigen Erfolge belegen – wieder abtransportiert.

Die Arteriosklerose ist für diesen großen Arzt eine Art Erstickung der Gefäßwandzellen. Durch zu wenig Bewegung =

geringe Atmung und dadurch zu wenig Sauerstoff verändern sich die Gefäße, die ihre elastische Pumpfunktion nicht mehr aufrechterhalten können. Die Gefäße werden härter und enger, gleichzeitig wird das Blut durch Übersäuerung und dadurch angeheizte Pilzwucherungen dicker, so daß das Blut bei vielen nur noch mit verstärktem Druck durch die Gefäße gepreßt werden kann, was wir als Bluthochdruck kennen. Aber auch ohne Bluthochdruck zu haben, kommt es zu einer Minderversorgung, denken wir an die kalten Hände und Füße, an das verstärkte Wärmebedürfnis vieler Menschen, Schmerzen, Verkrampfungen etc. Als Folge einer allgemeinen Gefäßverengung wird mit der Zeit jede Zelle im Körper immer mangelhafter versorgt, was sich dann in den verschiedensten Krankheitsbildern und viel zu früher Alterung zeigt. Im Endstadium haben wir durch Giftüberladung das Zusammenbrechen auch der Zellatmung in unseren Mitochondrien, wodurch das Krebsgeschehen in Gang gesetzt wird.

Soviel geschieht durch die Vernachlässigung unserer Atmung; soviel können wir – andererseits – aber auch durch eine bewußt ausgeführte Tiefatmung erreichen.

Schwerkranke sollten die Atemübungen unter Aufsicht eines darin erfahrenen Arztes machen. Entsprechende Seminare werden von Dr. Klaus Hoffmann, Vier Flamingos Verlag, Rheine, angeboten.

Der sich noch gesund Fühlende sollte jeden Tag 30–45 Minuten kräftig marschieren oder sich anderweitig körperlich bewegen. Beim einfachen Gehen wird unsere Atmung bereits um das $2^{1}/_{2}$fache vermehrt, beim ruhigen Bergsteigen um das vierfache. Jede körperliche Bewegung – möglichst in guter, frischer Luft ausgeführt – fördert die vertiefte Atmung.

Professor Tirala beschreibt die Tiefatmung sehr genau im Liegen, Sitzen, Stehen und Gehen. Ausdrücklich wird betont, daß die Ausatmung auf den Vokal »U« zu erfolgen hat. Ohne dieses tönende »U« stellen sich die beschriebenen Erfolge nicht in vollem Maße ein.

Warum ist das »U« so wichtig? Nach meinem Dafürhalten passiert bei dieser Atmung mehr, als daß es nur zu einer verstärkten Sauerstoffabsättigung kommt. Ich las einmal, daß die Vokale unserer Sprache die göttliche Energie bündeln.

Wir wissen durch die neuen Techniken zum Beispiel des Orgonstrahlers von Arno Herbert, daß diese imstande sind, die in der Atemluft enthaltene Orgonenergie (Lebenskraft, Biophotonen, göttliche Energie, Prana, wie man es auch bezeichnen mag) zu bündeln. Durch den Einsatz des Orgonstrahlers, den verschiedene Freunde einsetzen, höre ich immer wieder Gutes. Wie ich im Buch *Mykosen* beschreibe, habe ich die Wirkung des Orgonstrahlers selbst überzeugend erlebt. Kann es nicht so sein – denn anders kann ich mir die vorstehend beschriebenen frappierenden Verbesserungen nicht erklären –, daß es durch die Tiefatmung auf »U« möglich ist, die Orgonenergie oder die Biophotonen ebenfalls verstärkt zu bündeln und unserem Körper, der ja mehr als nur reine Materie ist, zur Verfügung zu stellen? Im Kapitel 14 im Absatz »Seelenstärkung durch die Heilkraft der Sonne« gehe ich auf dieses Thema noch etwas näher ein. Nach indischer Auffassung soll bei der Atmung einmal die Säuerstoffabsättigung für unsere Körperzellen erfolgen, zum anderen unser feinstofflicher Körper mit göttlicher Energie (Prana) versorgt werden.

Die Tiefatmung sollte dreimal täglich über 10 bis 15 Minuten durchgeführt werden. Sehr schön wäre es, wenn man sich bei den Übungen dankbar auf unseren Schöpfer konzentrieren würde, der uns mit so viel Hilfen zum Schutz unseres Lebens zur Seite steht.

Die Mitochondrien als Schützer
unserer Gesundheit

Wer ständig erschöpft und müde ist, wer immer mehr an Muskelschwäche, Steifigkeit und Muskelschmerzen leidet, an Gereiztheit, Angstneurosen, Platzangst, an Schwindel, an Hauterkrankungen oder anderen Unstimmigkeiten, wird in diesem Kapitel die Antwort für den tieferen Grund seiner Beschwerden finden.

Auf der einen Seite sind es die Pilze im Blut, die uns immer mehr mit Giften überschwemmen, und auf der anderen Seite ist es das Zusammenbrechen der wohl wichtigsten Zellfunktion: der Atmungskette in den Mitochondrien, die sich im Inneren unserer Zellen befinden. Es ist heute wichtiger denn je, daß wir auch als Laien diese Zusammenhänge im großen Zusammenhang verstehen lernen, denn nur dann können wir die Wende zu einer Besserung einleiten.

Grundlegendes über das gesunde Funktionieren unserer Zellen konnte ich den Büchern *Sauerstoffmangel-Syndrom* des australischen Arztes Dr. Robert A. Buist und *Erfolgreiche biologische Krebsabwehr durch Ursachenbekämpfung* von P. G. Seeger und S. Wolz entnehmen.

Untersuchungen in australischen Großstädten zeigten laut Buist, daß Patienten mit CFS-Syndrom (Chronisches Müdigkeitssyndrom) nicht nur in ihren Zellmembranen (äußere Zellwände), sondern auch in ihren Mitochondrien und der darin ablaufenden Atmungskette ausgeprägte Schäden aufwiesen. Buist führt aus, daß bei CFS-Patienten gehäuft chemische Substanzen (Umweltgifte) gefunden wurden, die auf die Membranen der Zellen und deren wichtigste Teile, die Mitochondrien, toxisch wirken. Man fand heraus, daß nicht nur beim Chronischen Müdigkeitssyndrom, sondern auch bei

Angstneurosen, Panikanfällen etc. eine Blockierung der mitochondrialen Sauerstoffverwertung vorliegt unter Zunahme der Milchsäurekonzentration, was darauf hindeutet, daß die natürliche Zellatmung der Mitochondrien nicht mehr richtig funktioniert und der Körper seine Energie aus der Glykolyse (siehe nachstehend) bezieht, mit vermehrter Erzeugung saurer Stoffwechselprodukte.

Jede Zelle benötigt zum Ablauf ihrer Lebensprozesse Betriebsstoff, aus dem die Energie gewonnen wird. Dieser Betriebsstoff ist der aus der Nahrung stammende Wasserstoff, der in den Mitochondrien über den komplizierten Vorgang der Atmungskette durch Sauerstoff oxidiert (verbrannt) wird, so daß der Energieträger ATP (Adenosintriphosphat) entsteht.

Die Mitochondrien zählen zu den wichtigsten und zugleich empfindlichsten Teilen der Zelle. Es sind kleine, längliche Zellgebilde mit einer doppelten Membran, die wir als die sauerstoffverbrauchenden, energieproduzierenden Kraftwerke der Zelle bezeichnen können. Auf der inneren Membran der Mitochondrien befinden sich die Enzyme des Zitronensäurezyklus – unter anderem das inzwischen bekannte Ubichinon = Q 10 – mit deren Hilfe der Wasserstoff aus den Nahrungsbausteinen ins Innere der Mitochondrien befördert wird, wo mittels verschiedener Enzyme auf dem Weg der sogenannten »Atmungskette« der komplizierte Vorgang der Zellatmung (Verbrennung von Wasserstoff durch Sauerstoff zu Wasser) abläuft. Man nennt diesen Vorgang der Zellatmung auch Atmungskette, weil er aus einer Vielzahl von biochemischen Einzelschritten besteht. Am Ende der Atmungskette entsteht über die Zytochrom-Enzyme das als Energiespeicher fungierende ATP-Molekül*. ATP liefert die Energie für die Bewe-

---

* ATP-Molekül = Adenosintriphosphat

gungsarbeit unserer Muskeln sowie für sämtliche biochemischen Lebensvorgänge unseres Körpers.

Pro Tag werden mehrere hundert Liter Sauerstoff in die Körperzellen befördert und mit dem aus der Nahrung gelieferten Wasserstoff »verbrannt«. Auf diesem Weg gewinnen wir circa 80 Prozent unseres Energiebedarfs. Mit anderen Worten: die Mitochondrien sind also die Zellstrukturen, in welchen die meiste Energie aus unseren Nahrungsmitteln und in kleinen »ATP-Batterien« gespeichert wird.

Dieser äußerst komplizierte Ablauf wird besonders durch die vielfältigen Gifte unserer Wohlstandsgesellschaft gestört, was zu tiefgreifenden Schädigungen der Mitochondrien bis zu deren Zerstörung führt, und benötigt – ganz allgemein gesehen – ein sehr breites Spektrum verschiedenster Vitalstoffe (Vitamine, Aminosäuren, Enzyme, Mineralien und Spurenelemente etc.), um optimal funktionieren zu können.

Es gibt noch einen anderen Weg der Energiegewinnung, denn jede Zelle hat zwei Hauptmechanismen für die Energieproduktion. Wird die komplizierte Art der Energiegewinnung über die Sauerstoffoxidation defekt, schaltet die Zelle auf diese zweite, einfache Art der Energiegewinnung um.

Bei dieser aus der Urzeit stammenden einfacheren Art wird über einen Gärungsprozeß Glukose (Zucker) vorwiegend zu Milchsäure abgebaut. Dieser Vorgang findet im Zellplasma*, also nicht in den Mitochondrien statt. Er benötigt keinen Sauerstoff und liefert nur rund 20 Prozent unseres Energiebedarfs.

Auf diesen Mechanismus greift der Körper zurück, wenn er aufgrund mangelnder Vitalstoffe oder Gifteinwirkung die Tätigkeit seiner Mitochondrien zur Sauerstoffverbrennung

---

* Zellplasma füllt das Innere der Zellen als eine halbflüssige Masse aus

nicht mehr nutzen kann. Die dadurch verminderte Energieproduktion führt zu Erschöpfungszuständen und vermehrter Ansammlung von sauren Stoffwechselprodukten im Gewebe, insbesonders Milchsäure. Hieraus resultieren Körperbelastungen verschiedenster Art: Schmerzen, Steifigkeit, Kältegefühl, Wasseransammlungen (Ödeme), Gewichtszunahme, Hauterkrankungen etc. R. A. Buist stellt in seinem Buch *Sauerstoffmangel-Syndrom* (Seite 14) fest: »In den letzten Jahren häufen sich Nachweise dafür, daß das intakte Funktionieren der Mitochondrien einer der grundlegendsten Faktoren für die Gesundheit des Menschen ist.«

Fehlfunktionen der Mitochondrien beeinträchtigen *alle* Zellfunktionen. Die Zellen degenerieren, was unter dem Mikroskop deutlich zu erkennen ist. Durch das totale Zusammenbrechen der Atmungskette wird die Zelle schließlich gezwungen, *ganz* auf die Energiegewinnung der Urzeit (Zuckervergärung = Glykolyse) umzuschalten, und das Krebsgeschehen nimmt seinen Lauf.

Einer der größten Ärzte und Forscher unseres Jahrhunderts, Dr. Paul Seeger, dessen Forschungen erst die heutige moderne Wissenschaft immer mehr bestätigt, hat bereits 1938 und 1957 in Experimenten festgestellt, daß karzinogene Noxen (krebsauslösende Gifte), welche die Mitochondrien und damit die Zytochrome der Atmungskette zerstören, die Initialzündung für die Krebsentartung der Zellen darstellen.

Dieser biologisch denkende Forscher hat Wege gesucht und gefunden, Defekte in den mitochondrialen Enzymkomplexen durch Zuführung vielseitiger Vitalstoffe, wie sie uns nur die Natur schenken kann, zu regenerieren.

Dr. Seeger stellte fest, welche Stoffe bei eingeschränkter Mitochondrienfunktion geeignet sind, den aus der Nahrung anfallenden Wasserstoff anderweitig zu binden. Je mehr

Wasserstoffionen sich im Körper befinden, um so tiefer liegt der pH-Wert*, das heißt, um so saurer ist das Körpermilieu. Stoffe, die reichlich Wasserstoff abbinden können, nannte Dr. Seeger »Wasserstoffakzeptoren«. Dazu gehören alle Anthozyane, wie die rote Bete, Holunderbeeren, Heidelbeeren, schwarze Johannisbeeren, aber auch die Ringelblume, Mistel, Propolis u. a. generell das Beta-Carotin. (Ich gehe auf die Wasserstoffakzeptoren noch einmal im Kapitel 13 »Wertvolle Heilpflanzen im Dienst unserer Gesundheit« unter den Themen »Die Brennessel«, »Rote Bete«, »Die Schwedenkräuter«, »Die Ringelblume«, »Das Zinnkraut«, »Das Schöllkraut« ein.)

Heute kommt man immer mehr darauf, daß gesund funktionierende Mitochondrien in der Lage sind, auch den natürlichen Alterungsprozeß aufzuhalten. Gerade ältere Menschen haben, wie wir bereits hörten, einen erhöhten Schlackenpegel, der besonders durch Zuführung von Antioxidantien abgefangen werden sollte. Auch sind immer mehr ganzheitlich denkende Forscher der Meinung, daß die meisten modernen Formen chronischer Erkrankungen mit einer Schädigung der Mitochondrien zusammenhängen, denen durch Zuführung hochlebendiger, vitalstoffreicher Nahrung erfolgreich begegnet werden kann.

Die Mitochondrien werden jedoch – wie die Erfahrung zeigt – nicht nur allein durch die zugeführte Nahrung, sondern ebenso durch optimales Licht und die richtige Atmung gestärkt.

* Durch den pH-Wert wird die Wasserstoffionenkonzentration ausgedrückt. Dabei bedeutet »p« = Potenz, »H°« = Wasserstoffionen.

Die Heilwirkung des Lichts

Licht kann als sichtbarer Ausdruck der göttlichen Schöpferkraft betrachtet werden, denn alles Leben ist in seinem Ursprung aus Licht hervorgegangen. Ohne ständige »Lichtnahrung« kommt alles Leben zum Erlöschen. Diese Erkenntnis haben wir Professor Popp zu verdanken, der festgestellt hat, daß das Sonnenlicht in der Doppelhelix des Zellkerns jeder einzelnen Körperzelle gespeichert wird. Durch das »Licht in unseren Zellen« werden sämtliche biologischen Funktionen unseres Körpers mit Lichtgeschwindigkeit gesteuert. Nach Popp (*Die Botschaft der Nahrung*, Seite 55) ist der Mensch in erster Linie ein »Lichtsäuger«.

Im Zweiten Weltkrieg wurde die U-Boot-Besatzung amerikanischer U-Boote, die lange unter dem Polareis weilten, von gesundheitlichen Störungen verschiedenster Art betroffen. Man verabreichte eine vitalstoffreichere Ernährung. Dies brachte eine Verbesserung, aber es reichte nicht aus, um die Besatzung in gesunder Verfassung zu erhalten. Schließlich kam man darauf, daß es das künstliche Licht war, dem wesentliche Komponenten des natürlichen Sonnenlichts fehlen, das die Besatzung so sehr schwächte. Daraufhin wurden sogenannte True-lite-Lichtröhren entwickelt, deren Licht dem Tageslicht weitgehend entspricht. Mit dem Einsatz dieses Lichtes blieb die Besatzung gesund.

Auch in unserem Land haben wir Forscher, die sich um die Entwicklung von Leuchtröhren mit einem dem Sonnenlicht vergleichbaren Lichtspektrum bemüht haben. Durch die starke Luftverschmutzung (Smogbildung) – vor allem in den Ballungsgebieten – leiden sehr viele Menschen heute an extremem Sonnenlichtmangel, der als eine wesentliche Ursache der ständig zunehmenden Gesundheitsstörungen betrachtet werden kann, wie dies bedeutende Erfolge beim Einsatz der Lichttherapie bei den verschiedensten Erkrankungen gezeigt haben.

Heilendes Licht, auch in unserem Heim

Es gibt inzwischen eine einfache, kostengünstige Leuchtstoffröhrentischlampe »Sanolux« (die gleiche Lampe wird auch unter dem Namen »Heliolux« vertrieben), bestehend aus 2 Röhren à 15 Watt – Entwicklung Dr. Weth für den Privatgebrauch –, die annähernd das gesamte Spektrum an positiver Energie der Sonne abdeckt. Von dem Vollspektrumlicht werden vor allem der Fibrinogenspiegel (wichtig für den Blutfluß), die Konzentration von C-reaktivem Protein im Blut (eine genauere Meßmethode zur Bestimmung von Entzündungen im Körper als die Blutsenkung) und die Bildung von Vitamin D positiv beeinflußt. Vitamin D ist wichtig für die Knochenfestigkeit und den Kalziumstoffwechsel. Wie neuere Forschungen zeigen, ist die Aufgabe dieses Vitamins umfassender, als man bisher annahm. Durch Sonnenlicht (besonders UV-B-Spektrum) wird Vitamin D aus einer Cholesterinvorstufe, dem sogenannten D3 7-Dehydro-Cholesteron, in Haut, Leber und Niere gebildet. Deshalb ist der Cholesterinspiegel auch über Licht zu beeinflussen – er sinkt nach Lichtbestrahlung. Laut Dr. Weth wird das vitaminbildende UV-Licht zu 99 Prozent durch unsere modernen doppelverglasten Fenster aus unserem Wohnbereich ausgesperrt! Deshalb sollten Brillenträger bei einer Bestrahlung mit der Sanolux-Lampe zeitweise ihre Brille ablegen. Sie nehmen durch die Gläser sonst zu wenig Licht über die Augen auf.

Die Sanolux-Lampe ist aus klinischen Versuchsreihen, die Dr. Weth als Arzt und Diplomchemiker – er ist heute Chefarzt des Kreiskrankenhauses in Stadtsteinach – durchführen konnte, entstanden.

Durchblutungsstörungen und rheumatische Erkrankungen

Laut Dr. Weth liegt beim rheumatischen Formenkreis wie auch bei Thrombose und Herzinfarktgefährdung im Blut ein erhöhter Fibrinogenspiegel vor, der – wie Untersuchungsreihen belegen – besonders in den lichtarmen Monaten ansteigt. Dadurch wird das Blut viskoser (dickflüssiger), und erfahrungsgemäß kommt es in dieser Zeit vermehrt zu Schlaganfall und Herzinfarkt. Durch regelmäßige Sanolux-Bestrahlung läßt sich der Fibrinogenspiegel auf den Normalwert reduzieren, das heißt, das Blut wird wieder dünnflüssiger.

Nach den Spezialuntersuchungen von Bruno Haefeli haben wir besonders bei Durchblutungsstörungen mit einem Auswuchern der Pilze aus unseren roten Blutkörperchen im Blut zu tun. Der Blutgerinnungsstoff Fibrin gehört nach den Entdeckungen von Professor Enderlein in die Zyklode der Pilzentwicklung.

Vermutlich stehen die durch Wissenschaftler festgestellte Fibrinogenerhöhung bei Durchblutungsstörungen und die von Bruno Haefeli entdeckte und durch Fotos belegte Schimmelpilzauswucherung aus unseren Blutkörperchen in engem Zusammenhang. Tröstlich für uns als Laien ist dabei, daß der erhöhte Pilzbefall (oder Fibrinogenanstieg), der sich in dickflüssigerem Blut äußert, durch eine entsprechende Lichtbestrahlung verringert werden kann.

Bronchialerkrankungen und Asthma

In Deutschland leiden inzwischen sechs Millionen Menschen an Bronchial-Asthma, das nicht nur durch spezielle Allergene, sondern ganz allgemein durch chemische Gifte (Abgase, Medikamente, Zigarettenrauch etc.) ausgelöst wird. Durch die verschiedenen Reize ist die Bronchialschleimhaut chronisch entzündet und produziert in erhöhtem Maß Schleim. Das führt zu Husten bis zu Erstickungsanfällen. Besonders stark sind Menschen betroffen, die kaum ans Tageslicht kommen. Durch Anwendung des True-lite-Lichtes wird das Immunsystem derart gestärkt, daß die chronisch entzündeten Schleimhäute der Bronchien abheilen und der Patient wieder durchatmen kann. Ganz allgemein gesehen stärkt Sonnenlicht unser Immunsystem, was zu einer Erhöhung der Lymphozyten, Neutrophilen, Antikörper etc. führt.

Neurodermitis, Akne, Psoriasis, Ekzeme quälen heute viele Menschen, da unser größtes Organ, unsere Haut, in der gegenwärtigen Umweltsituation vielfältigen Belastungen ausgesetzt ist. Dr. Weth machte in Langzeitstudien die Feststellung, daß die Anwendung der Sanolux-Lampe zu einer deutlichen Besserung vieler Hauterkrankungen führt. Bei dieser Bestrahlungsart wird die Lichtstrahlung über die Augen aufgenommen. Es muß also nicht der gesamte Körper dem Licht ausgesetzt werden.

Bei Patienten zum Beispiel, die seit vielen Jahren an Psoriasis (Schuppenflechte) oder seit Geburt an Neurodermitis litten, konnte eine weitgehende Abheilung der Hauterkrankung erreicht werden.

Allergien

Bei seinen Untersuchungen entdeckte er weiterhin, daß Lichtmangel eine wesentliche Ursache der ständig zunehmenden Allergien ist, denn allergische Erscheinungen (gerötete Augen, Heuschnupfen, Kopfschmerzen, Schlafstörungen, Husten bis hin zu Atemnot und asthmatischen Anfällen) besserten sich durch die True-lite-Lichtbestrahlungen. In der ehemaligen DDR traten trotz größerer Umweltverschmutzung laut Statistik eindeutig weniger Allergien auf als bei uns. Wie Dr. Weth vermutet, wird einer der Hauptgründe darin liegen, daß die Doppel- und Dreifachverglasung der Fenster im Westen die heilsamen Anteile des Sonnenlichts stärker ausfiltert als die Einfachverglasung im Osten. Dadurch befinden sich viele Menschen – besonders in den Städten – in der Situation der vorerwähnten U-Boot-Besatzung. Sie werden durch Lichtmangel geschwächt und erkranken mit der Zeit.

Zuckerkrankheit (Diabetes) und Übergewicht

Ganz allgemein wird durch den starken Sonnenlichtmangel unserer Region der Zuckerhaushalt empfindlich gestört, wodurch die Zahl der an Diabetes Erkrankten im Steigen begriffen ist. In Deutschland haben wir bereits 4 Millionen Diabetiker. Durch die einfache häusliche Versorgung mit Sanolux-Licht kann auch diese schwere Stoffwechselstörung häufig eine gute Linderung erfahren. Besonders am Anfang sollte dabei die Insulinmenge ärztlicherseits ständig überprüft werden.

Eine Frau erzählte mir, daß sie während der ersten drei Bestrahlungstage sehr schlecht schlafen konnte. Ab der vierten Nacht schlief sie sehr gut und fühlte sich immer wohler. Sie erzählte, daß sie seitdem keinen Heißhunger mehr auf Süßigkeiten habe. Bislang fühlte sie jeden Abend einen inneren Zwang, eine Tafel Schokolade zu verspeisen. Inzwischen hat sie bereits 7 Kilo abgenommen. Süßigkeiten empfindet sie jetzt nur noch als unangenehm süß.

Depressionen

Es ist außerdem seit langem allgemein bekannt, daß die Psyche durch Sonnenlicht gestärkt wird, denn Licht ist mehr als nur ein physikalisches Phänomen.

In Versuchsreihen mit Patienten, die an leichten bis mittelschweren Depressionen litten, stellte Dr. Weth fest, daß neben Johanniskrautdragees die Lichttherapie sehr schnell die Stimmung aufhellte. Er erlebte dabei, daß bei den Patienten, die vorher Entzündungsstoffe im Körper hatten – das C-reaktive Protein war bei ihnen auffallend erhöht –, diese Werte bereits nach 14 Tagen (!) in der Norm lagen. Wie wir allgemein erleben, sind Krankheiten, denen eine chronische Entzündung zugrunde liegt, ebenfalls im Steigen begriffen.

Durch über die Augen aufgenommenes Licht erfolgt, ganz allgemein, eine hormonelle Anregung und Stärkung unseres gesamten Drüsensystems. Aus diesem Grund sind bei fast allen Leiden wesentliche Verbesserungen zu erreichen. Die fundamentale Erkenntnis, daß das über unsere Augen aufgenommene Licht *das* Regulationsmedium unserer Hormondrüsen ist, haben wir u. a. Professor Hollwich, Universitäts-Augenklinik Jena, zu verdanken.

Durch vergleichende Versuchsreihen mit Blinden fand Hollwich heraus, daß das über die Sehbahn aufgenommene Licht an der Regulation des Wasserhaushaltes und des Kohlehydratstoffwechsels beteiligt ist und daß auf gleichem Weg die Entwicklung der Hypophyse stimuliert wird. In Tierversuchen konnte eine generelle Anregung des Hormonsystems durch Licht festgestellt werden.

Ich hatte das Glück, einem sehr interessanten Vortrag dieses begnadeten Arztes über seine weitere Erfindung, die »Schallwellentherapie«, beizuwohnen, die erfolgreich als Schmerztherapie zum Beispiel bei Gonarthrose (Knieschmerzen), Trigeminusneuralgie (das sind furchtbare Schmerzen, vom Ohr ausstrahlend, die häufig zu Selbstmord führen – 800 Selbstmorde laut Statistik im Jahr), akutem Ischias, Migräne, Schulterschmerzen, Tennisellenbogen, Fersensporn etc. eingesetzt wird. Dr. Weth konnte von einem Fall berichten, wo eine 4 cm große Kalkablagerung eines Patienten im Schulter-Arm-Bereich durch die Beschallung vollständig aufgelöst wurde.

Ein weiteres Gebiet sind alle spastischen Zustände. Bei der spastischen Verkrampfung ist der Muskel als Dauerzustand sehr hart verspannt. Nach der schmerzlosen Schallwellentherapie wird der Muskel weich und bleibt weich. Dadurch kann das Blut wieder richtig fließen und die Muskelzellen besser ernähren. Unter anderem wurden Videofilme gezeigt, die eindeutig belegen, daß starke spastische Zustände wie Spastiken nach Schlaganfall, Spastiken von MS-Patienten, die echte Migräne (nach Dr. Weth ein chronischer Entzündungszustand der Rückenmarkshäute, der zum Stau der Kopfgefäße führt) und besonders die durch Sauerstoffmangel bei der Geburt und dadurch erfolgte Gehirnschädigung verursachte Spastik der Kinder sich erstaunlich gut und schnell bessern läßt. Laut Dr. Buchwald entstehen diese Hirnschäden auch durch Impfungen – siehe sein Buch *Impfen – das Geschäft mit der Angst.*

In einem Film, der im Fernsehen ausgestrahlt wurde, wurde ein spastisch schwerstbehindertes Kind gezeigt, das das Fernsehen selbst ausgesucht hatte. Die Sprache des kleinen Jungen – er hatte sehr kluge, wache Augen – war kaum zu verstehen. Er stand zu diesem Zeitpunkt vor einer erneuten Operation. Bereits die erste Behandlung brachte einen großartigen Erfolg.

Konnte der kleine Junge vor der Beschallung die Fünfmeterstrecke mühsam in 30 Sekunden gehen, so schaffte er nach einer 30minütigen Durchströmung mit der den Krampf dauerhaft lösenden schmerzlosen Schallwelle die gleiche Strecke in 17 Sekunden. Er konnte sein Bein nachher sehr viel stärker anwinkeln und seine spastisch verkrampfte Hand bereits lockern. Eine Operation war nicht mehr nötig. Auffallend laut Dr. Weth ist, daß sich das Sprechen und auch die Lernfähigkeit der Spastiker durch diese Therapie deutlich bessert. Auch Schlaganfallpatienten regenerieren sich sehr gut, ebenso Migräne. (Eine echte schwere Migräne mit Übelkeit, Erbrechen und Lichtempfindlichkeit ist zum Beispiel seit vier Jahren schmerzfrei.) Die messerstichartigen Phantomschmerzen, die bei einigen Patienten zum Teil über 50 Jahre bestanden, verloren sich nach der Beschallung ganz und gar.

Das Licht, das (fast) alle Krankheiten heilt

Aus langjähriger Erfahrung kenne ich die Licht-Wärme-Therapie der Firma Eich, deren medizinische Bestrahlungsgeräte in Sanatorien und Praxen mit großem Erfolg eingesetzt werden. Durch die schwere Erkrankung seines Sohnes motiviert – dieser litt an Lymphogranulomatose –, entwickelte Helmut Eich in den 50er Jahren seine Lichttherapie. Die sichtbare Lymphveränderung des Sohnes reichte bereits vom Ohr bis zur Achselhöhle, und das einsetzende Lungenwasser mußte jeden zweiten Tag in einer Klinik punktiert werden. In diesem schweren Zustand wurden an drei aufeinanderfolgenden Tagen die ersten drei Bestrahlungen durchgeführt. Beim Punktionstermin am nächsten Tag war kein Erguß mehr in der Lunge vorhanden. Weitere Bestrahlungen führten schließlich zur gänzlichen Heilung.

Die Geräte der Firma Eich enthalten ein dem Sonnenlicht vergleichbares Lichtspektrum ohne den UV-A-Bereich, der in unseren Breiten wesentlicher Bestandteil des Sonnenlichts ist. Die heilkräftigsten Strahlen des Sonnenlichts liegen nach Eich im Bereich von UV-B, UV-C und Hellorange. (Die UV-C-Strahlung führt unter den bisher bekannten Bedingungen zu schwersten Verbrennungen. In der Kombination mit Hellorange wird der Verbrennungsfaktor von UV-C total gelöscht, so daß UV-C-Bestrahlungen bis zu 50 Minuten vertragen werden.) Die Strahlung des UV-B-Bereichs beginnt südlich der Alpenkette. Die UV-C-Strahlung setzt erst im Mittelmeerraum ein und wird bis zum Äquator hin intensiver. Vermutlich ist die Strahlenqualität des Mittelmeerraums auch dafür verantwortlich, daß sich in diesen Breiten die niedrigste Rate für Herz-Kreislauf-Erkrankungen und Krebs findet. Deshalb fuhren Tuberkulosekranke früher zum Beispiel gern ans Rote Meer, wo das Sonnenlicht nur UV-B- und UV-C-Strahlen enthält.

Licht und Wärme bedeuten nicht nur Leben; sie bedeuten auch Gesundheit und damit Heilung vieler Krankheiten. Das Lichtspektrum des Eichotherm-Geräts regt den gesamten Stoffwechsel an, steigert die Hormonproduktion, dämpft übererregte Nerven, beugt Schlafstörungen vor, steigert die körpereigenen Abwehrkräfte, hilft Entzündungen zu heilen, Blutungen zu stillen, Schwermetalle (besonders Blei, Quecksilber und Benzol bzw. Benzypren) zu entgiften und lindert Hautleiden und Schmerzen aller Art.

Die Gesundheit stellt sich wieder ein, wenn es gelingt, die Gewebegifte aus dem Körper herauszuschaffen und gleichzeitig die Arbeit der Mitochondrien wieder verstärkt in Gang zu setzen. Und genau dies geschieht durch die Eichotherm-Bestrahlung. Durch diese Bestrahlung wird die Sauerstoffoxidation in den Mitochondrien der Haut- und Bindegewebszellen enorm angeregt, wodurch sich das Energiepotential (ATP-Erzeugung) des Körpers ganz allgemein erhöht und die Patienten körperlich und auch seelisch einen deutlichen Kraftzuwachs verspüren.

In der Regel ist ein großer Teil aller Kapillaren in den Geweben ganz oder teilweise abgeschlossen. Durch die Wärmeeinwirkung werden bis weit unter die Haut alle Kapillaren geöffnet und erweitert. Hierdurch entsteht ein verstärkter Blut- und Lymphfluß, so daß toxische Stoffe schneller abtransportiert und Aufbaustoffe zugeführt werden können. Durch die starke Wärmeentwicklung der Hellorange-Komponente erhöht sich die Oberflächentemperatur der Haut von circa 32 auf circa 40 Grad Celsius, wobei auch die Körpertemperatur in tieferen Gewebsschichten deutlich ansteigt. Mit anderen Worten: die Entschlackung des Körpers wird wesentlich beschleunigt.

Selbst Schwerkranke, Kinder und alte Menschen vertragen die »Lichtsauna« gut; abwehrschwache Kinder stabilisieren sich auffallend schnell.

Von besonderer Wichtigkeit ist auch hierbei die Bildung von Vitamin D in der Haut. Wenn Vitamin D fehlt, kommt es zu Rachitis (Knochenerweichung) und Osteoporose (Knochenschwund). Laut Professor Gehrke, Hannover, ist das durch die Sonneneinstrahlung in der Haut erzeugte Vitamin D dem künstlich hergestellten in seiner Wirkung weit überlegen. Deswegen rät Gehrke, zur Vorbeugung und Behandlung von Osteoporose auf eine wohldosierte Sonnenbestrahlung zu achten.

Durch eine mehrmalige Bestrahlung verbessert sich die Blutbildung, und es erfolgt eine starke Entgiftung über Leber, Lymphe, Niere und Darm. Auch sieht man sehr gute Erfolge bei Obstipation (Darmverstopfung).

In den lichtarmen Monaten des Jahres tritt durch Lichtmangel vermehrt die sogenannte Winterdepression (SAD = saisonbedingte Depression) auf. Meist genügen 8–10 Bestrahlungen, um das Defizit an Licht aufzufüllen. Die auf diese Weise erhaltene Stärkung des Wohlbefindens hält laut Dr. Schleicher, München, etwa 2 bis 3 Monate an. Auch aus anderen Erfahrungsberichten von Ärzten und Kliniken geht hervor, daß Patienten, die an vielfältigen Befindlichkeitsstörungen wie Depressionen, Herzstörungen, Angstzuständen, Wetterfühligkeit, Schlafstörungen etc. leiden, durch eine Bestrahlungsserie – ohne sonstige Medikamente – eine wesentliche Besserung erfahren.

Interessant ist auch bei der Eichotherm-Bestrahlung, daß sich die nachmittägliche Kohlehydratgier bei vielen Patienten verliert.

Der erhöhte Blutdruck sinkt fast immer. Bei Patienten, die das Wasser kaum oder nicht mehr über ihre Nieren ausscheiden können, geht das Wasser wieder normal ab. Selbst bei Dialysepatienten hat nach einigen Bestrahlungen die eigene Wasserausscheidung wieder eingesetzt.

Auch die schwere Parkinson-Erkrankung konnte häufig eine Besserung erfahren.

Ebenso erleben MS-Kranke gute bis sehr gute Verbesserungen. Laut Dr. Weth findet man die Erkrankung MS nur in unseren nördlichen Breiten bis Neapel. Südlich Neapel, in Afrika bis Südafrika, d. h. in Regionen, die die UV-B- und UV-C-Strahlung aufweisen, gibt es keine MS. Sie setzt erst da ein, wo die Sonne in einem schrägen Winkel auftrifft, wodurch vorwiegend UV-A-Strahlung gebildet wird.

Bei Asthma und chronischer Bronchitis wurden gute Erfolge bis zur Beschwerdefreiheit erzielt. Hartnäckige chronische HNO-Entzündungen, Colitis ulcerosa, Mb. Bechterew, Osteoporose, entzündliche Knochenerkrankungen, Psoriasis, Akne, Gicht, besonders auch Diabetes, rheumatische Störungen bis zum echten Rheuma sprechen ebenfalls gut auf diese Heillichtbestrahlung an. Dr. Kempe, Bergsanatorium Hahnenklee im Harz, hat bei Krebspatienten wiederholt Metastasen vollkommen verschwinden sehen.

Selbst in »aussichtslosen« Fällen, wie zum Beispiel Lympho-granulomatose oder Leukämie wurden durch Bestrahlung zum Teil sehr gute Erfolge erzielt. (Eine Therapeutenliste erhalten Sie über die Firma Eich.)

So sollten wir alles tun, um die für unsere Gesunderhaltung so wichtigen Grundelemente Sonnenlicht, Wasser, Erde wieder in ihrer natürlichen Reinheit verfügbar zu machen, denn sie sind die wesentlichsten Voraussetzungen für ein gesundes Gedeihen allen Lebens auf dieser Erde.

11 Die Grundlage der Gesundheit: ein gesunder Darm

Die Übersäuerung im Darm

Dem inzwischen verstorbenen großen Forscher und Arzt Dr. Friedrich F. Sander gebührt das Verdienst, Klarheit in die Zusammenhänge des Säure-Basen-Haushalts gebracht zu haben (siehe F. F. Sander: *Über Genese und Pathologie latenter Azidosen).*
Wir wissen, daß das Blut die Eigenschaft besitzt, seine normale, leicht alkalische Zusammensetzung (pH-Wert 7,4) annähernd konstant zu halten. Wir wissen ferner, daß das Blut dies dadurch erreicht, daß es alle störenden Stoffe und Säuren sofort ins Bindegewebe abschiebt, um diese wieder langsam bei verringertem osmotischen Partialdruck im Blut an dieses wieder zurückzugeben, damit die Nieren sie ausscheiden können.

Ein überfülltes Bindegewebe führt zu Krankheiten
Dieses so unscheinbare Bindegewebe, das in der Schulmedizin noch kaum Beachtung findet, ist von größter Wichtigkeit. Seine Arbeit entscheidet darüber, ob wir uns krank oder gesund fühlen, denn es speichert *ungeheure* Mengen von Säuren und Giften. So schützt es das Blut, wie es als umgehende Bindegewebsschicht auch die arbeitenden Zellen der Organe (Parenchymzellen genannt) als Pufferzone schützt. Schlakken und Abfallstoffe der Parenchymzellen werden via Bindegewebe entsorgt, wie auch alle Körperzellen über das Binde-

gewebe mit Nahrung versorgt werden. Auch alle Blutgefäße, einschließlich der feinsten Verzweigungen der Kapillaren, sind von einer Bindegewebsschicht umgeben, so daß nichts vom Blut zu den Parenchymzellen der Organe gelangen kann, was nicht vorher den Kontrolleur »Bindegewebe« passiert hätte. Franz Volhard hat somit das Bindegewebe mit Recht als eine »Vorniere« bezeichnet.

So können wir dieses Organ als den wichtigsten Schutz für ein gesundes Funktionieren unserer Organe ansehen. Arbeitet diese Schutzschicht richtig, werden auch die Parenchymzellen einwandfrei arbeiten und damit auch unsere Organe. Arbeitet das Bindegewebe wegen Überfüllung seiner Speicherkapazität nicht mehr richtig, so werden auch die Parenchymzellen unserer Organe krank, weil sie ihre giftigen Stoffwechselprodukte nicht mehr zügig abgeben können und die Nahrungszufuhr über das verstopfte, verkrampfte Bindegewebe mangelhaft geworden ist. Ein erkranktes Bindegewebe blockiert gewissermaßen den Stoffaustausch zwischen dem erkrankten Organ und dem Blut und erschwert so jede Heilung der Organe oder macht sie sogar unmöglich. Ist dieser Zustand der Bindegewebsüberfüllung eingetreten, melden sich die sogenannten rheumatischen Erkrankungen. Seit alters wurden diese von der Naturheilkunde mit Maßnahmen behandelt, die das Bindegewebe von Schlacken befreien, wie Bäder, Schwitzpackungen, Sauna, Massagen, Kneippbehandlungen etc.

Leider erkennt die Schulmedizin die so wichtige Aufgabe des Bindegewebes für die Gesundheit unserer Organe bisher noch nicht. Man sieht nach Virchow zu einseitig auf die Zellen (die arbeitenden Parenchymzellen der Organe) und sucht nur, wenn Krankheiten auftreten, in diesen selbst die Ursache der Entgleisung. Findet man, wie dies heute immer häufiger geschieht, in den Zellen und Organen keine Krankheitsursache, so ist trotz stärkster Mißempfindungen eines Menschen dieser nach Meinung der Schulmedizin nicht krank. Es sind dann »nur die Nerven«, oder der leidende Patient wird als Simulant und Hypochonder abgeschoben.

Nach Sander liegen die Ursachen von Zellentgleisungen = Krankheiten der Organe aber viel tiefer, und nur, wenn diese tieferen Zusammenhänge erkannt werden, können wir wirklich zur eigentlichen Ursache einer Erkrankung und damit auch zu dauerhafter Besserung bzw. Heilung gelangen.

Im Fall einer Erkrankung sollten wir das Bindegewebe entlasten

So ist es wichtig, bei Organerkrankungen das regionale Bindegewebe zu entlasten, wie dies viele Kranke und auch kranke Tiere durch Nahrungsverweigerung und Bettruhe instinktiv tun. Da endlich einmal Ruhe im Körper herrscht, kann unser »innerer Arzt« darangehen, die überfüllten Bindegewebsspeicher zu entsorgen, so daß das kranke Organ wieder besser ver- und entsorgt werden kann, wodurch sich eine Besserung bzw. Heilung einstellt. Auch Fieber ist eine Maßnahme unseres Körpers, die Bindegewebsspeicher zu entleeren, und sollte deshalb nicht unterdrückt, sondern mit kühlenden Wadenwickeln nur von einer überschießenden Reaktion abgehalten werden.

Nach Friedrich Sander ist die größte Gefahr für unser Bindegewebe ein nicht mehr intakter Säure-Basen-Haushalt. Bei der ständig stattfindenden Verbrennung von Nahrungsstoffen in den Zellen entstehen natürlicherweise überwiegend Säuren, während der Körper über keinerlei überflüssige Basen verfügt, um diese neutralisieren zu können. So sammeln sich in unseren Geweben unerkannt und schleichend immer mehr

Säuren an, während das Blut seinen konstanten pH-Wert um 7,4 aufrechterhält und aufrechterhalten muß. Sander spricht von einer latenten Azidose (Übersäuerung) oder Gewebsazidose als Wegbereiter für ernste Erkrankungen. Das Bindegewebe tritt durch die Zunahme der Säureansammlungen immer mehr in einen Gel-Zustand (Gelierungsprozeß) ein und kann seine schützenden Pufferaufgaben nicht mehr erfüllen. Im Zustand der Überfüllung seiner Speicherkapazität beginnen die sauren Valenzen, die das Blut nicht mehr loswerden kann, die Alkalireserve des Blutes selbst anzugreifen (die sogenannte kompensierte Azidose). In diesem Zustand beginnen die ernsteren Erkrankungen und quälenden Mißempfinden, je nachdem, wo jeder seinen schwächsten Punkt hat.

Die Frage ist nun: Woher kommen die vielen sauren Valenzen, die unser Bindegewebe besonders in der heutigen Zeit so sehr überfüllen?

Nach Berechnungen von Dr. Sander können gesunde Nieren die täglich durch die oxidative Nahrungsverbrennung in den Zellen anfallenden sauren Valenzen gerade noch ausscheiden. Sein Augenmerk wurde auf den Darm gelenkt, und er fand als zusätzliche Quelle für saure Valenzen die qualitativ und quantitativ veränderten Darmbakterien, die in großen Mengen Gärungssäuren erzeugen. (Von den Pilzen im Darm und Blut wußte Sander damals noch nichts. Diese kommen heute je nach Lebensweise als Säureproduzenten noch verstärkt dazu.)

Langsames gründliches Kauen ist von größter Wichtigkeit
Durch ein Zuviel an meist schlecht gekauter, säurebildender Nahrung haben die meisten Menschen heute eine ausgesprochene Hyperbakterie, denn wir essen im allgemeinen mehr, als unsere Verdauungsenzyme ordnungsgemäß aufspalten können.

Alles, was wir zuviel essen, geht in Fäulnis bzw. Gärung über und füttert unsere Dysbakterien, so daß wir versuchen sollten, sehr langsam und gründlich zu kauen, da sich dann eher das Sättigungsgefühl einstellt. Das Sättigungsgefühl tritt ungefähr erst eine halbe Stunde nach einer Nahrungsaufnahme ein, da erst dann der Zucker im Blut wieder ansteigt. Je weniger wir essen, um so gründlicher können unsere Verdauungsenzyme den Speisebrei aufschließen, wodurch nur wenig unverdauter Speisebrei in den Dickdarm gelangt. Fehlt den Dysbakterien die Nahrung, können sie sich nicht mehr übermäßig vermehren und auch keine uns belastenden Gifte und Säuren erzeugen. In der Mäßigkeit liegt auch hier wieder ein großer Segen.

Die Qualität unserer Darmbakterien entscheidet über unser Befinden

Laut Straßburger besteht etwa ein Drittel des (getrockneten) Kotes der Kulturmenschen aus toten Darmbakterien, was der Zahl von 85 Billionen Bakterien entspricht. Diese entstehen ununterbrochen neu und zersetzen die unverdauten, besonders auch nicht klein genug zerkauten Speisereste durch Gärung, wobei ständig große Säuremengen entstehen, die ins Blut übertreten und die Bindegewebsspeicher füllen.

Wie ich in der Praxis erlebe, nimmt die Dysbakterie tatsächlich eine Schlüsselstellung als Säureerzeuger ein. Zuviel Säure im Blut läßt, wie wir heute durch die Forschungen von Bruno Haefeli wissen, Pilze auch in unseren Körperflüssigkeiten, besonders im Blut, entstehen, die wiederum ständig Kampfgase, Säuren und Alkohole erzeugen. So befinden wir uns tatsächlich in einem Circulus vitiosus, einem Rad aus Übersäuerung und Verpilzung, wenn wir nicht die Kraft finden, am richtigen Hebel – unserer Nahrung und unseren Eßgewohnheiten – anzusetzen. Tun wir dies konsequent, erleben wir eine enorme gesundheitliche Verbesserung.

In den letzten 10 Jahren ist die Übersäuerung als Krankheitsursache ständig angestiegen. Eine weitere Ursache hierfür sind sicherlich der ansteigende Elektrosmog und die jährlich zunehmende Funkverstrahlung. Da die Erkenntnis für die Gefährlichkeit des sogenannten Elektrosmogs bei den Verantwortlichen bis jetzt noch fehlt, wird sich in dieser Hinsicht so schnell keine Änderung ergeben. Was wir persönlich aber ändern können, um die Säureerzeugung in uns so gering wie nur möglich zu halten, sollten wir durch konsequente Darmsanierung und vernünftige Ernährung tun.

Das Lymphsystem

Unter Lymphe versteht man unsere gelbliche Blutflüssigkeit (Blutplasma) ohne die roten Blutkörperchen. Sie durchtränkt als sogenannte Transitstrecke unser Bindegewebe und versorgt somit unsere Körperzellen mit Nährstoffen, wobei sie deren Stoffwechselschlacken zur Versorgung aufnimmt, um diese über ihre größeren Lymphgefäße zu sammeln, die dann über den linken Venenwinkel, der etwas unterhalb unseres Halses liegt, in den Blutkreislauf zu geben. Dort ist es die Aufgabe der Leber, das schlackenbeladene Blut zu reinigen. Das Lymphsystem hat eine äußerst wichtige Aufgabe bei der Entgiftung unseres Körpers und damit für dessen Gesunderhaltung, denn nach Dr. med. Reckeweg ist »Gesundheit Freisein von Giften.«

Nach den Erfahrungen des amerikanischen Darmspezialisten Robert Gray (siehe *Das Darmheilungsbuch*) wird die schlackenbeladene Lymphe zur Reinigung nicht nur in unseren Blutkreislauf zurückgegeben, sondern sehr giftige Substanzen werden bereits im Lymphsystem in Schleim eingebunden, um sie unschädlich zu machen. Wir kennen dieses Prinzip bei einer Bronchitis, wo Bakteriengifte durch zähen Schleim festgehalten und durch Abhusten auf dem schnellsten Weg gleich nach außen befördert werden. Dieser Lymphschleim wird nun – wenn die Darmwand intakt und dafür frei genug ist – zur schnelleren Entsorgung ebenfalls »nach außen« in das Darmrohr gegeben. Gray stellte immer wieder fest, daß gerade bei den von ihm durchgeführten Darmreinigungen und besonders auch nach der von ihm empfohlenen leichten Bürstenmassage schubweise immer wieder größere Mengen eines glasigen Schleims, ähnlich Vaseline, im Stuhl zu sehen waren.

Diese Sichtweise wird vielen Therapeuten sicherlich neu sein, und doch scheint sie zu stimmen, denn nur über diesen Mechanismus ist folgendes zu erklären: Der bekannte Mayr-Arzt Dr. Erich Rauch schreibt in seinem sehr empfehlenswerten Buch *Heilung der Erkältungs- und Infektionskrankheiten durch natürliche Behandlung* von der »Ableitung von Krankheitsstoffen über den Darm«. Im Krankheitsfall mobilisiert unser »innerer Arzt« alle Verteidigungsvorrichtungen des Körpers. Er versucht nicht nur, die Krankheitserreger zu bekämpfen, sondern er ist gleichzeitig bemüht, den Körper von alten Schlackenstoffen zu befreien. Alle großen Naturheiler betonen, daß Krankheiten einen Versuch der Natur darstellen, schädliche Stoffe über die verschiedenen Ausscheidungswege aus dem Körper zu entfernen. Eine akute Krankheit ist nichts uns Feindliches, sondern ein großartiges Reinigungsbemühen unseres Körpers, das wir nicht brutal niederschlagen, sondern sinnvoll unterstützen sollten, um das Endresultat der Krankheit, eine bessere Gesundheit, zu erreichen.

Die Ausscheidungswege, die der »innere Arzt« benutzt, sind folgende: Schnupfen, Niesen, Husten, Ausflüsse, Tränenfluß, Schweißausbrüche, Durchfälle, Erbrechen, Harnflut, Ausflüsse und Schleimausscheidungen im Bereich aller Schleimhäute, Fisteln etc. Reichen diese Maßnahmen nicht aus, hilft sich der Körper, wenn er noch ein gut funktionierendes Abwehrsystem hat, durch die Erzeugung von Fieber. Fieber bezweckt das Verbrennen und Vernichten von Mikroben und Fremdstoffen. Laut Erich Rauch (und Prof. Brauchle) entstehen bei einer Infektionskrankheit schwere Gifte im Körper, die abgeschoben werden. Beginnt man sofort bei den ersten Anzeichen einer Infektionskrankheit – Unwohlsein, Abgeschlagenheit, Fieber – mit einer Einlaufserie, so wird das sich aufbauende Geschehen sehr schnell gestoppt. Daß dies tatsächlich funktioniert, habe ich vor 20 Jahren einmal im Fall einer schweren Grippe erleben dürfen. Der betreffende Freund war am anderen Tag reisefähig, während er am Tag zuvor in größter Schwäche, fiebernd, mit Gliederschmerzen und Unwohlsein total hilflos darniederlag.

Besonders bei Kindern können sich Mütter durch dieses einfache Verfahren viel Kummer und Sorgen ersparen. In dem vorstehend erwähnten Buch wird die Einlaufserie sehr gut erklärt. Erich Rauch zitiert Professor Brauchle: »Noch bevor man weiß, welche der möglichen Infektionskrankheiten sich herausstellen wird, muß durch Einlauf der Darm entleert werden. Durch frühzeitige und häufig wiederholte Einläufe kann man den Charakter einer sich entwickelnden Infektionskrankheit von Grund auf ändern.« (A. Brauchle, *Naturheilkunde des praktischen Arztes,* Stuttgart 1953) Auch die häufig beobachtete Nahrungsverweigerung im Fall einer akuten Erkrankung hilft dem Körper, die Krankheit schnell zu besiegen, vermutlich, damit alle Kraft auf das Lymphreinigungsgeschehen via Darmwand gelegt werden kann und dieses nicht durch Nahrungsverdauung unterbrochen wird.

»Wie im Kriegszustand eines Landes die Staatsfeinde, Saboteure und sonstigen schädlichen Elemente in die Gefängnisse hinter Schloß und Riegel abgeschoben werden, so schiebt der erkrankte Körper ununterbrochen Giftstoffe, Eiweißzerfallsprodukte, Mikroben und schädliche Schlackenstoffe in sein ›Gefängnis‹, in das Darmrohr, ab.« Von dort sollen die Krankheitsstoffe mit der nächsten Darmentleerung nach außen geschafft werden. Erfolgt diese nicht sehr bald, können die schweren Gifte durch die Darmwand wieder in den Körper zurückgelangen und durch Rückvergiftung den Krankheitsprozeß verschlimmern. Je öfter und gründlicher gerade in den ersten Tagen die Einläufe erfolgen (mindestens 4 x täglich), desto rascher tritt die Genesung ein. Auch wenn nur klares Wasser herauskommt, so ist dieses reichlich mit Krankheitsstoffen und Giften beladen und hilft dem Körper, schnell wieder seine Ordnung herzustellen.

Darmreinigung und -pflege

Bei den meisten Menschen ist heute jedoch der Dickdarm mit alten Kotresten verklebt und zugemauert. Die außerordentlich wichtige Lymphreinigung in den Darm hinein wird behindert oder sie wird ganz verhindert. Die gelösten Gifte finden keinen Ausgang. Sie suchen sich andere Wege, wie zum Beispiel über Hauterkrankungen, vermehrtes Schwitzen, über die Lunge (Bronchitis, Asthma), über die Nasennebenhöhlen etc., und/oder werden ins Bindegewebe zur Zwischenlagerung abgeschoben, wo sie auf einen günstigeren Zeitpunkt zum Abtransport warten.

So ein Abtransport ist zum Beispiel auch die monatliche Regelblutung der Frau. Auch die Schilddrüsenüberfunktion hat hier ihre Ursache. Die Schilddrüse ist unser Entgiftungsmotor. Durch vermehrte Hormonausschüttung versucht sie, alle Ausscheidungswege zu aktivieren (beschleunigter Herzschlag, verstärkte Schweißabsonderungen etc.), um uns schneller von gefährlichen Stoffen zu befreien. Sind viele Gifte und Säuren in Lymphe und Blut, wird sie extrem gereizt und zu erhöhter Arbeit und Zellvermehrung »angeheizt«. Diese Überforderung (Überfunktion) kann bis zur Erschöpfung der Schilddrüse gehen, was sich dann in einer Schilddrüsenunterfunktion äußert. Sorgen wir jedoch für reinere Körpersäfte, so werden wir erleben, wie schnell sich die Überfunktion der Schilddrüse beruhigt.

Im Bindegewebe befindet sich reichlich Hyaluronsäure, die eine außergewöhnlich große Pufferkapazität für Gifte und Säuren hat, so daß wir uns trotz der vom Darm her oben beschriebenen Entgiftungsschwierigkeiten jahrelang wie gesund, das heißt ohne Beschwerden, fühlen können. Füllt sich der Bindegewebsspeicher immer mehr, so führen die sich ansammelnden Gifte und Säuren zu rheumatischen Veränderungen, bis auf einmal das Milieu so vergiftet ist, daß die Zellen nicht mehr ordnungsgemäß atmen und stoffwechseln können, so daß es unter anderem auch zum Krebsgeschehen kommen kann. Doch jeder Krebs bereitet sich jahrzehntelang vor. Wir sollten es lernen, auf Warnzeichen – zum Beispiel zunehmendes Frieren, kalte Hände und Füße, trockene Haut, Schmerzen, Steiferwerden, das Nicht-mehr-schwitzen-Können, das Zunehmen der braunen Flecken auf der Haut – zu achten und uns um Entlastung des Bindegewebes bemühen. Gerade beim Krebsgeschehen ist Vorbeugen und Gegensteuern leichter, als mit der ausgebrochenen Krankheit fertigzuwerden.

Damit nun die Lymphe ihre Schlacken durch die Darmwand nach außen geben kann, ist es notwendig, die Darmwände von den alten, verhärteten, hochgiftigen Verklebungen zu befreien. Sobald die Darmwände freier werden, sollten wir auch unserem Bindegewebe helfen, den abgelagerten, gestauten Müll freizugeben, damit er über den Lymphweg in den Darm entsorgt werden kann. Auch dafür haben wir gute Möglichkeiten in der Hand. Ich komme später noch darauf zu sprechen.

Die Darmreinigung nach Robert Gray

Der Darm ist der »Eckstein« unserer Gesundheit. Je gesünder der Darm, um so gesünder der Mensch. Robert Gray ist in seinem *Darmheilungsbuch* zu folgenden wichtigen Erkenntnissen gekommen:

»1. Ca. 80% unseres Abwehrsystems ist im Darmbereich angesiedelt, so daß wir allein aus diesem Grund alles tun sollten, um uns einen gut arbeitenden, gesunden Verdauungstrakt zu erhalten.

2. Eine gesunde Darmflora sorgt für einen häufigen, voluminösen, gut geformten Stuhlgang = die gefährlichen Darmgifte stauen sich nicht auf und geben nicht mehr ständig durch Rückvergiftung ihre Gifte in den Körper, so daß Leber und Lymphsystem spürbar entlastet werden.

3. Unsere gesunde Darmflora synthetisiert die Vitamine der B-Gruppe, Vitamin K etc. und eine Menge anderer Botenstoffe, die in ihrer Vielschichtigkeit von uns noch gar nicht erfaßt werden.

4. Eine gesunde Darmflora drängt Gärungs- und Fäulnisbakterien sowie Pilze wie auch entartete Kolistämme in uns zurück bzw. läßt diese erst gar nicht aufkommen.

5. Durch eine freiere Darmwand können die Körpergifte, die die Lymphe in den Darm zu entleeren hat, wieder besser

durch die Darmwand eintreten, um nach »außen« entsorgt zu werden.

6. Eine gesunde Darmflora schützt und stärkt die Darmwand so, daß Allergien verhindert werden.«

Robert Gray – er war u. a. Direktor des »Food For Health Institute« in Amerika – widmete seine Forschungen und seinen Einsatz der Dickdarmsanierung. Der allgemein noch viel zu wenig beachtete Dickdarm nimmt in bezug auf unsere Gesundheit eine Schlüsselstellung ein. Ist er in einem guten Zustand, produzieren Darm und Darmflora eine ungeheure Menge von Botenstoffen, Immunglobulinen, Hormonen, Vitaminen, Enzymen etc. Die Schleimhäute unseres Verdauungssystems nehmen eine Oberfläche von ca. 300 qm ein, und es ist wichtig, daß diese riesige Fläche nicht mit schwersten Giften (alten, verhärteten Kotresten) verkleistert und mit krankmachenden Bakterien und Pilzen übersät ist, wie das heute bei immer mehr Menschen der Fall ist. Durch unsere industriell veränderte Nahrung, besonders durch Zucker und Weißmehl, aber auch durch Silofutter-Kuhmilchprodukte, zuviel Fleisch und Wurst, besonders aus Masttierhaltung, durch Genußmittel, chemische Medikamente, Antibiotika, Streß etc. weisen heute bereits 90% der Bevölkerung eine gestörte Darmflora auf.

Störungen im Darm haben eine nicht zu unterschätzende negative Auswirkung auf den Aufbau aller Zellen und Säfte und damit auf unser Gesamtbefinden. Der Darm ist heute bei vielen nicht mehr die Grundlage der Gesundheit, sondern als Müllkippe und Giftlieferant zu einem Gesundheitszerstörer ersten Ranges geworden.

Dickdarmspülungen (Colonhydrotherapie) bringen uns schnell schwere Gifte und Pilznester aus dem Dickdarm. Leider sind

Darmspülungen ziemlich kostenaufwendig, so daß sie sich nicht jeder leisten kann. Auch werden häufig dadurch schwere Gifte gelöst, die durch erfahrene Therapeuten mit leberstärkender Begleittherapie zur Ausleitung gebracht werden sollten.

Ideal wäre gerade für Darmspülungen die Verwendung des »belebten« Wassers. Wie ich selbst an meinen Blutaufnahmen von Bruno Haefeli sehen konnte und wie mir das Verschwinden des penetranten Fäulnisgeruches meiner Brennesseljauche nach Zufügung nur eines Glases belebten Wassers zeigte, werden durch die ordnende Kraft des belebten Wassers auch sehr schnell Fäulnismikroben zurückgedrängt.

Robert Gray hat eine seit 15 Jahren bewährte Methode entwickelt, die über besondere Kräuterpulvermischungen langsam und schonend von innen her über einige Monate hinweg die alten Kotverklebungen von den Darmwänden löst und ebenso das Lymphsystem reinigt. Altbekannte Heilkräuter wie Spitzwegerich, Löwenzahnwurzel, Brennessel, Vogelmiere, Maisfäden, Rotkleeblüten, Gewürznelken, Rosmarin, Zwiebelpulver etc. werden dazu verwendet, kombiniert mit dem auch von Hildegard von Bingen bei Verstopfung empfohlenen Flohsamen, hier jedoch als Flohsamenschalen, die besonders stark die alten Verklebungen lösen und über wasserhaltige, quellfähige Massebildung den Darm »freischieben«. Auch werden die sich lösenden schweren Darmgifte durch den Schleim der Flohsamenschalen »eingemauert« und so zur Ausscheidung gebracht. Aus diesem Grund sind die Flohsamenschalen auch bei Durchfall angezeigt, da sie Säuren und Gifte sehr gut binden. (Das gleiche tut auch Heilerde, auf die ich noch ausführlich zu sprechen komme.) Den Gray-Präparaten ist Nelkenpulver beigemischt, das Pilze und Dysbakterien abtötet. Von mehreren Leuten, die die Gray-Kur durchführten, hörte ich, daß zum Teil sehr lange Gebilde, wie Würmer aussehend, sowie schwarze Kotstreifen abgegangen sind.

Lactobakterien im Dickdarm

Solange die Darmwand dick mit alten Kotresten verkleistert ist, können laut Robert Gray zum Beispiel die über Medikamente zugeführten Lactobakterien nicht in uns Fuß fassen. Die Darmwand, ihr Lebensraum, ist zur Mülldeponie geworden. Außerdem gibt es sehr viele verschiedene Stämme von Lactobakterien, so daß es in jedem Fall besser ist, alles zu tun, um das Milieu im Darm wieder so zu verbessern, daß sich unsere eigenen Bakterien, die genau *unserem* Darmmilieu entsprechen, wieder kräftigen und vermehren, denn die Zufuhr von außen – ohne Darmsanierung – wäre ein »Faß ohne Boden« mit nur kleiner Wirkung.

Wird der Darm freier und ernähren wir uns darmbewußter, so vermehren sich die uns schützenden positiven Darmbakterien sehr schnell. Eine konsequente Ernährungsumstellung nach Gray oder wie ich sie sehr ähnlich im Anhang als Anti-Pilz-diät beschreibe, ist dazu allerdings die Voraussetzung. Robert Gray rät entschieden von allen Sauermilchprodukten ab. Sie werden zu schnell zu sauer und vernichten dann auch die guten Lactobakterien, die nur eine *sehr schwache* Milchsäure, wie sie am ersten Tag der Milchsäuregärung entsteht, vertragen können.

Milchsäure ist ein Stoffwechselprodukt, das täglich durch Muskelarbeit in uns anfällt. Unser Körper muß es mühsam entsorgen. Ist der Abbau der Milchsäure in uns verhindert, führt dies zu Schmerzen, besonders nach körperlicher Arbeit, und mit der Zeit immer mehr zu Muskelversteifung. Deshalb sollten wir uns nicht noch zuzüglich mit konzentrierter

Milchsäure (ca. 3,5 pH) belasten. In der Krebstherapie rät auch P. G. Seeger zur Milchsäure. Dort ist es aber etwas ganz anderes, da hier das Milieu bereits in die Alkalose eingetreten ist. Die Zellen setzen zuviel basische Elemente (Kalium) frei, so daß man versucht, mit rechtsdrehender Milchsäure gegenzusteuern, da Milchsäure am schnellsten das Blut ansäuert. Wir dagegen wollen ja gerade alles tun, um der Übersäuerung unseres Blutes entgegenzuarbeiten. Andererseits hat die Erfahrung gezeigt, daß kleine Mengen rechtsdrehender Milchsäure einen sehr positiven Einfluß auf unser Blut aufweisen und uns helfen, die sich im Blut und Gewebe stauende linksdrehende Milchsäure abzubauen.

Robert Gray hat sehr strenge Ernährungsrichtlinien erarbeitet. So rät er von Getreide, bis auf Hirse, ganz allgemein ab und läßt überwiegend Gemüse, Keimlinge und Früchte verzehren. (In meinem Antipilz-Diätplan [siehe Anhang] habe ich als Brotersatz die sehr gut schmeckenden Waffeln aus Buchweizen und Hirse empfohlen.)

Wie Gray darlegt, vermehren sich unsere positiven Darmbakterien sehr stark bei Verzehr von Gemüse, und besonders durch Zwiebeln und Kohl. Zwiebeln sollen nach Gray die beste vermehrende Wirkung auf unsere »freundlichen« Darmbakterien haben. So sollten wir möglichst täglich mindestens zwei mittlere Zwiebeln, gekocht bzw. leicht in Olivenöl gedünstet oder auch roh, zu uns nehmen.

Ißt ein Mensch überwiegend leichtverdauliche Weißmehlprodukte und Süßigkeiten (Fast food) – auch ein Zuviel an Vollkornbrot und Vollkornmehlprodukten tut das gleiche –, so werden diese, soweit sie sehr gut gekaut wurden und die Verdauungsenzyme ausreichend sind, im Dünndarm aufgeschlossen. Der zuviel gegessene Rest, für den unsere Verdauungsenzyme nicht mehr ausreichen, gelangt in den Dickdarm, geht dort in Gärung über und füttert die säureliebenden Gärungsbakterien (Dysbakterien) und Candidahefepilze, die ihrerseits wieder große Mengen von Säuren erzeugen. Durch die Milieuveränderung zum Sauren hin verlieren unsere physiologischen, uns schützenden Darmbakterien ihren Lebensraum.

Auch Robert Gray rät vom Verzehr von Kleie und anderen darmreizenden Substanzen zur Darmregulierung ab.

Gray ist der Meinung, daß es, wenn man die von ihm empfohlene innere Darmreinigung durchführt, nicht nötig sei, auch noch Dickdarmspülungen mit Wasser (Colonhydrotherapie) durchzuführen. Ich hatte eine Patientin, die sehr streng einige Monate die Gray-Kur gemacht hat. Sie erlebte auch die schwarzen alten Kotstreifen, die sich von den Darmwänden lösten. Es brachte ihr bereits eine gute Besserung. Aufgrund eines positiven Krebsabstriches machten wir noch eine Reihe Darmbäder, bei denen dann noch große Mengen von Pilznestern, die zum Teil sehr alt und schleimig verwest aussahen, im abführenden Plastikschlauch zu sehen waren. Auch löste sich noch sehr viel von den Darmwänden.

Nach meiner Erfahrung ist die Colonhydrotherapie die schnellste Methode, alte, giftige Verkrustungen und darin eingebundene Pilznester aus dem Dickdarm herauszuspülen. Gerade im Enddarmbereich stauen sich oft jahrelang schwerste Gifte, die das umliegende Gewebe (Uterus, Blase, Prostata und auch den Darm selbst) in Mitleidenschaft ziehen bis zum Krebsgeschehen. Für mich sind Darmspülungen ein wesentlicher Krebsschutz, da wir unser Abwehrsystem wieder freimachen, das nun nicht mehr Tag und Nacht diesen schweren Giftherd entsorgen muß, sondern andere Aufgaben übernehmen kann.

Die Kräutermischungen zur Durchführung des von Robert

Gray entwickelten Darmreinigungsprogramms sind auch in Deutschland zu bekommen. Sein Buch enthält entsprechende Bezugsquellen.

Gesunde Kolibakterien

Im menschlichen Darm finden wir eine außerordentlich hohe Besiedlung mit Darmbakterien – etwa 10^{14} Keime –, die sich auf 400 bis 500 verschiedene Arten verteilen. Die Zahl unserer Darmbakterien übersteigt zum Beispiel bei weitem die Zahl unserer Körperzellen. Sie besiedeln in uns die sehr große Fläche von rund 300 qm. Wie schon gesagt, besteht ein Drittel getrockneter menschlicher Darmausscheidungen aus abgestorbenen Bakterien. Das ist eine unvorstellbar hohe Zahl von Bakterien, die mit ihrem für uns günstigen oder ungünstigen Stoffwechsel wesentlich zu unserem Wohlbefinden oder Unwohlsein beitragen.

Leider befaßt sich unsere offizielle Medizin noch zu wenig mit der Erforschung unserer Darmbakterien. Während Robert Gray sich *nur* auf die Milchsäurebakterien (Lactobakterien) konzentriert, haben wir in Deutschland einige pharmazeutische Betriebe, die Kolibakterienpräparate herstellen. Dadurch liegen uns auch Forschungen und langjährige Erfahrungen über die so wichtigen Kolibakterien (Escherichia coli) vor, deren Aufgabe und wichtigste Schutzfunktionen allgemein noch unbekannt sind.

Einige Therapeuten arbeiten bereits seit Jahren sehr erfolgreich zum Beispiel auch bei allergischen Geschehen mit Stärkung der Kolibakterien im Darm. Es gibt ein bakterienfreies Präparat, Colibiogen, aus Escherichia-coli-Kulturen hergestellt, das Immunsystem und Darmschleimhaut stärkt, so daß allergische Geschehen sich sehr häufig auffallend schnell bessern, denn Allergien gehen meist von einer geschädigten Darmschleimhaut aus. Dieses aus Kolibakterien hergestellte Präparat übt nicht nur einen sehr positiven Effekt auf die Schleimhaut des Darms aus, sondern auch auf die darunterliegende Muskelschicht. Kolibakterien wirken als Regulator der Darmmotorik und verbessern ein Zuviel oder Zuwenig der Peristaltik (Durchfall oder Verstopfung). Man setzt dieses Präparat erfolgreich bei Darmschleimhautschäden ein sowie bei chronischen Darmentzündungen (Morbus Crohn, Colitis ulcerosa) und besonders auch bei Störungen der körpereigenen Darmflora nach Antibiotika-/Chemotherapie und Strahlenbehandlung, denn es hemmt das Wachstum pathogener Darmbakterien und fördert die physiologische E.coli-Besiedlung. Auch fördert es nachweisbar die so wichtigen T-Lymphozyten (= Krebskillerzellen) und normalisiert die Relation der B-/T-Lymphozyten.

Der leider inzwischen verstorbene Arzt Dr. Rudolf Sklenar setzte zum Beispiel, wie in seiner Broschüre beschrieben, bei der Behandlung schwerer Krankheiten neben seinem Kombucha-Getränk (über die Apotheken zu beziehen) ganz konsequent Präparate ein, die die Kolibakterien im Darm wieder stärken, wie Mutaflor, Colibiogen-Ampullen, Symbioflor II. Bei seiner so häufig erfolgreichen Krebstherapie setzte Sklenar das Kombucha-Getränk sowie das Konzentrat aus dem Kombucha-Pilz ein, das vermehrt Glukuronsäure enthält. (Beim Konzentrat wird der Pilz in einer Knoblauchpresse ausgepreßt und zur Hälfte mit 70prozentigem Weingeist versetzt. Von dieser Lösung werden 3 x täglich 15 Tropfen genommen.)

Leider wird das weinähnliche Kombuchagärgetränk von Menschen mit einer schwachen Bauchspeicheldrüse und schwachem Darm nicht so gut vertragen. Wie Sklenar in seinem Artikel in *raum & zeit* Nr. 20 *»Die Heilkraft des Pilzes Kombucha«* ausführte, produziert der Kombucha-Pilz vor allem die so überaus wichtige Glukuronsäure, die als sogenannte gepaarte Glukuronsäure eine durchgreifende Entgiftung im Organismus bewirkt, indem sie eine Verbindung mit Stoffwechselabbauprodukten und körperfremden Substanzen eingeht. In gebundener Form ist Glukuronsäure der Baustein von so bedeutenden Polysacchariden wie Hyaluronsäure (Grundsubstanz des Bindegewebes), Chondroitinsulfat (Grundsubstanz des Knorpels), Mukoitinsulfat (Baustein der Magenschleimhaut und des Augenglaskörpers) und Heparin. Neben den Kombuchapräparaten legte Dr. Sklenar das größte Gewicht auf die Stärkung einer gesunden Kolibakterienflora. Zitat aus dem Sonderdruck aus *raum & zeit,* Heft 20: »So konnte das anti-karzinomatöse Vitamin K2 bisher nur in Kolibakerien nachgewiesen werden. Des weiteren fand man in den Kolibakterien zwei Asparaginase-Gruppen: Das eine Enzym war völlig unwirksam, das andere dagegen zeigte eine ungemein starke Wirksamkeit. *Es weist eine der stärksten tumorhemmenden Aktivitäten auf,* die bisher beobachtet wurden. Die heute in der Krebstherapie eingesetzte Asparaginase stammt aus Kolibakterien.« Das heißt mit anderen Worten: Unsere Kolibakterien erzeugen, wenn sie »gesund« sind, ein Enzym, das uns vor Krebs schützt. Das ist eine Erkenntnis von ungeheurer Wichtigkeit. Nur so sind auch die vielen belegten Krebsheilungen nach der Methode von Dr. Sklenar zu erklären. Sind wir im Darm gesund, ist unsere Basis, unser Kern gesund.

Dr. Sklenar konnte durch eine besondere Technik die Blutkörperchen beobachten und fotografieren. Er kam durch seine Beobachtungen des Blutes zu aufsehenerregenden

Erkenntnissen bezüglich des Krebsgeschehens. Doch – wie es aussieht – werden seine Forschungen nicht aufgegriffen. Dr. Sklenar erlebte, daß sich unter seiner Therapie die vorher sehr geschädigten Blutkörperchen wieder erholten. Seiner Theorie nach kann man – Bruno Haefeli in der Schweiz kam zu ähnlichen Erkenntnissen – an der Veränderung des Blutes den Ernst einer Erkrankung bis hin zum Krebsgeschehen genau verfolgen, wie auch umgekehrt, eine Besserung des Gesamtzustandes am Zustand des Blutes ablesen.

Aus den vorstehenden Angaben ersehen wir die Wichtigkeit der Kolibakterien. Da die meisten Menschen durch die übliche Zivilisationskost und zeitweilige Antibiotikaverabreichung heute eine sehr veränderte, geschädigte Darmflora besitzen, nehmen Allergien und Krankheiten aller Art bis hin zum Krebsgeschehen so erschreckend zu. Eine wesentliche Ursache von all diesen verschiedenartig aussehenden Entgleisungen sitzt – neben den bekannten Umwelt- und Nahrungsveränderungen – im Darm, so daß wir unserem Darm und seinen Bakterien die größte Aufmerksamkeit schenken sollten, damit sie ihre schützende Kraft wiedererlangen.

Die allgemein als so gesund angesehene Rohkost – wenn nicht zügig aufgeschlossen und verdaut – führt häufig zu Gärung und damit zur Dysbakterie, was an einem weichen, ungebundenen Stuhl zu erkennen ist. In seinem Buch *Blut- und Säftereinigung – Die milde Ableitungsdiät* zeigt Dr. Erich Rauch an farbigen Bildern die Rötung der Wangen und Nase durch Rohkostvergärung im Darm bei einem Vegetarier. In den roten, »geplatzten« Äderchen sind die roten Blutkörperchen, die durch zuviel Säureanfall starrer werden, in den sehr engen Kapillaren steckengeblieben.

Wir sind so gesund, wie unsere Kolibakterien abwehrstark sind

Der Freiburger Mediziner und Bakteriologe Alfred Nissle erforschte bereits zu Anfang unseres Jahrhunderts die Funktion der Koliflora. Er erkannte – und dieses wurde inzwischen von sehr vielen Forschern bestätigt –, daß gesunde Kolibakterien eine deutlich antagonistische, d. h. keimhemmende Wirkung zum Beispiel gegenüber Salmonellen, Shigellen, Staphylokokken, Streptokokken, Vibronen, Proteus vulgaris, Candida albicans wie auch vor allem entarteten Kolibakterien gegenüber aufweisen. In seinen Versuchsreihen mit Stuhlproben Darmgesunder bemerkte er, daß die keimhemmende Wirkung der aus dem Stuhl verschiedener Menschen gezüchteten Kolibakterien je nach der körperlichen Widerstandskraft und Allgemeingesundheit der Probanden verschieden stark war. Je darmgesünder die Probanden waren, um so keimhemmender waren auch ihre Kolibakterien.

Längere Zeit war er auf der Suche nach einem Menschen mit optimaler Darmgesundheit, der ihm besonders gute, stark schützende Kolibakterien liefern könnte. Einen solchen »Spendertyp« fand Nissle im Ersten Weltkrieg. Dieser Mann war bei einer schweren Durchfallepidemie der einzige, der nicht erkrankte. Aus dem Stuhl dieses Mannes isolierte er einen E. coli-Stamm mit starken antagonistischen Eigenschaften. Dieser Stamm wird seit damals als E. coli, Stamm Nissle 1917, bezeichnet und wird bis heute als »Mutaflor« in der Therapie verwendet.

Interessant ist es zu wissen, daß der Darm eines Neugeborenen zunächst steril ist. Erst nach der Geburt siedeln sich die ersten Darmbakterien durch Umweltkontakte an. In Versuchsreihen stellte man fest, daß bei Säuglingen verschiedener Kinderkliniken neben den Keimen ihrer Mütter, die sie über den Geburtsweg und über Hautkontakt aufgenommen hatten, jeweils die – häufig nicht so positiven – Keime der verschiedenen Kliniken als Darmflora nachzuweisen waren. Mit diesem Wissen sollte man die Keimbesiedlung eines Säuglings nicht mehr dem Zufall überlassen, sondern die Möglichkeit nutzen, den vorstehend beschriebenen, stark abwehrkräftigen Kolistamm direkt nach der Geburt in den zunächst noch keimfreien Darm des Neugeborenen anzusiedeln. Dies wäre besonders wichtig, da Säuglinge neben 85% Bifidusbakterien eine verhältnismäßig hohe Anzahl von Kolibakterien aufweisen.

Ich hörte gerade von einem Säugling, der als Frühgeburt durch Kaiserschnitt – die Mutter war Raucherin – zur Welt kam. Die Placenta war nicht richtig mit Blut versorgt, so daß das Kind auch nur 1600 g wog und 44 cm groß (klein) war. Wie ich im Buch *Mykosen* im Kapitel »Amputation durch Rauchen« darlege, entsteht durch das Rauchen eine enorme Gefäßverengung und eine Sauerstoffunterversorgung um 40%. Das Kind hatte von Anfang an enorme Verdauungsstörungen und Koliken und schrie oft stundenlang. Der Bauch war häufig sichtbar aufgetrieben. Da erfuhr die Mutter von der Mutaflor Suspension für Säuglinge und gab sie dem Kind. Sofort hörten die Koliken auf; die Blähungen konnten abgehen. Sobald sie mit Mutaflorgaben aufhörte, verschlimmerte sich der Zustand wieder, so daß das Kind nun täglich Mutaflor bekommt.

Ein anderer Säugling, dessen Mutter bereits vor der Geburt Mutaflor nahm, wurde zu Hause sehr schnell und problemlos geboren. Wie die Hebamme sagte, war die Placenta gut durchblutet, so daß das Kind im Mutterleib optimal versorgt wurde. Gleich nach der Geburt bekam es Mutaflor Suspension. Es ist ein stabiles, gesundes, zufriedenes Kind mit guter

Verdauung. Die Eltern ließen das Kind auch nicht impfen. Es sollte seine eigene Abwehr ungestört entwickeln. Wie immer mehr bekannt wird, können durch Impfungen Behinderungen schwerster Art (siehe das Buch von Dr. med. Buchwald *Impfen – Das Geschäft mit der Angst*) entstehen.

Neuere Forschungen haben ergeben, daß sich überhaupt erst nachdem sich genügend Kolibakterien angesiedelt haben, Bifidus- und Bacteroides-Stämme (letztere haben ebenfalls wichtige Abwehraufgaben) im Darm entwickeln können, denn diese benötigen ein streng anaerobes (sauerstofffreies) Milieu. Für dieses so wichtige anaerobe Milieu tragen die Kolibakterien Sorge, denn sie verbrauchen den ständig aus dem Körperinneren in den Darm abgegebenen Sauerstoff für ihre Energiegewinnung. Außerdem üben Kolibakterien an der Darmwand eine regelrechte Schutzfunktion aus, da sie antibakterielle Substanzen und verschiedene kurzkettige organische Säuren – besonders Ameisen-und Essigsäure – abgeben, die Dysbakterien von der Darmwand abwehren.

Durch besondere Forschungen konnte eindeutig belegt werden, daß es nicht die Ballaststoffe an sich sind, die durch ihr Volumen die Darmperistaltik in Gang setzen, sondern es sind die aus den Ballaststoffen von unseren »freundlichen« Darmbakterien hergestellten vielseitigen Säuren und Stoffe, die für die Motilität des Darmes sorgen.

Die Wichtigkeit einer starken, positiven Darmflora wird leider noch nicht allgemein erkannt, denn sonst würden wir vorsichtiger sein mit dem Einsatz von Antibiotika. Bei ungefähr 20% der Patienten treten nach Antibiotikaeinnahme Durchfälle auf, weil nicht nur die unerwünschten Erreger abgetötet werden, sondern auch die so wichtigen positiven Darmbakterien. Auf den freiwerdenden Stellen breitet sich dann häufig das Darmbakterium Clostridium difficile aus, das ein Toxinbildner ist. Auch der Ausbreitung von Candida albicans wird auf diese Weise der Boden bereitet. Sollte eine Antibiotikagabe bei sehr ernsten Geschehen notwendig werden, so sollte sofort mit einer Implantierung physiologischer Darmkeime (Mutaflor, Colibiogen, Symbioflor II, Omniflora etc.) begonnen werden.

Die Grundlage der Darmgesundheit

Durch Laborversuche weiß man: die auf Nährboden gezüchteten Darmkeime benötigen neben den nötigen Nährstoffen drei physikalische Konstanten: die richtige Temperatur, den richten pH-Wert und das richtige Redoxpotential. Das Redoxpotential drückt das Verhältnis zweier Stoffe zueinander aus, bezogen auf die Energiegewinnung, das heißt die erzeugte Kraft durch Sauerstoffverbrennung (Oxidation). Je negativer ein Redoxpotential ist, um so mehr Energie (Zellatmung) ist für ein gesundes Funktionieren – in unserem Fall – der Kolibakterien vorhanden.

Es ist bekannt, daß sich bei der Aufzucht von Mischkulturen das Gedeihen der einzelnen Bakterien ändert, sobald man eine der genannten Konstanten ändert. Unter diesen Konstanten ist das Redoxpotential die beherrschende Größe des Nährbodens und damit auch des Darmmilieus, denn von seinen positiveren oder negativeren Werten hängt die Wirksamkeit der Biokatalysatoren der Darmbakterien ab. Das Redoxpotential ist im anaeroben (sauerstofffreien) Dickdarm normalerweise stark negativ. Ist das Redoxpotential in Ordnung, also stark negativ, können unsere physiologischen »freundlichen« Darmbakterien aus den sie umgebenden Nährstoffen Sauerstoff freimachen, so daß sie »atmen« können. Sind die Werte gestört, müssen sie »ersticken«.

Nach Professor Nissle ist eine Eubakterie (Besiedlung mit

uns schützenden Darmbakterien) gekennzeichnet durch Überwiegen der Kolibakterien, die sich durch ein ungewöhnlich hohes negatives Redoxpotential auszeichnen. Herrscht ein gesundes negatives Redoxpotential, so können sich Dysbakterien nicht entwickeln.

Die Dysbakterien leben dort, wo neben genügend freiem Sauerstoff ein positives Redox-Potential und ein niedriger pH-Wert herrschen. Das sind saure Stühle, wie sie durch Zucker, Weißmehl, durch zuviel nicht richtig aufgeschlossene Getreideprodukte wie auch durch Obst, Säfte oder Rohkost, die leicht in Gärung übergehen, entstehen.

Die uns schadenden Dysbakterien sterben ab, sie ersticken, wenn ihr Lebensmilieu durch pH-Wertänderung und Verschiebung des Redoxpotentials drastisch verändert wird. Auf diesem Prinzip hat der Arzt und Forscher Friedrich Sander, dem wir tiefe Erkenntnisse über den menschlichen Säure-Basen-Haushalt verdanken, das Präparat SULFredox entwickelt, das den pH-Wert und gleichzeitig das Redoxpotential des Darmes so zum Gesunden hin verändert, daß sich die so wichtigen Kolibakterien wieder stabilisieren können.

Wie Friedrich F. Sander in einem Sonderdruck *Das Redoxpotential des Darmes als therapeutisches Prinzip* beschreibt, hat er durch Normalisierung des Redoxpotentials Erstaunliches erlebt. Er schreibt von einem Mann, der seit vielen Jahren unter regelmäßigem, starkem nächtlichen Erbrechen litt, gleichgültig, was er gegessen hatte. Es gelang Dr. Sander, diesen Mann in nur 14 Tagen von seinem Leiden zu befreien.

Als zweiten Fall beschreibt er eine Frau, die seit Wochen mit schwerer Osteoporose im Bett lag. Auch hier gelang es mittels der gleichen Therapie, die Frau in kurzer Zeit zu retten. Der Schlüssel für diese zwei so verschiedenartig gelagerten

Fälle war eine vom Darm ausgehende starke Übersäuerung des Körpers, verursacht durch ein Heer von Dysbakterien, die Tag und Nacht große Mengen von Säure produzierten. Der erste Patient befreite sich durch nächtliches Erbrechen von diesen Säuren. Im zweiten Fall zog sich der Körper der Patientin die notwendigen basischen Pufferstoffe (Kalzium) aus den Knochen ab. Durch Normalisierung des Redoxpotentials starben die säureproduzierenden Dysbakterien ab, so daß die starke Säureüberschwemmung des Körpers gestoppt wurde.

Eine krankmachende Bakterienflora im Darm erzeugt schwere Gifte, u. a. Indikan. Anhand der vorher häufig positiven Indikanprobe kann ein Arzt, der sich mit der Sander-Methode auskennt, nachweisen, daß nach SULFredox-Gabe die Indikanprobe sehr bald negativ wird, das heißt, die Dysbakterien werden zurückgedrängt, bis sie ganz verschwinden. SULFredox enthält wichtige Spurenelemente und schwach basisch wirkende Mineralien aus einer Heilerde, die amphother wirken, das heißt, sie können bei einem zu sauren Stuhl die sauren Wasserstoff-Ionen binden und – auf der anderen Seite – auch zu basische Ammoniakgase, die durch Eiweißfäulnis entstehen, abpuffern. Außerdem enthält das Präparat Schwefel, der erst im Dickdarm freigesetzt wird, wo er nicht mehr in den Körper übertreten kann.

Beginnt man, SULFredox (ich empfinde es am wirkungsvollsten als Granulat) einzunehmen, gibt es zuerst sehr unangenehme Blähungen und häufigeren Stuhldrang, auch manchmal dünneren Stuhl, weil vermutlich die Dysbakterien und Pilze absterben, wobei reizende Stoffe und Säuren freiwerden, die schnell entsorgt werden müssen. Parallel zum Rückgang der Säure und Dysbakterien und parallel zur Stabilisierung der Kolibakterien verringern sich diese »Turbulenzen«. Der leicht schweflige Geruch des Stuhles bleibt jedoch bestehen. Schwefel fördert außerdem die Darmperistaltik und kann Schwermetalle im Darm binden. (Nimmt man zum SULFredox zum Beispiel die nachstehend beschriebene grüne Tonerde aus Frankreich, so bindet diese die freiwerdenden Gifte und Gase, so daß die beschriebenen Blähungen etc. weniger auftreten.)

Nahrungsmittel, die reich an Schwefel sind, müßten demnach nicht nur als gute Entgifter fungieren, sondern auch sehr positiv auf unseren Darm und insbesondere auf die so wichtigen Kolibakterien wirken:

TABELLE: SCHWEFELGEHALT IN LEBENSMITTELN

100 g (roh)	mg	100 g (roh)	mg
Blumenkohl	90	Hartkäse circa	200
Blumenkohl, gegart	76	Quark 20%	120
Brokkoli	140	Hühnerei	170
Brokkoli, gegart	119	Thunfisch, weißer	230
Chinakohl	60	Kabeljau	220
Feldsalat	57	Rindsfilet	187
Gartenkresse	50	Schaffleisch	202
Grünkohl, gegart	94	Buchweizen	80
Knoblauch	50	Gerste	120
Knollensellerie	50	Gerste, gegart	60
Kohlrabi, gegart	42	Reis, natur	120
Meerrettich	210	Reis, natur, gegart	36
Petersilienblätter	190	Hirse	140
Porree, gegart	59	Hafer, Vollkorn	200
Rosenkohl, gegart	128	Hafer, gegart	100
Rotkohl, gegart	55	Roggenknäcke	150
Schnittlauch	80	Dinkel	140
Weißkohl	60	Weizen	140
Zwiebeln, getrocknet	426	Weizen, gegart	70

100 g (roh)	mg	100 g (roh)	mg
Zwiebeln, roh	50	Haselnüsse	180
Kichererbsen	180	Kürbiskerne	160
Kidneybohnen	170	Mandeln, süß	150
Zuckererbsen	250	Mohnsamen	150
Sojabohnen, frisch	150	Pistazienkerne	250
Apfel, roh	20	Senf, mittelscharf	200
Apfel, getrocknet	115	Sesamsamen	230
Kakaopulver	200	Sonnenblumenkerne	120
Bierhefe, getrocknet	350	Cashewnüsse	200
Apfelsine	9	Paranüsse	290
Avocado	20	Kartoffeln, gegart	35
Apfelkraut, ungesüßt	93	Bratkartoffeln	70

Durch Garen tritt jeweils eine kleine Minderung ein. Bei Brokkoli haben wir zum Beispiel in gekochtem Zustand einen Schwefelgehalt von 119, im rohen Zustand 140 mg, bei Blumenkohl in gekochtem Zustand einen Wert von 76 und roh 90 mg.

Andererseits scheint das Braten in der Pfanne den Schwefelgehalt eher anzuheben. (Siehe die letzte Position »Kartoffeln«) Ebenso wird durch das Braten der Energiewert von 79 auf 196 bei Bratkartoffeln erhöht. Ein anderes Beispiel: Erdnüsse, die frisch einen Schwefelwert von 380 aufweisen, haben in geröstetem Zustand einen Wert von 400, wobei sich der kcal-Energiewert um 16 Punkte erhöht. Die makrobiotische Küche argumentiert damit, daß in der Pfanne gebratene Getreide, Gemüse etc. »yangisiert« werden und dadurch mehr Energie liefern. Genau das hat die Wissenschaft auch am Energiewert (kcal) bei den beiden vorstehend genannten Beispielen bestätigt. Auch Wilhelm Reich stellte bei seinen Versuchen fest, daß geglühte Nahrungsmittel, geglühter Sand etc. noch mehr Bionen aufweisen als ohne diese Hitzebehandlung. Mir persönlich schmeckt leicht in der Pfanne mit Olivenöl Gedünstetes ganz ausgezeichnet; auch sättigt es viel mehr.

Der pH-Wert des Harnes sollte in dieser Zeit überprüft werden, da sehr viele saure Valenzen auch über den Harn abgehen, so daß es in der ersten Zeit häufig nötig wird, vermehrt mit basischen Stoffen den Körper zu unterstützen (siehe auch »Wie helfe ich mir bei Übersäuerung?«)

»Gut gekaut, halb verdaut«

Nicht gut gekaute Nahrung läßt, wie beschrieben, Säuren in uns entstehen, die uns auf vielerlei Ebenen Schaden zufügen. Auch die Enzyme der Bauchspeicheldrüse können nur im leicht alkalischen Milieu optimal arbeiten. Ist das Milieu im oberen Dünndarm durch Gärung und Gärungsbakterien zu sauer, können die Bauchspeicheldrüsenenzyme die Nahrung nur unzureichend aufspalten, wodurch größere Mengen unverdauter Nahrungsstoffe in den Dickdarm gelangen, so daß sich die säureproduzierenden Dysbakterien ganz enorm vermehren.

Trotz reichlicher Nahrungszufuhr verspürt der Betroffene immer wieder Hunger, denn sein Körper selbst bekommt ja tatsächlich zu wenig, so daß er immer mehr zu schnell verwertbaren isolierten Kohlehydraten wie Schokolade, Kuchen, Obst etc. greifen muß. Die dadurch erzeugte Vermehrung der Dysbakterien erzeugt immer mehr Säure und durch die Säure auch immer mehr Mangel an basischen Pufferstoffen, so daß wir auch hierdurch ein ständiges Zunehmen der Osteoporose erleben. Die basischen Elemente der Knochen werden zum Abpuffern der gefährlich ansteigenden Körpersäuren abgezogen.

Die Irritation der Bauchspeicheldrüse kann sich bis zur Hypoglykämie (Unterzuckerung) mit Heißhungeranfällen steigern, wenn die Bauchspeicheldrüse so überreizt wird, daß sie in ihrer Hormonleistung gestört wird und zuviel Insulin ausschüttet, wodurch der Zucker zu schnell und zu total aus dem Blut genommen wird. Diese Überreizung der Bauchspeicheldrüse führt irgendwann in eine Erschöpfung der Insulinproduktion, das heißt zu der sehr ernsten Krankheit Diabetes, der Zuckerkrankheit, die auch immer häufiger auftritt.

Das alles sind die Folgen unserer falsch ausgewählten Nahrung (zuviel gärfreudige Kohlehydrate, wie Weißmehlprodukte, Süßigkeiten, süßes Obst, wie auch einfach ein Zuviel an konzentrierter säurebildender Nahrung, wie Fleisch, Wurst, Silofutter-Kuhmilchprodukte, besonders milchsauer vergoren wie Quark, Joghurt etc.). Dazu kommen noch unsere falschen Eßgewohnheiten.

Wir essen im allgemeinen zu schnell und nehmen uns nicht die Zeit, jeden Bissen bis zur vollständigen Verflüssigung zu verkauen. Im Mund sollte durch möglichst lange Einwirkzeit des Speichels bereits der größte Teil der Kohlehydratverdauung stattfinden. Auf diese Weise wird der geschluckte Speisebrei im Dünndarm fast gänzlich aufgeschlossen, so daß unsere negative Darmflora keine Nahrung bekommt.

Wie machen wir es aber im allgemeinen? Hastig gegessen, unzureichend gekaut, unter Zeitdruck, während eines anregenden Gesprächs, beim Fernsehen etc. wird häufig die Nahrung zu sich genommen, und grob zerkleinerte Bissen gelangen unzureichend eingespeichelt in den Magen. *Magen und Darm haben jedoch keine Zähne!* Diese groben Bissen können von unseren Verdauungssäften nicht zerlegt werden. Sie gelangen in die unteren Darmabschnitte, wo sie besonders die negativen Darmbakterien regelrecht mästen.

Im langsamen, bewußten Kauen haben wir einen wesentlichen Faktor für unsere Darmgesundheit. Wir werden dabei auch bemerken, daß wir mit immer weniger Nahrung auskommen, wobei wir uns langsam, aber sicher immer wohler und stärker fühlen. Die Umstellung auf das langsame Kauen lernt man am besten bei einer Halbfastenkur nach Franz Xaver Mayr. Ebenso wird unser Kohlehydratstoffwechsel auch durch den extremen Lichtmangel, an dem wir mittlerweile alle leiden, sehr gestört, da der Zuckerstoffwechsel (Hormone der Bauchspeicheldrüse) über den Lichteinfall in unsere Augen stimuliert wird (siehe im Kapitel 10 »Die Heilwirkung des Lichts«).

Die Darmreinigung nach Franz Xaver Mayr

Eine einfache, preiswerte und dabei sehr erfolgreiche Methode, die Verbesserung der gesamten Verdauungs- und Darmtätigkeit zu erreichen, ist die über einen längeren Zeitraum (2–3 Wochen) durchgeführte Darmreinigungs- und Darmgesundungskur nach Franz Xaver Mayr.

Der Arzt Franz Xaver Mayr, 1875 in der Steiermark in Österreich geboren, verstarb als knapp 90jähriger im Jahr 1965. Sein Leben widmete er der zentralen Frage des Verdauungstraktes. Bereits als Student versuchte er herauszufinden: »Wann ist ein Verdauungsapparat gesund?« Er fand aber keinerlei Literatur in dieser Richtung, denn ganz offensichtlich hatte sich bis zu diesem Zeitpunkt noch niemand so recht mit dieser Frage beschäftigt. Seine Vermutungen über die Ursache der Verdauungskrankheiten und ihre Folgen an einer möglichst großen Anzahl von Patienten bestätigt zu finden veranlaßten ihn, im Jahr 1906 in Karlsbad und Wien zu praktizieren. Im Jahr 1912 erschien der Aufsatz *Studien über Darmträgheit, ihr Wesen, ihre Folgen, ihre radikale Behandlung*. Er war zu der Erkenntnis gekommen, daß die Verdauungsorgane der Menschen fast ausnahmslos bereits in der Kindheit durch die übliche denaturierte Ernährung und Überfütterung Schaden erleiden.

Am Beispiel der Gicht beschreibt Mayr die Zusammenhänge von Darmträgheit und den Gichtablagerungen in Zehen, Händen und Gelenken, denn er durfte erleben, daß die Schmerzen bis zum Gichtanfall in diesen Gebieten vermehrt auftraten, je mehr Kotstauung und Gärung im Darm stattfanden, während nach den durch Karlsbader- bzw. Bittersalz einsetzenden dünnflüssigen Darmentleerungen auch die Schmerzen in den Gelenken verschwanden (siehe Näheres in dem Buch *Darmträgheit und ihre radikale Behandlung*).

Das Geheimnis des großen Erfolges der Mayr-Kur sehe ich in zwei Komponenten. Einmal in der Berieselung des Verdauungstraktes mit einer schwachen, den Darm reinigenden Salzlösung (1 Teelöffel Glaubersalz bzw. Bittersalz auf $\frac{1}{4}$ Liter Wasser, morgens nüchtern eine halbe Stunde vor dem Frühstück getrunken), was nachhaltig das Milieu im Darm zugunsten der positiven Darmbakterien verändert. Der andere Punkt liegt in der sehr knappen, leichten Nahrung, die bis zur Verflüssigung andächtig gekaut und gelutscht wird. Auf diese Weise wird die Nahrung fast vollständig abgebaut und aufgeschlossen, so daß kaum Verdauungsarbeit anfällt und sich der gesamte Verdauungsapparat endlich einmal ausruhen, sich erholen und regenerieren kann. Durch das gründliche Einspeicheln werden die Speicheldrüsen enorm trainiert, die bei vielen durch zu schnelles, unkonzentriertes Essen bereits verkümmert sind.

Franz Xaver Mayr wählte seinerzeit die weißen Brötchen, die

er 2–3 Tage an der Luft trocknen ließ. Diese altbackenen in Scheiben geschnittenen Brötchen regen die Speicheldrüsen am besten an. Wer weiße Brötchen nicht mehr essen möchte, kann statt dessen das leicht verdauliche Dinkelbrot der Stadt-mühle in Geisingen wählen. Bei dem hierfür verarbeiteten Dinkel wurde die darmreizende Oberhaut schonend entfernt, so daß es leicht und trotzdem vollwertig ist. Es ist eine ideale Alternative zu den weißen Brötchen. Kühl und luftig gela-gert, kann man das Brot bis zu 8–10 Tage verwenden. Man sollte eine Scheibe Brot in kleinste Bröckchen von ca. 1 cm Größe im Quadrat brechen und jeden kleinen Bissen sehr lan-ge und gründlich einspeicheln. Auf diese Weise benötigt man ungefähr 45 Minuten für eine Scheibe Brot. Falls gute Bio-Heukuhmilch, Schaf- oder Ziegenmilch vorhanden ist, wäre auch eine Tasse Milch am Morgen und am Mittag, evtl. ver-dünnt mit warmem Ringelblüten- oder Orgon-Entsäurungs-tee, gut verkaut, zu dem Brot dazugegessen, zu empfehlen. Wir sollten generell möglichst nicht zum Essen trinken, um die Magensäfte nicht zu verdünnen. Ideal wäre es, wenn wir während der Kur und auch später ein oder zwei große Gläser belebtes Wasser ca. eine halbe Stunde vor dem Essen trinken würden. Dadurch kann der Verdauungstrakt die von ihm für die Verdauung der Nahrung notwendigen Säfte (Speichel, Magensäure, Bauchspeicheldrüsensekret, Darmdrüsensäfte, Gallenflüssigkeit etc.) mühelos und bestens erzeugen.

Es ist wirklich frappierend, wie sehr man sich mit solch einer knappen Ernährung gesättigt fühlt. Oft genügte nur eine drei-viertel Scheibe Brot bis zu vollständigen Sättigung. Der Spruch eines alten Arztes: »Ein Viertel, von dem, was ein Mensch ißt ernährt ihn und drei Viertel ernährt seine Ärzte« scheint tatsächlich zu stimmen.

Einer der Nachfolger von Franz Xaver Mayr, Dr. med. Erich

Rauch, hat die Mayr-Kur für bestimmte Indikationen etwas abgewandelt. So gibt es in seinem Kurzentrum in Dellach am Wörthersee nicht nur die klassischen weißen luftgetrockneten Brötchen mit Milch zum Einspeicheln, sondern bei sehr reduziertem Allgemeinzustand auch eine Hafersuppe mit feinen Haferflocken aus dem Reformhaus, die, mit halb Wasser und guter Bio-Milch von Heukühen gemischt, leicht sämig gekocht wird. (Man kann auch den sehr leicht verdaulichen Buchweizen oder zu Mehl vermahlenen Vollreis wählen oder – besser noch – die so wertschonend hergestellten Erdmannhauser Kindernährmehle aus Hafer, Reis, Buchweizen bzw. Dinkel etc. Auch die feinen Dinkelflocken der Stadtmühle in Geisingen, bei denen die darmreizende Holzfaserschicht (Oberhaut) entfernt ist, wären hierfür ideal.) Bei den Suppen fällt das Einspeicheln schwerer, so daß es am günstigsten ist, mit dem zuerst beschriebenen Brot oder Brötchen zu beginnen.

Bei der Mayr-Kur ist die Berieselung der Darmwände durch einen gestrichenen Teelöffel Bittersalz (Magnesiumsulfat) oder Glaubersalz (Natriumsulfat) auf ein großes Glas warmes Wasser wichtig. Auffallend auch hier, daß beide Salze an Schwefel »Sulfat« gebunden sind. Vermutlich hat aus diesem Grund eine Mayr-Kur eine so positive Wirkung auf den Darm, da der Schwefel das Feld (negatives Redoxpotential) schafft, in dem sich unsere positiven Darmbakterien regenerieren können. Beide Salze sind außerordentlich wirksam, wobei das Bittersalz (Magnesiumsulfat) noch mehr eine verkrampfte, gestaute Gallenblase entkrampft und zur Entleerung bringt. Die Gallenblase ist die Kloake der Leber, die heutzutage sehr viel chemische Gifte in sich sammeln muß, die die Leber als unnatürliche, körperfremde Stoffe nicht mehr entgiften kann.

Durch die sehr schwache Salzlösung lösen sich schonend Gifte und alte Kotreste von den Wänden, was an den häufig sehr übel riechenden Ausscheidungen zu spüren ist.

Mir fällt auf, daß heute viele Menschen auf diese knappe Salzeinnahme gar nicht mehr reagieren. Meist müssen 2–3 Gläser mit je einem leicht gehäuften Teelöffel Salz genommen werden, damit überhaupt etwas geschieht. Vermutlich ist der Darm bei vielen zu sehr durch Gifte gelähmt.

Die Kur kann laut Dr. Rauch auch im Sinne einer »Milden Ableitungsdiät« noch erweitert werden. Es sollte aber auf eine leicht verdauliche, reizarme Kost Wert gelegt werden, die dem Verdauungstrakt so wenig Arbeit wie möglich aufbürdet, wie mittags leichte Gemüse (Möhren, Spargel, Zucchini, Kohlrabi, Chinakohl, gewürzt mit wenig Kräutersalz oder Kelpamare aus dem Bioladen) mit Kartoffeln bzw. Kartoffelbrei aus Biokartoffeln. Auf Rohes aller Art (bis auf Petersilie, Schnittlauch etc.) und konzentriertes Eiweiß sollte möglichst verzichtet werden, denn dann können die Eiweißschlacken in Geweben und Gefäßen abgebaut werden. Am besten studiert man selbst die Bücher von Dr. Rauch, die alle Fragen – auch bezüglich der Milden Ableitungsdiät und Basensuppen – beantworten.

Wird mehr Nahrung zugeführt, dann stoppt der Körper mit seinen Aufräum- und Heilungsarbeiten. Denn es wird nicht nur der gesamte Verdauungstrakt gründlich gereinigt, sondern die Reinigungs- und Erneuerungsarbeiten finden – wie beim Fasten – im gesamten Körper statt. Zum Beispiel bekommen viele eine weiß bzw. gelblich belegte Zunge als Zeichen der Reinigung von Giften über die Schleimhäute und schlechten Mundgeruch. Häufig tritt auch vermehrter, unangenehmer Schweißgeruch auf als Zeichen der Ausscheidung über die Haut. Der Transport von sich reinigenden

Schlacken im Blut kann zu Müdigkeit, Kopfschmerzen, Kreislaufunregelmäßigkeiten etc. führen. Durch Abatmung über die Lunge (Spazierengehen) werden auch viele Gifte ausgeschieden.

Wie bereits erwähnt, können wir zu starke Reinigungsreaktionen durch vermehrte Nahrungszufuhr sofort stoppen. Je mehr in dieser Zeit praktisch gefastet wird, um so mehr Gifte werden frei. Da unsere Leber im allgemeinen heute sehr überlastet ist, ist es nicht mehr ratsam, besonders im geschwächten Zustand eine Fastenkur durchzuführen. Die vielen frei werdenden Gifte – heute auch immer mehr chemische Stoffe – die ins Blut gelangen, muß unsere Leber auch entgiften können. Kann sie dies nicht mehr kraftvoll und zügig, lagert sie die Gifte in ihre eigenen Zellen ein, so daß es zu einer Stauungs- bzw. Fettleber kommen kann. Deshalb habe ich bisher – mit guten Erfolgen – die schonendere Halbfasten-Kur nach Mayr eingesetzt. Wer diese durchführt, ist immer wieder fassungslos, welcher Unrat und Gestank ihn im Verlauf von 2–3 Wochen verläßt. Solange sich noch schwere Gifte aus der Gallenblase, der »Kloake der Leber«, und von den Darmwänden lösen, solange ist der Stuhl dünnflüssig. Sind die Gifte ausgeschieden, wird der Stuhl trotz Bittersalz oder Glaubersalz wieder fest. An dieser Tatsache erkennen wir, daß es nicht das Salz ist, das als eine Art Reizmittel den dünnen Stuhl verursacht, sondern unsere verflüssigten, freiwerdenden Gifte verursachen durch ihre Giftwirkung eine erhöhte Peristaltik. Der Darm will sich der reizenden Masse schnell entledigen.

Man sollte jedes Jahr einige Tage solch eine Kur machen, besonders auch, damit die Gallenblase durch das entkrampfende Bittersalz ihre gestauten schweren Gifte abgeben kann, was einer Steinbildung entgegenwirkt.

Stärker Belastete sollten die Mayr-Kur in einem Kur-Heim

unter Leitung eines damit erfahrenden Behandlers durchführen. Es könnten sich Komplikationen ergeben, die eine Rücksprache mit dem behandelnden Arzt nötig machen.

Empfehlen kann ich die bereits erwähnten Bücher von Dr. med. Erich Rauch *Die Darm-Reinigung nach Dr. med. F. X. Mayr* und *Blut- und Säftereinigung,* in denen sehr eingehend das Vorgehen bei der Kur sowie eventuelle Krisenmöglichkeiten beschrieben werden.

Eine preiswerte Darmreinigungskur

Robert Gray arbeitet mit speziellen Kräutermischungen und Flohsamenschalenpulver, die den Darm von innen her reinigen und stärken sollen. Seinen Mischungen ist verstärkt Nelkenpulver zur Keimabtötung im Darm zugesetzt. Dieser etwas scharfe Geschmack sagt nicht jedem zu, und das Nelkenpulver wird von Darmempfindlichen auch nicht immer vertragen. Am besten probiert man es aus. Den von Robert Gray konzipierten Kräuterpulvermischungen ist außerdem Zwiebelpulver beigefügt, um unsere »freundlichen« Darmbakterien zu ernähren.

Wer sehr rechnen muß, kann sich selbst ein Programm zur Darmsanierung zusammenstellen. Wesentlich bei der Darmreinigung ist die länger andauernde schonende Darmwäsche von innen, die durch eine 1- bis 2malige Gabe von Brei aus Flohsamenschalen (»Schalen«, nicht nur die Samenkörper; Bezugsquelle: Spira-Versand) erfolgt.

3 Teelöffel Pulver werden in einer Suppentasse mit gutem, möglichst belebtem Wasser angerührt. Dahinein gibt man etwas Spirulina und 1–2 Teelöffel Rote-Bete-Pulver (Spira-Versand, Reformhaus oder Apotheke). Außerdem 1–2 x täglich 1 Teelöffel Heilerde, die möglichst einige Zeit in einem großen Glas belebtem Wasser quellen sollte.

Ich persönlich bevorzuge als Pflege und Regenerierung des gesamten Verdauungstraktes (Leber, Bauchspeicheldrüse, Gallenblase, Darm) die Kräuterpulvermischung Multiplasan GL17. Liegen eine größere Säurebelastung und verstärkter Pilz- oder Bakterienbefall vor, kann man zur Entsäuerung eine zweite Kräutermischung, Multiplasan H33, noch dazunehmen. Die darin enthaltenen Wacholderbeeren drängen sehr gut pathogene Keime nicht nur im Darm, sondern auch im Blut zurück. Wie wir wissen, schützte Pfarrer Kneipp seine Pfarrkinder mit Wacholderbeeren vor der Cholera.

Beide Kräutermischungen, zusammen genommen, sind laut Dr. Gerhard Orth neben Sanierung des Verdauungstraktes ideal zur Blutreinigung. Er konnte die enorme Blutverbesserung anhand der Dunkelfeldmikroskopie belegen. Ein reineres Blut wird auch dünner, so daß sich Durchblutungsstörungen aller Art auffällig bessern. (Näheres in dem sehr interessanten Artikel von Gerhard Orth »Blutreinigung: Eine Frage des Überlebens«, *raum & zeit.*)

Wer zu festem Stuhl (Verstopfung) neigt, kann in der ersten Zeit zweimal täglich eine Kaltschale mit 3 Teelöffeln Flohsamenschalen zu sich nehmen. Man kann diese auch sehr gut mit Rote-Bete-Saft, Apfelsaft oder Kompott etc. vermischen, so daß es wie eine Götterspeise bzw. rote Grütze schmeckt. Zum Süßen kann der Süßtee, der 300mal stärker als Zucker süßt, gewählt werden (Bezugsquellen: Spira-Versand oder Bioladen Firma Geestland), denn mit anderen Süßungsmitteln stören wir wieder unsere positiven Darmbakterien. Auch ungesüßtes Apfelmus (möglichst nicht zusammen mit Getreide) aus unbehandelten, natürlich gewachsenen Äpfeln trägt zur Darmsanierung bei, aber nur da, wo Obstsäuren generell von der Bauchspeicheldrüse vertragen werden. Das Apfelmus kann auch mit belebtem Wasser zu einem Getränk verrührt

werden, das zwischen den Mahlzeiten getrunken werden
kann. Der Stuhl wird durch die vorgeschriebenen Maßnahmen
weicher, wasserhaltiger, er sollte aber nicht sauer riechen.

In der ersten Zeit geht immer wieder schlecht riechender, un-
geformter Stuhl ab. Die Dysbakterien sterben ab und setzen
Gifte und Gase frei. In dieser Zeit hilft uns eine Heilerde – ich
bevorzuge die an Kalzium reiche grüne Tonerde (Beschreibung folgt) – sehr, diese uns belastenden Stoffe zu binden und
damit unschädlich zu machen.

Heilerde

Seit Jahrtausenden werden verschiedene Heilerden mit gutem Erfolg angewandt. Allgemein bekannt ist, daß alle Heilerden – innerlich genommen – einen günstigen Einfluß auf
den Darm ausüben.

Heilerde bindet schwere Gifte im Darm. Heilerde schützt unsere »freundlichen« Darmbakterien und drängt pathogene
(uns krankmachende) Bakterien und Pilze im Darm auffallend zurück. Durch Heilerde wird – ähnlich wie beim Steinmehl (siehe im Buch *Mykosen*) – das Milieu für die Fäulnisbakterien und Pilze so verändert, daß sie ihren Lebensraum
verlieren. Ebenso wurde »festgestellt, daß Heilerde eine günstige Wirkung gegen Würmer, sowohl Spul- und Madenwür-
mer als auch gegen den Bandwurm hat.« (G. A. Ulmer: *Gesund und schön durch Heilerde.*) Heilerde wirkt kräftigend
und regenerierend auf den Darm. Je feiner eine Heilerde ist,
um so größer ist ihre Gesamtoberfläche. Sie kann deshalb bei
innerlicher und auch äußerlicher Anwendung in großem Umfang Gifte und Schadstoffe aufsaugen und binden. So bindet
Heilerde sehr gut belastende Darmgase, was zu einer Druck-

entlastung führt. Die Giftigkeit der Darmgase wird häufig noch unterschätzt. Diese gelangen in die Blutbahn und führen durch eine schleichende chronische Selbstvergiftung mit der Zeit zu Kopfschmerzen, grauer, faltiger Haut, zu Akne, Appetitlosigkeit, Leber- und Gallenbeschwerden, Allergien und rheumatischen Beschwerden aller Art. Zur Darmsanierung nimmt man einige Wochen lang 1- bis 2mal täglich einen Teelöffel in gutem Wasser mit einem Plastiklöffel aufgerührt, möglichst nüchtern morgens und vor dem Mittagessen. Nach einer Pause kann man die Kur wiederholen.

Heilerde bei Durchfall. Im kranken oder gestörten Verdauungstrakt entstehen durch fehlerhafte Aufschließung von Kohlehydraten Gärungssäuren, die häufig zu breiigem Säurestuhl bis zu Durchfall führen. Meist geht diese Belastung mit einem stärkeren Befall von Candida albicans einher. Außerdem entstehen durch fehlerhafte Aufschließung von Eiweiß sehr giftige Stoffe, wie Phenol, Indol, Skatol, Indikan etc. Dazu kommen die giftigen Ausscheidungen pathogener (uns krankmachender) Bakterien und Pilze. Diese Gifte führen häufig zu Verstopfung, das heißt, sie lähmen die Nerven, die in der Darmmuskulatur die Peristaltik regulieren. Durch innerliche Einnahme von Heilerde werden die genannten Belastungsstoffe aufgesogen und gebunden. Aus diesem Grund hat sich die innerliche Einnahme von Heilerde auch bei saurem Stuhl, Jucken am After und Durchfall bewährt.

Auch bei einer Mayr-Kur, bei der häufig sehr schwere Gifte und Gase freiwerden, ist es günstig, ein- bis zweimal täglich einen Teelöffel Heilerde, in Wasser aufgeschwemmt, dazuzunehmen. Die Blähungen und der üble Geruch werden dadurch auffallend verringert, was besonders bei Berufstätigen ein großer Vorteil ist.

Heilerde stärkt unsere Schleimhäute. Auch stabilisiert Heilerde die Schleimhäute des gesamten Verdauungsrohres und hat positive Auswirkungen auf Entzündungen und Geschwüre, wie sie ganz allgemein allen Schleimhäuten unseres Körpers guttut. Zum Beispiel helfen Nasenspülungen bei Schnupfen, Scheidenspülungen bei Pilzbefall und Juckreiz, Mundspülungen bei Entzündungen der Mundhöhle und des Halses etc. Auch entzündetes bzw. verletztes Zahnfleisch heilt gut, wenn man über Nacht etwas trockene Heilerde in den Mund gibt. Bei brennendem, juckendem Ausfluß aus dem Darm zeigen Rektumspülungen und längere Sitzbäder in einem Heilerde-Kamillentee gute Erfolge, ebenso bei Hämorrhoiden und Enddarmentzündungen. Die verschiedenen Anwendungsmöglichkeiten der Heilerde werden ausführlich in dem Büchlein *Gesund und schön durch Heilerde* beschrieben.

Heilerde zur Wundheilung. Seit alters werden Heilerdekompressen bei Hautproblemen aller Art eingesetzt, wie Akne, Verbrennungen, schlecht heilenden Wunden, Furunkeln etc. Heilerde wirkt antibakteriell. Auf frische Wunden aufgebracht, wirkt sie blutstillend, so auch bei Nasenbluten. Besonders bei schlecht heilenden Wunden zieht sie, trocken oder als Brei aufgebracht, schlechte Stoffe aus der Wunde. Die Wunden heilen schneller. In den meisten Fällen wurde keine Narbenbildung beobachtet.

Heilerde bei Insektenstichen. Auch bei Wespen- und Bienenstichen und bei den heute oft so unangenehmen Mückenstichen nimmt Heilerde, mit Wasser verrührt, in wenigen Minuten den starken Schmerz und quälenden Juckreiz. Eine Bekannte, die nach Insektenstichen sonst eine sehr schwere allergische Reaktion hatte, die vom Arzt mit Cortison behandelt werden mußte, hat, seitdem sie sofort nach dem Stich einen mit Harn angerührten Heilerdebrei auflegt, keinerlei allergische Reaktionen mehr.

Es gibt verschiedene Heilerden. Und doch ist Heilerde nicht gleich Heilerde, denn es kommt heutzutage darauf an, daß wir durch die innerliche Einnahme von Heilerde uns auch gleichzeitig die für unsere Darmbakterien bestmögliche Kombination von Mineralien und Spurenelementen zuführen. Nach langem Suchen habe ich die grüne Tonerde »argiletz« aus Frankreich entdeckt, die einen wesentlich höheren Kalziumanteil hat als andere Heilerden. Besonders sind – nach Robert Gray – auch unsere positiven Darmbakterien auf eine ausreichende Kalziumzufuhr angewiesen. Interessant ist es, daß bereits Hildegard von Bingen (1098–1179) von der »grünen Erde« aus Frankreich zu therapeutischen Zwecken spricht.
Die grüne Tonerde (argile verte) aus Frankreich ist sonnengetrocknet. Dadurch hat sie auch die heilende Kraft der Sonne aufgenommen, wie dies bei bestimmten Substanzen, die längere Zeit einer intensiven Sonnenbestrahlung ausgesetzt sind, der Fall ist. (Siehe auch letztes Kapitel »Die Leiden der Seele – Seelenstärke durch die Heilkraft der Sonne«.) Man weiß, daß Heilerde durch ihren hohen Gehalt an Kieselsäure große Mengen von Energien anderer Elemente, insbesondere der Sonne, speichern kann. Abends eingenommen, können manche Menschen dadurch zum Beispiel schlecht einschlafen.
Die Vulkanerde Montmorillonite aus Frankreich, ebenfalls eine grüne Tonerde, enthält etwas mehr Magnesium als Kalzium. (Bezugsquelle: Argiletz-Tonerde-Produkte.) Sie enthält noch mehr Tonanteile als die grüne Tonerde »argiletz« und wirkt bei schweren Darmreizungen (Colitis, Morbus Crohn) sanfter.

Ideal wäre es, verschiedene Heilerden im Wechsel zu nehmen, da jedes Vorkommen wieder eine andere Zusammensetzung hat. Bei der Wahl der Heilerde sollte jeder herausspüren, welche Heilerde ihm am besten tut. Wir haben in Deutschland die Luvos-Heilerde, eine Lehmerde, die auch seit Jahren bewährt ist.

Heilerde liefert unseren Zellen Energie. Wir wissen, daß unsere Erde magnetisch ist und magnetische Kraft abgibt. Inzwischen weiß man, daß sich auch das Magnetfeld der Erde – vermutlich durch die starke Ableitung von Elektrosmog in die Erde – deutlich verringert hat. Trotzdem erleben wir noch die Anhebung unserer Lebenskraft, wenn wir uns in einer natürlichen Umgebung ohne Asphaltboden und Stromleitungen etc. aufhalten. Diese für uns positive Kraft tragen auch die verschiedenen Heilerden als eine Art Urenergie in sich, die wir nutzen können.

Durch diese Energie hilft die Heilerde vermutlich auch so häufig bei allen Schmerzzuständen, Verstauchungen etc., wenn sie als feuchte Packung längere Zeit einwirken kann. Die geschwächten, verkrampften, übersäuerten Zellen werden gestärkt und nehmen auch basische Elemente aus der Heilerde durch die Haut auf. (Letzteres wird noch gefördert, wenn wir der Heilerde ätherische Öle – wie Melaleucaöl, Lavendelöl etc. beigeben, die durch ihre Beschaffenheit sehr leicht die Haut durchdringen.)

Heilerde zur Hautpflege. Gesichtsmasken sind seit dem Altertum beliebt. Sie schenken uns nicht nur eine schönere Haut, sondern wirken sich auch sehr positiv auf den gesamten Kopf und besonders auf das Gehirn aus. Die Haut wird besser durchblutet. Sie nimmt ganz gezielt und dosiert wichtige

Stoffe auf. Deshalb sollte man versuchen, die Heilerdepak-
kung mit einem feuchten Tuch lange feucht halten. Auffallend ist die Verschönerung der Haut, wenn man am Abend
der Gesichtspflegecreme etwas feinste Heilerde beimengt.
Innerlich eingenommen, wird – vermutlich durch vermehrte
Aufnahme der so wichtigen Kieselsäure – von einem verbesserten Nagelwachstum und kräftigerem, besserem Haarwuchs berichtet.

Heilerde als Badezusatz. Die natürliche Energie der Heilerden
können wir auch beim Baden nutzen, indem wir unserem Badewasser einige Eßlöffel Heilerde – auch hier wirken ätherische Öle positiv – zusetzen. Bei Hautjucken oder anderen
Hautproblemen, bei rheumatischen Beschwerden, Schlafstörungen und besonders auch bei schwachen Nerven hilft häufig
ein Heilerdebad. Besonders gut wirkt das Bad, wenn man sich
danach nicht abtrocknet, sondern in ein großes Badetuch ein-
wickelt und sich feucht ins Bett legt, um trockenzudünsten.
Auch dem Wasser, mit dem wir die morgendliche Kaltwas-
serabwaschungen nach Pfarrer Kneipp durchführen, kann neben etwas Orgon-Badesalz (Arkanum Wahre Naturwaren)
sehr gut etwas Heilerde beigegeben werden. Abtrocknen ist
nicht nötig, da durch den anregenden Effekt der Kaltwa-
schung die Haut sofort Wärme entwickelt und von allein
trockendünstet.

Heilerde-Öl-Packungen stärken auffallend die Haare. Auch
die Haare reagieren sehr dankbar auf eine Heilerde-Olivenöl-
Haarpackung. Man gießt gutes Olivenöl in eine Untertasse
und verrührt darin einen Teelöffel grüne Tonerde. Abends diese Mischung mit den Fingerspitzen auf den Haarboden auf-
bringen. Eine Frischhaltefolie um die fettigen Haare legen,

darüber eine Frotteehaube. Morgens die Haare wie gewohnt waschen. Die Haare wachsen besser, werden kräftiger und weiße Haare sind wieder dunkler geworden. Diese Kopfpackung scheint allgemein die Kopfentgiftung sehr anzuregen.

Trockene und dünne Haare sind ein Zeichen für verstärkte Säureablagerungen in der Kopfhaut, die mit der Zeit zu Haarausfall führen können. Neben innerlicher Entsäuerung stärken und entlasten Massagen mit den fest aufgesetzten Fingerspitzen ebenfalls die Kopfhaut, mit denen man kleine Kreise beschreibt, ebenso das Baden in belebtem Wasser, wobei auch der Kopf immer wieder ins Wasser getaucht wird.

Leicht fettendes Haar wird auffallend stabilisiert, wenn man Heilerdewasser (am besten mit Pipette) auf die Kopfhaut verteilt und längere Zeit oder auch über Nacht einwirken läßt.

Verstopfung

Durch das Fehlen einer physiologischen Darmflora, die mit ihren Säuren und Stoffwechselprodukten die Peristaltik anregt, durch mangelhafte Atmung (siehe Näheres zum Thema Atmung im Kapitel 10 »Heil- und Tiefenatmung«) wie auch durch alte, giftige Kotablagerungen, die die peristaltikauslösenden Nerven der Darmschleimhaut lähmen, leiden heute viele Menschen an Verstopfung (Obstipation). Wie können wir uns helfen?

Natürlicherweise erfolgt nach jeder Mahlzeit eine Entleerungsreiz. Wir sollten diesen Reiz nicht unterdrücken, sondern jedesmal die Toilette aufsuchen und uns darüber freuen, daß unser Darm sich meldet. Der Stuhl sollte gebunden, das heißt geformt sein. Bei dreimaliger Entleerung ist die jeweilige Menge natürlich kleiner.

Wie im Kapitel 9 »Zell Oxygen – als Enzym- und Vitamin-lieferant« und im Kapitel 10 »Die Mitochondrien als Schützer unserer Gesundheit« ausführlich beschrieben, wirken die vielseitigen Vitalstoffe der Enzymhefe außerordentlich positiv auf einen geschädigten Darm. Die körpereigene Darmflora wird nach und nach wieder etabliert, so daß sich in vielen Fällen auch langjährige Verstopfung wieder reguliert hat. Je größer die Fehlbesiedlung, um so mehr Turbulenzen und Blähungen, zum Teil dünneren Stuhl, werden wir erleben. Die Umstellung benötigt eine geraume Zeit, denn zuerst müssen uns schwere Darmgifte und Dysbakterien verlassen, ehe sich eine gesunde Flora etablieren kann. Dazu benötigt besonders auch unser Darm eine regelmäßige Versorgung mit vielseitigsten Vitalstoffen. Wer Hefe generell nicht verträgt, kann als Vitalstofflieferant Hatcho-Miso versuchen, das am wenigsten Gärung verursacht, weil es vollkommen ausgereift ist.

Auch wer vorher zu dünnerem Stuhl in Richtung Durchfall neigte, kann durch Vermeiden gärfreudiger Kost (Verzicht auf Süßes, Gebäck, Kaffee, Obst, Säfte, Alkohol, Bier) plötzlich eine Verstopfung erleben. An Gärungssäuren gewöhnt, die auf den Darm bei einigen Menschen wie eine Peitsche wirken, setzte der Stuhldrang bei verstärkter Gärung oft übertrieben stark ein. Die Entleerung erfolgte ohne Mühe. Dadurch wurden die Darmmuskeln (das Pressen) nie geübt, so daß nach Fortfall des Säurereizes der Darm allein aufgrund seiner erschlafften Muskeln keine Peristaltik mehr zustande bringt.

Generell können wir mit Darmmuskelübungen die Peristaltik unseres Darmes wieder verbessern. Unser Darm ist ein Muskelschlauch, der, wenn wir ihn nicht trainieren, erschlafft. Morgens im Bett – wir sollen es auch im Sitzen oder jedes Mal, wenn wir uns auf der Toilette befinden, tun – können wir

Darmpreßübungen durchführen. Im Liegen legen wir unsere Unterarme überkreuzt auf den Bauch und pressen mit unserem Darm kräftig gegen den Druck der Arme. Diese Übung ist zuerst sehr anstrengend. Die Muskeln regenerieren sich aber erstaunlich gut, wenn wir nicht nachlassen mit unseren Übungen. Immer wieder am Tag sollten wir an die Darmpreßübungen denken.

Auch die morgendliche Darmmassage bringt wieder Leben in unseren Darm. Wir können mit Zeige- und Mittelfinger tief in unserem Leib hineinfassen und auf der Stelle im Kreis massieren. Wir fühlen die prall gefüllten Därme und bohren uns da hinein. Auch dadurch können wir die Verkrampfung des Darmes lösen. Wir beschreiben so, in die Tiefe massierend, einen großen Außenkreis im Uhrzeigersinn. Dann legen wir unsere Hände flach übereinander und kreisen massierend mit gutem Druck ebenfalls im Uhrzeigersinn. Auch ein gerechtes Maß an körperlicher Bewegung, möglichst in der Natur, hilft, einen gelähmten Darm wieder in Gang zu bringen. Wandern, Gartenarbeit etc., gymnastische Übungen, wie ich sie auf meinen Kassetten »Entspannungsübungen« bringe. Ganz besonders wichtig ist auch die natürliche Atmung, wie auf den Kassetten beschrieben, bei der sich das Zwerchfell tief in den Bauchraum einsenkt. (Der Leib wölbt sich dabei fühlbar vor.) Dadurch werden die Därme massiert und zur Bewegung angeregt.

Nach meiner Erfahrung bringt ein Gelee aus Flohsamenschalen, ein- bis zweimal täglich gegessen, am besten mit etwas Rote-Bete- und Spirulina-Pulver vermischt, ebenfalls eine gute Entleerung unter gleichzeitiger Darmwäsche von innen. Selbst bei Durchfall können wir dieses Gelee zu uns nehmen. Durch Giftaussaugung bremst es meist erstaunlich schnell auch einen Durchfall.

Bei langjähriger schwerer Verstopfung ist der Darm meist so gelähmt, daß eine Senfmehlpackung, die einen stark entgiftenden, anregenden Reiz auf das darunterliegende Gewebe ausübt, probiert werden kann. Richard Willfort schreibt in seinem Buch *Gesundheit durch Heilkräuter,* daß häufig eine einzige Senfmehlpackung aus frisch vermahlenen Senfkörnern, in der Nähe des Nabels aufgelegt, einen darniederliegenden Stuhlgang wieder für Monate in Gang gebracht hat. Die gerötete Haut danach mit Reismehl einpudern. Die Rötung kann einige Tage anhalten (siehe dazu weiteres im Kapitel 13 »Heilpflanzen im Dienst unserer Gesundheit« über den Senf).

Oft hat eine Reihe von Darmspülungen (Colonhydrotherapie) langjährige Verstopfung sehr gebessert, da die vertrockneten alten Kotreste hartnäckig eine Darmlähmung aufrechterhalten können.

Auch mit dem Mineral-Konzentrat (siehe Kapitel 9 »Schwermetallentgiftung«) hat sich mehrfach eine schwere Verstopfung gut gebessert. Eine andere Freundin mit lebenslanger schwerer Verstopfung berichtet mir, daß ihr Stuhlgang in Ordnung gekommen ist, seit sie Miso und die aufgelöste, sehr verdünnte Zuckerrohrmelasse zu sich nimmt. Dazu auch immer wieder den Flohsamenschalenbrei.

Nach der Darmreinigung sollten die so wichtigen Kolibakterien wieder implantiert werden. Wir benötigen gesunde Darmbakterien, da diese aus den zugeführten Ballaststoffen verschiedene Stoffe und Säuren herstellen, die für eine gesunde Darmmotilität (Darmbewegungen) verantwortlich sind.

Auch Rote-Bete-Salat hat eine gute stuhlgangfördernde Wirkung. Rote Bete ist allerdings nicht ganz leicht zu verdauen, so daß man mit einer kleinen Menge beginnen sollte. Ideal ist auch eine Rote-Bete-Suppe aus frischer, grob geraffelter roter

Bete, gekocht mit Kartoffeln und einem Gemüsebrühwürfel. Zur Geschmacksverfeinerung aufgelöstes Miso, saure Sahne, Olivenöl, Kräuter. Außerordentlich darmpflegend und dabei leicht verdaulich ist der Rote-Bete-Most der Firma Voelkel (Demeter) als unverdünnter roher Preßsaft, milde milchsauer vergoren, der mit gutem Wasser verdünnt zweimal täglich, am besten mit der oben beschriebenen Enzymhefe Zell Oxygen vermischt, getrunken werden kann. Diese Mischung verbessert nicht nur unseren Darm, sondern hat eine vielseitig schützende Kraft. Alles, was müde, träge, schwer und erschöpft ist, benötigt vielseitige Vitalstoffe und Bewegung, so auch unser Darm.

Was tun bei Übersäuerung?
Generell sollten wir auf reichliche Flüssigkeitszufuhr achten, damit die aus den Depots freiwerdenden Gifte und Säuren verdünnt bzw. abgepuffert werden und uns über die Nieren zügig verlassen können.
Bei starkem Säureanfall wie z. B. beim Mayr-Fasten bietet sich ganz ideal ein sogenanntes Basengetränk an, das man sich selber herstellen kann. Auf 3 Liter möglichst belebtes Wasser nehme man ungefähr 1 Kilo gut zerkleinertes biologisches Gemüse, frische Kräuter der Jahreszeit, möglichst auch Wildkräuter (Brennnesseln, Löwenzahn, Taubnesseln, einige Beinwellblätter) wie auch einige grob geraffelte Kartoffeln und koche dieses eine Stunde auf kleiner Flamme. Durch ein Sieb geben. Die Trinkbrühe kann wertsteigernd mit Miso, Gemüsebrühwürfel, Kelpamare (Bioladen) »Loyu«-Süßlupinensamen oder Sojasauce etwas gewürzt werden.
Auch der sehr gut entsäuernde Orgon-Kräutertee (Bezugsquellen: Arkanum Wahre Naturwaren, Orgon) sowie der die Leberentgiftung unterstützende Ringelblütentee, der basi-

sche Brennesseltee, Vollmers Grüner Hafertee, Löwenzahntee, Zinnkrauttee etc. wären zu empfehlen.

Durch die bei einer Darmsanierung sofort stark einsetzende allgemeine Reinigung werden viele basische Mineralstoffe und Spurenelemente verbraucht. Sollte der Harn zu sauer werden (um 5 pH) oder sollten wir Krämpfe in den Beinen (Magnesiummangel) oder in den Armen/Händen (Kalziummangel) bekommen, so können wir entsprechende Entsäuerungsmineralien nehmen.

Da anorganische Mineralien anscheinend die Nieren stärker belasten, bevorzuge ich Pflanzen, die reich an basischen Mineralien sind.

Als Entsäuerungskur haben sich täglich drei Eßlöffel getrocknete Brennesseln (gerebelt) sehr gut bewährt. Man kann sie morgens in Waffeln mitverbacken oder zum Schluß an eine Misosuppe geben, die besonders aus Vollreismehl sehr entlastend und entwässernd wirkt. Auch 1 bis 2 Teelöffel aufgelöste und sehr stark mit gutem Wasser oder Tee verdünnte Zuckerrohrmelasse (siehe im Kapitel 9 »Wertvolle Nahrungsergänzungsmittel«), tagsüber getrunken, wirkt gut entsäuernd und dadurch entkrampfend.

Eine Freundin erzählte mir, daß sich mit dieser Zuckerrohrmelasse ihre nach Aufregungen schmerzende Gallenblase jedes Mal sofort beruhigt hätte. (Aufregungen führen verstärkt zu Übersäuerung und diese zu Verkrampfungen = Schmerzen.)

Auch Petersilie (im Winter getrocknet) – siehe in Kapitel 13 »Heilpflanzen im Dienst unserer Gesundheit« – hat eine außergewöhnlich entgiftende und entsäuernde Wirkung, so daß wir sie viel mehr einsetzen sollten. Auch leicht in der Pfanne mit Zwiebeln und Olivenöl gedünstete Pellkartoffeln aus natürlichem Anbau vertragen eine große Portion basischer

Kräuter wie Majoran, Brennesseln, Basilikum, Bohnenkraut, Curry und andere.

Entsäuernde Bäder bringen sehr viel Säure aus dem Körper (Siehe »Das Meerwasserbad« im Kapitel 12)

Auch eine bewußt verstärkt ausgeführte vertiefte Ausatmung trägt zur Entsäuerung bei. Wenn wir spazierengehen, können wir zum Beispiel durch die Nase kurz und kraftvoll einatmen und den Atem auf den Vokal »U« langsam ausströmen lassen. Wieder kurz und kräftig einatmen und so weiter. Dazwischen wirken einige normale Atemzüge durch die Nase beruhigend. Diese Atmung tut sehr gut, gibt viel Kraft und hilft uns, viel Säure abzuatmen, wie im Kapitel 10 »Heil- und Tiefenatmung« beschrieben.

12 Reinigung des Lymphsystems

Die Pflege unseres Hautbindegewebes
(Lymphsystem)

Nachdem wir unseren Darm und speziell die uns schützende
Darmflora gemäß den oben erwähnten Methoden bereits verbessert haben, sollten wir damit beginnen, unseren Hautbin-
degewebsspeicher von Schlackenstoffen zu reinigen. Durch
den freieren Darm werden uns diese jetzt zügig und ohne
große Probleme verlassen können.

Jeden Morgen sollten wir einige Minuten der Pflege unseres
Hautbindegewebes (Lymphsystem) gönnen. Schwerer Belastete sollten bitte sehr vorsichtig mit den beschriebenen Einreibungen und Massagen beginnen, da hochgewirbelte Gifte,
die von der Leber nicht zügig entgiftet bzw. nicht in das
Darmlumen »entsorgt« werden können, zu Verschlechterungen im Befinden führen.

Wer die täglich selbst ausgeführte »Lymphdrainage« gut verträgt, sollte ständig dabeibleiben. Sehr bald wird er an der
Veränderung seiner Haut, die samtener, weicher und reiner
wird, und an der allgemein fühlbaren Leichtigkeit und besseren Beweglichkeit aller Glieder den Erfolg bemerken. Durch
die Pflege unseres Bindegewebes werden wir ganz allgemein
wieder gesünder und damit auch jünger, was auch zu spürbar
mehr Freude und Kraft führt.

Es heißt, der Mensch um Fünfzig bestehe in seinem Bindegewebe bereits zu 50 Prozent aus Säuren und Giften. Diese Säuren, Schlacken und Gifte in uns ersticken unsere Kraft, unsere

Lebensfreude. Sie geben den Pilzen in uns Nahrung und Anreiz zur Vermehrung, so daß das Rad in die Erschöpfung, Schwäche und Krankheit sich immer schneller zu drehen beginnt. Gifte und Säuren erzeugen Spannungen, Druck, Verkrampfungen etc., was auch Ängste und Mißempfindungen aller Art mit sich bringt, also rundum ein Sich-immer-unwohler-Fühlen. In der Überladung des Körpers mit Giften, sehe ich den Hauptgrund für die immer mehr zunehmenden Mykosen und auch die immer häufiger auftretenden Depressionen und psychischen Probleme ganz allgemein.

Körperöl zur Hautpflege

Wir hörten über die Wichtigkeit unseres Hautbindegewebes und sollten alles tun, um dieses so wichtige Organ in seinen vielfältigen Aufgaben zu unterstützen. Die Zunahme der braunen Flecken auf der Haut, ein Krebswarnzeichen, zeigt zum Beispiel an, daß unser Bindegewebsspeicher bereits extrem überlastet ist. Unser Hautbindegewebe ist nicht nur ein großer Giftspeicher, sondern zugleich unser größtes Entgiftungsorgan, dessen Arbeit wir nicht nur durch äußere Pflege, sondern auch durch anregende Bewegung, zum Beispiel durch körperliche Betätigung in frischer Luft oder mit zu Hause durchgeführten Körperübungen, wie ich sie auf meinen Kassetten »Entspannungsübungen« vorführe, sehr unterstützen können.

Zur Anregung der Lymphe wäre auch die tägliche Einreibung des ganzen Körpers wichtig. Zum Beispiel mit erstklassigem Olivenöl »extra vergine« aus erster Pressung, das garantiert nur bis zu 30% erhitzt wurde (Bezugsquellen: Sanatur, Green Valley) oder mit selbstgemachtem Johanniskrautöl (Rezept folgt). Wir können dem Öl ein klein wenig grüne Tonerde beimengen. Zwei- bis dreimal in der Woche durchgeführt, ist eine solche Öleinreibung wunderbar wohltuend. Die Haut wird jünger und schöner, die dunklen Flecken verschwinden mit der Zeit, weil durch Ernährung und Stärkung des Bindegewebes und durch Lymphdrainage die gestauten Schlacken abtransportiert werden können.

Um einen angenehmen Duft zu erreichen und auch zur Haltbarmachung des Öls können wir 1–2 Tropfen Lavendelöl dazugeben oder eine bewährte Mischung, die wunderbar duftet, aus sehr wenig Salbeiöl, Kümmelöl und Lavendelöl. Bitte nicht zu viel ätherische Öle verwenden, da diese zu viele Gifte freisetzen. Sie dringen durch die Haut und wirken im Körper antibiotisch gegen Mikroben.

Besonders energetisierend und damit den Stoffwechsel der Haut anregend wäre das nachfolgend beschriebene besonnte Mohnblütenöl. Eine wahre Kostbarkeit zur Anregung gestauter Lymphe!

Das besonnte Mohnblütenöl

Etwas Besonderes ist das besonnte Mohnblütenöl, das sehr gut zur Haut- und Gewebeentsäuerung beiträgt. Die starken Ischiasschmerzen einer Freundin verschwanden über Nacht, nachdem sie ein Leintuch mit besonntem Mohnblütenöl tränkte und damit über Nacht eine Kompresse machte. Dieses Öl bringt unseren Zellen gespeichertes Sonnenlicht (Photonen) und schenkt uns spürbar mehr Energie und Wohlgefühl (weitere Ausführungen zu den besonnten Mitteln siehe im letzten Kapitel).

Mohnblütenöl entsteht aus wilden Klatschmohnblütenblättern, die in Olivenöl über viele Wochen auf der Insel Zypern in einem Naturschutzgebiet der Sonne ausgesetzt werden. (Info in dem sehr interessanten Buch von Yves Kraushaar, *Sonnenmedizin – Herstellung und Anwendung*).

Dr. Dieter Knapp, ein Fachmann der Elektrografieuntersuchung, hat entsprechende Aufnahmen durchgeführt, die die energetische Anreicherung des besonnten Mohnblütenöls eindrucksvoll sichtbar machen (siehe auch sein Buch *Unser strahlender Körper*). Die erste Aufnahme erfolgte vor der Besonnung des Olivenöls. Der Strahlungskreis war schwächer und verzogen. Es fehlt die absolute Kreisharmonie, während die blaulila Farbe am breiten, noch verzogenen Außenkreis bereits zu sehen ist. (Olivenöl wird aus sonnengereiften Früchten des Olivenbaumes gewonnen und ist praktisch von Natur aus bereits ein Sonnenheilmittel.) Nach 6wöchiger Besonnungszeit zeigt ein zweites Bild in kräftiger kreisrunder Strahlung die absolute energetische Harmonie (Abbildungen im Buch von Yves Kraushaar). Mit dieser eindrucksvollen gleichmäßigen Strahlungsintensität ist, wie im nachstehenden Versuch gezeigt wird, besonntes Mohnöl in der Lage, die eingefangenen Lichtquanten des Sonnenlichts dem Energiekörper des Menschen weiterzugeben.

Wie die faszinierenden Fotos zeigen, wurde in Bild A die Abstrahlung einer Fingerbeerenkuppe mittels Plasmaprintfotografie farbig festgehalten. Die Abstrahlung zeigte eine durchschnittliche Stoffwechselfunktion. Die Testperson wurde danach am Rücken mit etwas Mohnöl eingerieben. Fünf Minuten später zeigte die Abstrahlung der Fingerbeere sehr beeindruckend ein um vieles kraftvolleres Bild und damit einen kraftvoller arbeitenden Stoffwechsel.

Diese Kraft, zu regulieren, zu entgiften, gegenzusteuern ist es, die uns vor Erschöpfung, Mißstimmungen bis hin zu Krankheiten bewahrt. Da sich unsere Energie im täglichen Kampf gegen eine immer lebensfeindlicher werdende Umwelt ständig verbraucht, bin ich für diese einfache Möglichkeit, die Energie durch tägliche Massage mit Mohnöl anzuheben, von Herzen dankbar. Auf diese Weise können wir uns sommers wie winters der Kraft der eingefangenen Sonnenstrahlen bedienen.

Mohnöl, auf schmerzende Stellen als Kompresse aufgelegt, lädt das erschöpfte Energiepotential dieses Gebietes verstärkt auf, so daß der »innere Arzt« die störenden Schlacken und Säuren wieder ordnungsgemäß abtransportieren kann. Auch bei Zahnschmerzen, die tagelang keiner anderen Behandlungen wichen, haben Mundspülungen zur inneren Lymphanregung und nächtliche Mohnölauflagen in der unteren Gesichtshälfte endlich zur Schmerzfreiheit und Besserung geführt. (Zu beziehen über Arkanum Wahre Naturwaren.)

Massage

Harneinreibungen, die einen großen gesundheitlichen Wert haben, beschreibe ich bereits im Buch *Mykosen*. Zu meinem Erstaunen durfte ich selbst erleben, daß ein bereits beim Treppensteigen schmerzendes Hüftgelenk nach nur 3 Wochen täglicher Harneinreibung bereits wesentlich gebessert war. Nach weiteren 5 Monaten war nichts mehr zu merken.

Wie weit unser Hüftgelenk noch gesund und frei ist, können wir an folgender Übung sehen. Wir legen uns auf den Rücken, winkeln ein Bein an und pressen es im Ellbogenverschluß leicht federnd auf unsere Brust. Dann beschreiben wir einen Kreis mit dem Knie. Tut es irgendwo bereits weh? Spüren wir irgendwo eine Sperre? (Solche und ähnliche Übungen beschreibe ich auf meinen Kassetten »Entspannungsübungen für Körper und Seele«)

Eine Patientin erzählte mir von einer Therapeutin aus Bonn, die ihre Hüftgelenksbeschwerden durch die Rolfing-Methode (siehe nächstes Kapitel) wesentlich bessern konnte. Auch ich hatte ja bei meinen Hüftgelenksbeschwerden durch die Harneinreibung – der Harn wird mehrmals aufgetragen und jedes Mal solange auf der Haut verrieben, bis die Haut trocken ist – eine sehr gründliche Massage des Körperteils Oberschenkel/Gesäß durchgeführt, so daß die verkrampften, vermutlich mit Säuren überladenen Muskeln, die das Hüftgelenk »verzogen« hatten, wieder normal und gesund funktionieren konnten.

Auch Schmerzen im Bereich des Oberarmes oder des Nakkens und der Schultern lassen sich mit täglicher, gründlicher Massage »wegmassieren«. Zwischendurch sollten wir Auflagen mit besonntem Mohnöl machen bzw. das Mohnöl als Massageöl verwenden. Jeder Schmerz zeigt uns Übersäuerung und Verhärtung der Muskeln an, die die Versorgung der entsprechenden Gebiete behindern. Gerade die Schulterpartie ist häufig verspannt. Neben einer Massage sollten wir immer wieder am Tag einige Lockerungsübungen durchführen, indem wir die Schultern heben und mit unseren Schultern einige Kreise nach hinten oder vorne beschreiben und ab und zu die Arme weit über unseren Kopf hochstrecken. Auch das langsame Armkreisen (wie Windmühle) bringt eine fühlbare Entspannung und Lockerung.

Wir wissen, daß sich die Wirbel unsere Wirbelsäule nicht nur durch Gewalteinwirkung (Schlag, Stoß etc.), sondern auch durch verkrampfte, übersäuerte Muskeln verziehen können. Gesunde Rückenmuskeln halten die Wirbel in der richtigen Lage; verkrampfte, verhärtete Muskeln ziehen die Wirbel in eine falsche Lage. Um nicht immer wieder zum Chiropraktiker gehen zu müssen, sollte man damit beginnen, sich die Muskulatur links und rechts entlang der Wirbelsäule in kleinen Kreisen weichmassieren zu lassen. Sehr gut wäre es auch, täglich einige entsprechende Übungen zur Rückenlockerung und -stärkung durchzuführen, wie ich sie auf meinen Kassetten »Entspannungsübungen für Körper und Seele« zusammengetragen habe. Von einer beweglichen Rückenmuskulatur und gesunde Wirbelsäule hängt unsere Beweglichkeit (sprich Jugendlichkeit) ab. Auch erhalten wir unsere Bandscheiben elastisch und jung, so daß die zwischen unseren Wirbeln austretenden Nervenbahnen ohne Behinderung ihre Gebiete versorgen können.

Verkrampfungen und Verhärtung unserer Muskulatur, die uns einen starken Energiemangel anzeigen, führen ganz allgemein nicht nur mit der Zeit zu Schmerzen, sondern auch zu früher Alterung und Krankheiten.

Rolfing

Durch die vorerwähnte Patientin erfuhr ich von der Rolfing-Methode. Ihr schmerzendes Hüftgelenk war nach 10 Sitzungen – und das heute noch, nach vielen Jahren – in Ordnung. Diese besondere Behandlungsart wurde von der Amerikanerin Ida Rolf, New York, entwickelt.

Auf den ersten Blick erinnert Rolfing an eine langsam ausgeführte, tiefe Massage. Genauer betrachtet geht diese Methode über eine Massage hinaus, denn der Behandelte verändert seine gesamte Körperhaltung im Sinne der natürlichen Schwerkraft. In seinem Buch *Alles im Lot: Rolfing* beschreibt Peter Schwind Rolfing als die Kunst sanft-intensiver »Bildhauerei« mit dem lebendigen Menschen. Blockaden von Muskeln und Wirbeln, Atembehinderungen, Beckenverschiebungen, die eine Fehlhaltung der Wirbelsäule nach sich ziehen, werden durch gekonnte »Behandlung« so gelöst, daß ganz deutlich auch ein inneres, seelisches Wohlbefinden zu spüren ist. Der Behandelte erlebt seinen Körper neu. Er kann alte Ver-

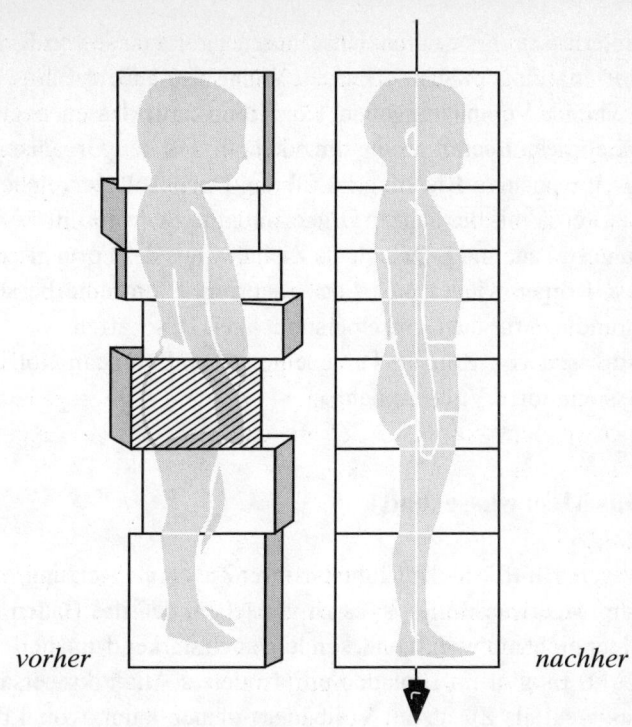

vorher   *nachher*

spannungen und alte Verhaltensmuster loslassen. Seine vorher verkrampfte Körperhaltung wird aufrecht und gelöst, seine Bewegungen geschmeidig und natürlich. Die Fehlhaltung eines Jungen zum Beispiel wurde in 10 Sitzungen zur gesunden, aufrechten Körperhaltung hin korrigiert (siehe Abbildung oben).

Wie Peter Schwind in seinem Taschenbuch *Alles im Lot: Rolfing* schreibt, ist das Bindegewebe ein wesentliches Formelement, das bestimmt, welchen Körperbau wir haben. Es hat die Eigenschaft, auf mechanische, seelische und chemische Einflüsse mit dauerhaften Veränderungen zu reagieren. Bestimmte Belastungen, die immer wieder auf den Organismus wirken, hinterlassen ihre Spuren. Unser Körper zeigt diese von Kindheit an »eingeprägten« Spuren. Wenn also äußere Einflüsse bleibende Veränderungen im Körperbau zurücklassen, liegt es nahe, diese Beeinflussung umzukehren und den Organismus in eine positive Richtung zu führen. Der »Rolfer« versucht, das Verhältnis des ganzen Organismus zur Schwerkraft besser zu gestalten, und setzt sich als Ziel, den aus der Form geratenen Körper wieder »ins Lot« zu bringen, um eine bessere Grundlage für die Gesamtpersönlichkeit zu schaffen.

Adressen von Rolfing-Therapeuten über European Rolfing Association e.V. im Anhang.

Das Meerwasserbad

Unsere Blutflüssigkeit ähnelt in ihrer Zusammensetzung sehr dem Meerwasser. So ist es zu verstehen, daß das Baden im Meer nicht nur wohltuend, sondern auch stärkend und heilend wirkt. Es gibt im Bioladen unraffiniertes Atlantikmeersalz, das ideal als Zusatz zu Vollbädern dienen kann, wobei das Badewasser möglichst eine Wasserbelebung nach Johann Grander durchlaufen haben sollte, um uns verstärkt positive Kraft zu vermitteln. Das belebte Wasser (innerlich getrunken und äußerlich als halbstündiges Bad) hilft unserem Körper sehr, vorher schwer- oder sogar unlösliche Gifte zur Ausscheidung zu bringen (siehe Seite 191 im Buch *Mykosen*). Da nach meinen Erfahrungen durch das Baden in belebtem Wasser die Blutpilze in die kristalline Auflösungsform übergehen, sollten ernster Belastete zuerst nur mit einer Dauer von 20 Minuten beginnen und die Zeit nur langsam steigern, damit es nicht zu Stauungen kommt. Durch die Kraftanhebung und dem Anreiz zur Bindegewebsentgiftung können bei zu langer Badedauer auch zuviel Gifte auf einmal frei werden. Unsere Leber muß die vielen freiwerdenden Stoffe auch abbauen können. Jeder sollte sich vorsichtig an seine Grenze herantasten.

Besonders nach stundenlanger Arbeit am Computer etc. löscht die magnetische Kraft des Wassers die starke, für uns negative elektrische Verstrahlung.

Dem Badewasser können wir auch einige Eßlöffel der basischen Grünen Tonerde zugeben oder ein bis zwei Eßlöffel der basischen Zuckerrohrmelasse, die so häufig (siehe Kapitel 9 »Wertvolle Nahrungsergänzungsmittel«) bei Schmerzzuständen Linderung brachte. Durch das Baden in solcher Lösung treten durch Osmose vermehrt saure Körperschlacken ins Badewasser über.

Zu empfehlen ist auch das ORGON-Badesalzkonzentrat (Bezugsquellen: Arkanum, Orgon). Zwei bis drei gehäufte Eßlöffel dieser basischen Salzmischung (u. a. Natrium bicarbonicum und Natrium carbonicum) bringen das Badewasser auf einen pH-Wert von 8,5 und 9,0. Diese Mineralisierung ist ein wahrer »Schlackenmagnet.« Dazu kommen noch die wertvollen Mineralsalze und Spurenelemente des Meeres. Erfahrungen haben gezeigt, daß besonders Hautpilzen durch solche Bäder der Lebensgrund entzogen wird, denn Hautpilze gedeihen sehr gut auf sehr saurer Haut. (Sauer geworden durch zu starke Entgiftung über die Haut. Die Haut reagiert in diesem Falle als »Notventil«.)

Unser Blut hat einen pH-Wert von 7,35–7,45. Fallen im Körper zu viele Säuren an, werden basische Pufferstoffe aus den Knochen herausgelöst, was zur Knochenentkalkung (Osteoporose) führt. So ist es heute von größter Wichtigkeit, dem Bindegewebe auch über die Haut zu helfen, seine Säuren abzugeben. Elektronische Messungen der pH-Werte haben ergeben, daß nach einem Eingangs-pH-Wert von 8,5 des Badewassers, dem 3 Eßlöffel ORGON-Badesalzkonzentrat zugefügt wurden, dieser nach einem einstündigen Baden nur noch 8,0 pH betrug.

Ein guter, preiswerter Zusatz in Badewasser sind auch 1–2 Eßlöffel Glaubersalz (Natriumsulfat) bzw. Bittersalz (Magnesiumsulfat). Dadurch bekommen wir auch die so wichtige Schwefelkomponente mit ihrer starken Entgiftungskraft ins Badewasser.

Statt in der Badewanne können übersäuerte Körperstellen – Muskelverspannungen, Ischias, Hexenschuß, Arthrose, Rheuma, Gicht, Hautveränderungen etc. – auch durch feuchtwarme Wickel, die in diese Basenmischung getaucht werden, entsäuert werden. Solche entsäuernden Umschläge sind auch mit in Wasser aufgelöster Zuckerrohrmelasse möglich.

Wir können ebenfalls eine ätherische Ölmischung oder ein bis zwei Eßlöffel Olivenöl in unser Badewasser geben. Nach einem solchen Ölbad – es vermittelt ein ganz besonderes Wohlgefühl – haben wir eine samtig weiche Haut, die sich wie leicht eingecremt anfühlt.

Die Eigenharn-Meerwasser-Einreibung

Im Gesundheitskurier Nr. 75 berichtet Kollege Hoffmann über die großartigen Erfolge der Eigenharn-Meerwasser-Therapie – er nennt sie Energie-Hormon-Flutung –, die mehrere ältere Patienten und er selbst über 20 Jahre durchgeführt haben. Alle konnten eine auffallende Verjüngung und vor allem auch eine bemerkenswerte Vitalisierung verzeichnen. Kollege Hoffmann sagt, daß er nach dieser 20jährigen Energie-Hormon-Flutung (neben manchen anderen in seiner Zeitschrift beschriebenen Maßnahmen) im Gesicht um 15 Jahre jünger geschätzt wird und am Badestrand – bei Betrachtung des Körpers – um 30 bis 35 Jahre jünger. Wie er ausdrücklich betont, ist diese verjüngende Vitalisierung zum größten Teil den Eigenharn-Meerwasser-Anwendungen zuzuschreiben.

Laut Hoffmann sollte man 5 Tage lang nur den Oberkörper einreiben, dann 2 Tage pausieren und danach 5 Tage lang den unteren Körperbereich, ab Taille gerechnet. Wieder 2 Tage Pause und so fort. Schwer belastete Menschen sollten vorsichtiger sein und nur den gestörten Bereich, sei es das Leber-Darm- oder das Ischiasgebiet einreiben, um nicht zuviel Gifte auf einmal zu lösen, die die ohnehin bereits erschöpften Ausscheidungsorgane zu sehr belasten würden.

Bei Auftreten von Müdigkeit, Schlappheit, Gereiztheit oder ähnlichem nach einer solchen Einreibung sollte man die Einreibung nur jeden 2. Tag vornehmen.

Rezept zur Herstellung von Meerwasser: Kollege Hoffmann gibt 3 Eßlöffel Meersalz auf einen Liter heißes Wasser an, wobei mir persönlich diese Mischung zu stark ist. Das Wasser sollte eine möglichst gute Qualität (chlorfrei) haben. Es sollte gut heiß gemacht werden, damit sich das Meersalz darin lösen kann. Wer nur gechlortes Leitungswasser zur Verfügung hat, sollte dieses einige Minuten kochen lassen, damit das Chlor verdampfen kann. Die so gewonnene Lösung in ein sauberes großes Schraubglas füllen und als Vorrat kühl stellen. Für den täglichen Gebrauch entnimmt man dann in einem kleineren Glas etwas von dieser Meersalzlösung.

In ein schmales Glas (Likörglas oder Urobox aus der Apotheke) füllt man nun die gleiche Menge Harn und die gleiche Menge Meerwasser. Diese Lösung wird auf die vorher gut gewaschene Haut aufgetragen und mit weichen Griffen leicht (nicht zu stark) einmassiert, bis die Haut vollkommen trocken ist.

Vorher sollte der Körper gut gereinigt werden. Am empfehlenswertesten ist die bereits beschriebene Kaltabreibung am Morgen nach Pfarrer Kneipp: In eine Schüssel geben wir möglichst belebtes kaltes Wasser (dem etwas Grüne Tonerde oder ORGON-Badesalz beigegeben werden kann) und beginnen uns mit einem Gästehandtuch gründlich abzureiben. Auseinandergenommen können wir auch gut den Rücken erreichen. Sofort nach der kalten Anwendung wird die Haut warm durchflutet und trocknet von allein. Diese Art der Körperreinigung stellt bereits eine starke Lymphanregung dar.

Lymphreinigung und Ernährung der Haut von außen durch die beschriebenen Einreibungen und Massagen wird heutzutage immer wichtiger, damit wir uns den ansteigenden Umweltbelastungen gegenüber noch gesund behaupten können. Der Gesundheitskurier bringt immer wieder ganz allgemein sehr hilfreiche und interessante Empfehlungen, da sich ein größerer, interessierter Leserkreis in der Organisation Gesundheits-Selbsthilfe zusammengeschlossen hat, der seine Erfahrungen austauscht.

Das Ölziehen

Fast jeder kennt inzwischen das »Ölziehen«. Ein Eßlöffel Sonnenblumenöl wird am besten gleich früh morgens, wenn wir ins Badezimmer kommen, in den Mund gegeben, und während wir uns frisch machen, saugen und ziehen wir ca. 15–20 Minuten das Öl kräftig durch die Zähne. Ich selbst nehme dazu Olivenöl, manchmal auch nur kaltes Wasser nach Hildegard von Bingen oder auch Harn oder Heilerdewasser. Durch das Spülen und Saugen erfolgt eine gewaltige Lymphreinigung über die Schleimhäute des Mundes. Gerade im Mund-Kopfbereich sammeln sich häufig schwerste Gifte an.

Zu Beginn dieser Anwendungen tritt häufig eine verstärkte Reinigung (Halsschmerzen, Schnupfen, verstärkte Hautunreinheiten etc.) auf. Schwerer Belastete sollten mit einer kürzeren Spülzeit beginnen. Ideal wäre es, wenn wir uns vorher bereits um einen reineren Darm bemüht haben. Dann können uns die hochgewirbelten Gifte auch besser über den Darm verlassen.

Ein Teil der Gifte gelangt durch das Saugen direkt durch die Schleimhäute in den Mund. Die weiße Flüssigkeit am Ende des Ölziehens sollten wir in altes Papier spucken und in den Müll geben. Sie kann sehr giftig sein. Nicht in die Toilette geben, das Öl kann bei Kälte hart werden und die Rohre verstopfen.

Auf diese Weise halten wir unseren Mundbereich und unsere Zähne gesund. Zahnfleischbluten verschwindet, die Kariesanfälligkeit etc. Eine Patientin, die sehr stark mit Pilzen zu tun hat, erzählte mir ganz stolz, daß sie seit drei Jahren jeden Morgen das Ölziehen durchführe und seitdem keinen Zahnstein mehr habe.

Es wird auch allgemein vom Verschwinden oder der Besserung anderer Krankheiten und Beschwerden berichtet, was auf eine allgemeine Lymphreinigung zurückzuführen ist.

13 Heilpflanzen im Dienst unserer Gesundheit

Rotes Johanniskrautöl

Im Sommer können wir uns Johanniskrautblüten pflücken, sie locker in ein Schraubglas füllen, mit Olivenöl aufgießen und dieses ca. 6 Wochen in die Sonne stellen. Die Sonne aktiviert ganz besondere Kräfte und verbessert das Öl noch wesentlich. Im Kapitel 14 über die Sonnenheilmittel gehe ich hierauf noch speziell ein.

Johanniskrautöl wird zur Hautpflege, zur Einreibung bei Schmerzen und zur Wundheilung benutzt. Besonders gut hilft es bei glatten Schnittwunden.

Beinwellcreme

Zur Heilung von Fußpilz, Pilzerkrankungen, Wunden, schmerzenden Gelenken, Muskeln, Venenschmerzen etc. hilft die Beinwellcreme. Hier das Rezept:

Im Herbst oder im Frühjahr gräbt man die schwarzen Wurzeln der Beinwellpflanze (auch Wallwurz, Beinwurz oder Comfrey genannt) aus und reinigt sie gründlich. Die großen Wurzeln mit einer Reibe grob und in gutes Olivenöl, möglichst die erste Qualität »extra vergine«, hineinraffeln. Die kleineren Wurzeln muß man mit der Hand so fein wie möglich schneiden. Keinen Mixer benutzen. Es verklumpt sonst, da die Wurzeln sehr schleimen.

Nun erwärmen wir diese Mischung auf dem Herd und lassen die Lösung wieder abkühlen. Es soll gut warm sein, aber nicht zum Kochen kommen. Wir erwärmen diese Ölmischung unter Rühren mehrmals am Tag und lassen sie wieder abkühlen. Dies tun wir auch am nächsten Tag. Am Mittag oder Nachmittag erwärmen wir die Lösung ein letztes Mal, gießen sie durch ein Sieb und geben dann, um eine feste Creme zu erhalten, reines Bienenwachs in Plattenform, so wie sie die Imker für ihre Bienen benötigen, zerbröckelt in die Ölmischung und lassen diese sich unter ständigem Rühren auflösen. Tropfprobe machen und evtl. weiteres Bienenwachs hinzugeben, bis die gewünschte Festigkeit der Creme erreicht ist.

Diese Creme ist nicht nur eine gute Hautpflegecreme, sie hilft bei fast allen Hautproblemen. Sie heilt in kürzester Zeit Wunden und hilft bei schmerzenden Krampfadern, Gelenken und Knochen und auch bei Fußpilz.

Ein Bekannter hatte eine wiederkehrende Schleimbeutelentzündung am rechten Ellenbogen. Immer wieder wurde er punktiert und sollte operiert werden. 3 Tage vor der Operation begann er, die zerquetschte Beinwellwurzel als Kompresse aufzulegen. Nur wenige Behandlungen, und alles war dauerhaft in Ordnung.

In verschiedenen Büchern habe ich gelesen, daß ein zerquetschter Fuß und einmal ein Bein, die amputiert werden sollten, mit einer Leinenkompresse von zerquetschten Beinwellwurzeln, direkt auf die Wunden gelegt, gerettet werden konnte. Bei ernsten Wunden sollte man die äußere Anwendung im umliegenden gesunden Hautgewebe langsam steigern, da sehr starke schmerzende Heilungsreaktionen auftreten können. Die Pflanze hat den größten Anteil an Allantoin, das eine ganz enorme zellerneuernde Kraft hat. (Auch rote

Bete enthält laut P. G. Seeger das so wichtige, zellerneuernde Allantoin.)

In dem sehr guten Heilkräuterbuch von Richard Willfort *Gesundheit durch Heilkräuter* las ich, daß die Beinwellpflanze selbst schwer heilende Wunden, auch mit Eiterbildung, zur Abheilung bringt. Er beschreibt eine aus dieser Wurzel hergestellte Creme mit Schweinefett, die so wundheilend ist, daß sie selbst auf verschmutzte Wunden gegeben werden kann. Dies verhindert die Entstehung einer Blutvergiftung, und selbst tiefste Wunden (auch nicht heilende Amputationsstümpfe) heilen fast narbenlos zu. Innerlich als Tee (nicht mehr als 5 g pro Tag) genommen, wirkt die getrocknete Wurzel bei Erkrankungen des Verdauungstraktes, der Nieren, bei Bronchialerkrankungen aller Art, besonders auch bei Blutungen.

Auch im Garten wirkt die Beinwellpflanze segensreich. Man kann sie bis zu sechsmal im Jahr bis auf 10 cm abschneiden und hat damit kostbarstes, sehr vitamin- und stickstoffreiches Mulch- oder Kompostmaterial. (Mulchen bedeutet: Die nackte Erde abdecken, um das Bodenleben zur Fruchtbarkeitssteigerung des Bodens zu aktivieren und zu schützen.)

Mit der innerlichen Einnahme der Wurzel als Tee sollte man nicht übertreiben, da die Wurzel ein Alkaloid enthält, das in größerer Menge genossen gesundheitsschädigend ist. 5 g getrocknete Wurzel sind als Teeaufguß für die innerliche Einnahme nach neuesten Erkenntnissen ausreichend. In den Blättern, die seit alters auch als Wildgemüse verwendet werden, hat man dieses Alkaloid nicht gefunden.

Immer wieder überrascht uns die Heilkraft der Natur, die unsere Vorfahren seit Jahrhunderten erprobt haben. Es gibt noch so viele Wunder und Geheimnisse, die es zu entdecken gilt, zu unser aller Segen.

Eine gute Hautpflegecreme

Man nehme Johanniskrautöl, wie vorstehend beschrieben. Man tue das gleiche mit Ringelblumenblütenblättern (in Olivenöl geben und in die Sonne stellen). Dazu gebe man einen Teil des vorstehend hergestellten Beinwellöls. Um eine feste Creme zu erhalten, erwärme man das Öl so lange, bis sich darin die zerbröckelten Bienenwachsplatten schmelzen lassen. Zur Haltbarmachung und Geruchsverbesserung können einige Tropfen Lavendelöl (Essenz) dazugegeben werden. (Vorsicht. Nicht zu viel ätherisches Öl dazugeben, nur gerade so viel, daß das Öl angenehm duftet. Durch Zugabe von ätherischen Ölen ist die Creme sehr lange haltbar.)

In der Abkühlungsphase kann man je nach Belieben noch etwas Avocado-Öl, Nachtkerzenöl und/oder Jojoba-Öl untermischen.

Knoblauch

Wie gesagt hat Knoblauch im Vergleich zu anderen Gemüsepflanzen einen sehr hohen Eiweißanteil von 6,1% sowie einen hohen Anteil der so wichtigen, entgiftenden Aminosäure Methionin, aus der die wichtigsten Radikalenfänger Cystein bzw. Glutathion gebildet werden.

Weiterhin enthält Knoblauch ätherisches, schwefelhaltiges Öl, das eine stark desinfizierende Kraft auf Mikroben aller Art hat, und reichlich pflanzlich gebundenes Jod, 20 mcg Selen auf 100 g und viele andere Wert- und Wirkstoffe. Wegen seiner sehr starken Inhaltsstoffe sollte man den Knoblauchgenuß nicht übertreiben, denn die genannten Inhaltsstoffe können auf die Schleimhäute reizend wirken.

Knoblauch führt zu einer erhöhten Tätigkeit der Verdauungsorgane und übt einen guten Einfluß aus, wo Darmträgheit (Verstopfung) oder Gärungserscheinungen mit Durchfällen etc. bestehen. Knoblauchsaft oder Knoblauchtinktur (Rezept, das ich dem ausgezeichneten Heilkräuterbuch von Richard Willfort *Gesundheit durch Heilkräuter* entnommen habe, nachstehend) ist nicht nur ein Vorbeugungsmittel, sondern vermag auch »bestehende infektiöse Darmerkrankungen wie Ruhr, Cholera, Typhus oder Paratyphus ehestens zum Abheilen zu bringen.« Diese desinfizierenden Stoffe wirken nicht nur im Darmrohr, sondern treten auch ins Blut über und wirken im gesamten Körper, speziell auch auf Erkrankungen der Atmungsorgane, selbst bei zähem, eitrigem Auswurf. »Die neuesten Forschungen beweisen«, schreibt Willfort in seinem Heilkräuterbuch, »daß der Knoblauchsaft eines der wirksamsten Heilmittel bei der Bekämpfung der Tuberkulose ist!«

Willfort beschreibt eine Knoblauchtinktur von hervorragender Heilwirkung:

250 g Knoblauchzehen werden fein geschnitten und in 1 Liter Korn 14 Tage lang bei etwa 30 Grad Wärme (Kochkiste mit Wärmflasche oder Herd) angesetzt. Am Tage stellt man die Flasche an die Sonne, da durch die Sonneneinwirkung noch einmal eine ganz wesentliche Verbesserung der Lösung stattfindet. Die Flasche immer wieder gut durchschütteln. Nach 14 Tagen abseihen. Diese Lösung ist ca. 1 Jahr haltbar.

In Zeiten erhöhter Ansteckungsgefahr nimmt man 1 Stunde vor jeder Mahlzeit je 10–15 Tropfen. Hat man sich bereits angesteckt, empfiehlt Richard Willfort 3 x täglich 20 Tropfen. Schlecht heilende Wunden und Hautgeschwüre aller Art werden mit einem getränkten Leinenläppchen oder Wattebausch belegt.

Wer viel Knoblauch zu sich nimmt, dessen Entgiftungsfunktionen bekommen reichlich die nötigen Bausteine, und es kann auf vielen Gebieten, besonders auch in den Gefäßen, aufgeräumt, entgiftet und verbessert werden.

In getrockneter Form ist Knoblauch schnell zur Hand. Gute Qualitäten gibt es im Reformhaus zu kaufen.

TABELLE: KNOBLAUCH- UND ZWIEBELPULVER

		100 g Knoblauchpulver	*100 g Zwiebelpulver*
Kalium	mg	1437	1447
Kalzium	mg	115	264
Magnesium	mg	101	85
Schwefel	mg	144	426
Eisen	mcg	4023	4256
Zink	mcg	2586	8512
Kupfer	mcg	747	681
Mangan	mcg	1437	1958
Jod	mcg	9	17

Quelle: GU Kompaß Mineralstoffe

Aus vorstehender Tabelle sehen wir, daß gerade das Zwiebelpulver einen guten Schwefelgehalt zur Regenerierung unserer Darmbakterien hat. Ebenso liefert es uns das so wichtige Spurenelement Zink in hoher Konzentration. Vermutlich hat Robert Gray deshalb das Zwiebelpulver seinen Darmreinigungskräutermischungen beigefügt.

Bockshornklee

Wieder entdeckt: der Bockshornklee, eine weiß-gelblich blühende, kleeartige Staude (Trigonella foenum-graecum), die wild auf Wiesen oder zwischen Getreide wächst oder als Tierfutter angebaut wird.

Bereits im Jahr 3700 v. Chr. war sie in China eine berühmte Heilpflanze. In Ägypten wurde Bockshornklee bereits im Jahr 1550 v. Chr. als Mittel zur Heilung von Brandwunden beschrieben. Hippokrates und Paracelsus rühmen die schmerzlindernde Wirkung. Hildegard von Bingen erwähnt diese Pflanze lobend. Sie nennt den Bockshornklee Griechenklee, da er aus dem Mittelmeerraum zu uns gekommen ist. Sie schreibt *(Hildegard Post Nr. 14):* »Nimm weißen Pfeffer und ein Drittel davon Mutterkümmel und die Hälfte davon Griechenklee und pulvere diese Mischung. Wenn das Herz weh tut, kaue langsam dieses Pulver, und zwar eine kleine Menge auf ein Stück Brot, sowohl vor als auch nach dem Essen.« Nach Hildegard ist diese Gewürzmischung ein Herzschutz, der zumindest 1 bis 2 mal im Jahr als Kur durchgeführt werden sollte. Die Mischung sollte dabei mit 3 Messerspitzen dreimal täglich auf ein Stück Brot gestreut werden.

Diese Gewürzmischung nach Hildegard paßt hervorragend zu Käsebrot oder zu pikanten Brotaufstrichen, Salatsaucen und Suppen. Bockshornklee ist auch im Currypulver und in dem bulgarischen Gewürz Tschubritza enthalten. Tschubritza ist ein Gemisch aus Bockshornkleepulver, Bohnenkraut, scharfem Paprika, geröstetem Maismehl und Salz. Bockshornkleepulver eignet sich nach Hildegard als appetitanregendes Gewürz (Reformhaus) zur Reinigung des Darms von Fäulnis und Schleim und soll auch eine virusstatische, entzündungshemmende und herzanregende Wirkung ausüben.

Es wurde bei Einnahme dieses Samens auch eine deutliche Besserung des Allgemeinbefindens, Zunahme von Körpergewicht, bessere Eiweißausnützung und eine Anregung der Blutbildung beobachtet.

Ganz besonders setzte sich der Pfarrer Kneipp für diese damals fast vergessene Heilpflanze ein. Er sagte: »»Foenum graecum‹ ist das beste von allen mir bekannten Heilmitteln zum Auflösen von Geschwülsten und Geschwüren.«

Bockshornkleesamenauflagen wirken so eiterentziehend, daß Blutvergiftungen nicht auftreten und sich auch kein »wildes« Fleisch bildet.

In der Antike war das Mehl der Samen, mit einem guten Hautöl vermischt, ein Schönheitsmittel für Hautunreinheiten. Auch sollen Haarpackungen von Olivenöl mit etwas Bockshornkleepulver vermischt, über Nacht als Packung aufgetragen, Haarausfall stoppen und wieder neue Haare wachsen lassen. (Bei Haarausfall sollte gemahlener Bockshornkleesamen als Kur auch innerlich genommen werden.)

Im Keimgerät nur kurz angekeimt, als wertvolle Sprossen gezogen, als Pulver vermahlen als Gewürz oder als Tee aufgebrüht oder als aktivierter Bockshornkleesamen mit Vitamin E angereichert (in der Apotheke zu beziehen), sollten wir dieser wertvollen Heilpflanze wieder mehr Beachtung schenken.

Der Samen enthält sehr wertvolle Stoffe: sehr viel Eisen, Phosphor, Schwefel, Vitamin C, etwa 30 Prozent entzündungswidrigen Schleim, Bitterstoffe, Saponin, Gerbstoffe, 6–8% fettes Öl mit Lecithin, hormonähnliche Stoffe, Bioflavonoide, Rutin, das so wichtige Cholin sowie die Vitamine B_1, B_2, B_3, B_5, A und D und reichlich Eiweiß.

Der vermahlene Samen wird zur äußerlichen Behandlung von Furunkulose, Karbunkeln, Phlegmonen, offenen Geschwüren (Ulcera cruris), Lymphknotenschwellungen und Abszessen verwendet. Für die äußerliche Anwendung wird ein wenig Brei kurz aufgekocht, in Leinsäckchen gefüllt, und auf schlecht heilende Wunden und Eiterbeulen aufgelegt. Auch als Gurgelwasser bei Halsentzündungen kann er als Tee verwendet werden; mit Honig gesüßt, wirkt er hustenlindernd und schleimlösend.

Die Kräutermutter Grete Flach preist den sehr bitter schmeckenden Bockshornkleesamenbrei, der mit Zitronensaft geschmacklich verbessert werden kann, zur innerlichen Anwendung bei Entzündungen, Geschwüren und auch Geschwülsten des Magendarmkanals. (1 Woche lang 2 x täglich 1 Eßlöffel Mehl mit 1 Tasse Wasser zu einem schleimigen Brei gekocht, auf leeren Magen gegessen.) Bei übermäßiger Magerkeit wird der Brei, mit etwas Butter und Honig abgeschmeckt, zur Anregung aller Funktionen empfohlen. Warme Breiumschläge bzw. Klistiere bringen bei Hämorrhoiden gute Ergebnisse. Bei Mastdarmkrebs und Darmtuberkulose wurde der schleimige Brei als Klistier gegeben. Der gepulverte Samen soll auch bei allen Knochenerkrankungen, bei Schwund der Knochensubstanz, Knochenmarksentzündungen bzw. -geschwulsten gute Erfolge zeigen. Seit alters wird der gemahlene Bockshornkleesamen gegen Verdauungsbeschwerden sowie als appetitanregendes und fieberstillendes Mittel angewendet. Als Tee aufgebrüht (1 Teelöffel pro Tasse, mit etwas Honig gesüßt) wurde er in früherer Zeit bei Husten, Verschleimung, Bronchialkatarrh und Lungenerkrankungen eingesetzt. Auch werden dem Bockshornkleesamen blutzucker- und cholesterinsenkende Wirkungen zugesprochen, er muß also neben seiner entzündungswidrigen Eigenschaft sehr umfassend in wichtige Stoffwechselvorgänge eingreifen. Besonders positiv wirkt er auf Leber und Bauchspeicheldrüse, die gerade heute so stark belastet sind. Sehr wertvoll und gut passend für Salate kann Bockshornklee mit seinem pikant herben Geschmack auch als Sprossengemüse selbst gezogen werden. Wir lassen ihn im Keimgerät einige Tage keimen. Gleich ab 2. Tag kann man ihn mit täglich 1 Eßlöffel genießen. (Durch die Keimung entsteht generell eine enorme Anreicherung von Vitaminen. So verdoppelt sich innerhalb von 3 Tagen das Vitamin E im Weizen. Bei der Mungobohne ist nach 5 Tagen Keimzeit sogar achtmal mehr Vitamin B_2, das ebenfalls zu den Antioxidantien zählt, vorhanden als im ungekeimten Zustand.)

Auch für die Tiergesundheit wirkt sich der Bockshornkleesamen positiv aus. Tiere, die den Samen immer wieder dem Futter beigemengt erhalten, sind gesund und kräftig.

Brennessel

Oft gering geachtet, hält sie als basisch wirkende Pflanze – gerade in der heutigen Zeit der allgemeinen Übersäuerung – für uns ein Arsenal von Wertstoffen bereit. Sie enthält in rohem Zustand reichlich Kalium mit 400 mg, einen sehr hohen Kalziumanteil mit 200 mg, Magnesium mit 40 mg, 80 mg Natrium, 120 mg Phosphor, ebenfalls einen höheren Schwefelanteil mit 40 mg, 2,2 mg Eisen, 400 mcg Mangan, 80 mcg Fluor, Kieselsäure etc., Chlorophyll, Vitamin A, Vitamin C, Folsäure, pflanzliche Hormone und das Enzym Sekretin, das die Blutbildung so positiv beeinflußt. Leider liegen mir die genauen Daten über Vitaminwerte nicht vor. Sie müssen aber erheblich sein. Brennesselblätter sind mit 5 bis 9 Prozent besonders reich an Eiweiß. Im getrockneten Zustand erhöht sich der Eiweißgehalt auf 40 Prozent!

Seit alters wurde sie hochgeschätzt. Von Albrecht Dürer (1471–1528) ist uns ein Bild überliefert, auf dem ein Engel die Brennessel zum Thron Gottes bringt. Die Brennessel zählt zu den besten Blutreinigungsmitteln, die wir kennen, da sie uns durch ihre basischen Elemente hilft, die immer mehr in uns entstehende Säure zur Ausscheidung zu bringen. Übersäuerung führt zu Gereiztheit, Erschöpfung, Depressionen,

Durchblutungsstörungen etc. – alles Zeichen einer Mykose! Sie hilft bei Erkrankungen der Harnwege (Entzündungen, krankhafte Urinverhaltung, Wassersucht, Nieren und Harngrießbildung, Verhinderung von Nierensteinen). Sie ist stuhlgangsfördernd, vermag (laut Willfort) den Blutzucker zu senken, bessert eine zu starke Periode bei Frauen, kann innere Blutungen stillen, behebt Blutarmut und stärkt – ganz allgemein gesehen – die Abwehrkraft und das Wohlbefinden.

Im Winter leiden wir unter zuwenig Bewegung in frischer Luft und Sonne, unsere Nahrung weist nicht nur ganz allgemein einen Mangel an Vitaminen und Vitalstoffen auf, sondern laut Prof. Popp fehlen im Winter auch die Biophotonen (Lichtkraft). Außerdem läßt man sich meist durch die vielen Festtage zu Ernährungsfehlern verleiten, die unser Blut mit Schlacken, vermehrten Pilztoxinen und Säuren beladen.

Ideal zur Blutreinigung wäre daher im Frühjahr ein Spinat aus Brennesseln und Löwenzahn, möglichst alle 2 Tage kurmäßig gegessen. Unlust, Schwäche und schnelle Ermüdbarkeit – die sogenannte Frühjahrsmüdigkeit – werden sehr bald schwinden. Man kann sich auch ein »grünes Getränk« aus diesen Kräutern herstellen, wie es Gordon Fraser so sehr zur Blutverbesserung (Chlorophyll!) empfiehlt. Frische Brennesselblätter und anderes Grün der Jahreszeit werden mit gutem Wasser im Mixer püriert, durch ein Sieb gegeben und getrunken. Auch zum Salat können wir die jungen Brennesselspitzen nehmen. Mit den Händen (Gummihandschuhe) kräftig gedrückt, brennen sie nicht mehr. Gut wäre es auch, sie kurz zu überbrühen. Sie sind dann für Verdauungsschwache leichter verdaulich.

Wie Richard Willfort ausführt, haben wir im frischen Brennesselsaft (laut Ebba Waerland) ein wirksames Mittel gegen Schäden durch radioaktive Verseuchung der Luft. Den dadurch auftretenden leukämieartigen Erscheinungen der weißen Blutkörperchen kann durch Einnahme von Brennesselsaft weitgehend entgegengewirkt werden. Man trinke bei radioaktiver Strahlung täglich 3–4 Gläschen frischen Brennesselsaft. Auch frischer Rote-Bete-Saft aus biologischem Anbau (ideal ist der milchsaure Demeter Rote-Bete-Most), biologisches Rote-Bete-Pulver (Spira-Versand), das Glutathion der flüssigen Bierhefe oder die Enzyme und Vitamine der Enzymhefe Zell Oxygen (Näheres siehe im Kapitel 9) bieten dagegen einen guten Schutz. Ebenso der tägliche Verzehr von Miso zusammen mit Naturreis (Vollreis), wie im Kapitel 8 beschrieben wird.

Die vorstehenden Erkenntnisse von Ebba Waerland wurden von dem leider inzwischen verstorbenen Krebsarzt und -forscher P. G. Seeger voll bestätigt. Aus seiner sehr empfehlenswerten Schrift *Krebsverhütung durch biologische Vorsorgemaßnahmen* entnahm ich, daß die Brennessel einen sehr starken Schutz gegen Krebs bietet.

Ich zitiere: »Die Xanthophylle der Brennessel akzeptieren elf Wasserstoffatome (= H-Atome), das Vitamin C der Brennessel akzeptiert zwei H-Atome, das Carotin elf H-Atome; *also zeichnet sich die Brennessel als Akzeptor von 24 Wasserstoffatomen* als höchst aktive Antikrebspflanze aus, zumal Chlorophyll und Eisen die Wirkung potenzieren.«

Erfreulich ist es, daß sich auch unsere moderne Forschung endlich dieser großen Heilpflanze angenommen hat. In der Fernsehsendung »Hallo, wie geht's?« vom 5. 6. 1997 konnte man erfahren, daß im Brennesselspinat und in der getrockneten Brennessel Substanzen vorhanden sind, die bei Patienten mit Arthrose oder Arthritis die Beschwerden deutlich gelindert haben. Der Brennesselsaft aus der Apotheke habe in dieser Hinsicht keinen Einfluß gezeigt. Es wurde eine Patientin vorgestellt, die durch Brennesselkapseln soweit wieder beweglich geworden ist, daß sie ihren Haushalt selbst versorgen kann, was vorher nicht mehr möglich war.

Im Kräuterbuch von Maria Treben wird der Fall einer krebskranken Frau mit metastasierendem Unterleibskrebs geschildert. Sie war im Endstadium und begann dann, sich überwiegend nur von Brennesseln zu ernähren. Sie wurde völlig frei von Krebs!

So sollten wir die Brennessel zur täglichen Entsäuerung und zum Schutz bis hin zur Verpilzung und Krebs möglichst täglich zu uns nehmen. Ideal bietet sich dafür die getrocknete, gerebelte Brennessel aus DEMETER-Anbau an, denn je gekonnter und optimaler die Humusversorgung, desto vitalstoffreicher die Pflanze. (Zu beziehen über Käsereibedarf Bunte Kuh). In der getrockneten Pflanze sind die basischen Mineralstoffe und Spurenelemente um ein Vielfaches erhöht. Man übergießt die gerebelten Brennesseln mit kochendem Wasser und läßt sie einige Zeit durchziehen. Oder man gibt sie zum Schluß in die so wichtige Miso-Suppe, in Waffelteig oder überstreut Bratkartoffeln damit. Kurz mitziehen lassen.

Rote Bete

Da dieses Thema uns alle angeht, möchte ich in Kürze die wesentlichsten Erkenntnisse betreffs der Atmungsfermente und der Notwendigkeit von Wasserstoffakzeptoren aus dem Buch von P. G. Seeger anführen. In mehr als 100 000 Versuchen vermochten Seeger und Schacht immer wieder nachzuweisen, daß bei Krebszellen die Zellatmung gestört ist. In einer Versuchsreihe fanden sie heraus, daß die Vermehrungsrate von Krebszellen in dem Grad zunimmt, wie die Atmungsfermente der Zelle gestört und zerstört sind. So kann durch Aktivierung der Zellatmung die Wucherung der Krebszellen gebremst werden, während – umgekehrt – durch Blockierung der Zellatmung die Vermehrungsquote der Krebszellen außerordentlich aktiviert wird.

Besonders wird auf die Rote-Bete-Saftmischung »Anthozym Petrasch« (Apotheke) hingewiesen, mit der erstaunliche Verbesserungen im Krebsgeschehen und speziell auch bei Bestrahlungen erzielt wurden.

Je mehr Wasserstoffatome eine Pflanze oder ein Stoff akzeptieren (binden) kann, um so mehr kann die gestörte Zellatmung wieder gestärkt werden (siehe Näheres im Kapitel 10 »Die Mitochondrien als Schützer unserer Gesundheit«).

In den Büchern von P. G. Seeger steht allgemein so viel Wichtiges, uns Schützendes, daß ich dringend empfehle, diese Bücher gründlich zu studieren. Das Krebsgeschehen ist die Endphase langjähriger Fehlentwicklung und Übergiftung des Organismus, die mit einer starken Blutmykose einhergeht. Je früher wir achtgeben und den Entgleisungen entgegenarbeiten, um so sicherer können wir diesem unheilvollen Geschehen entgehen.

Ich zitiere aus der kleinen Schrift *Krebsverhütung* S. 77: »Die Atmungsfermente sind wichtig, die den Sauerstoff (aufgenommen über die Lungenatmung) in der Zelle auf den Wasserstoff (resultierend aus dem Abbau unserer Nahrung) übertragen und zwecks Energiegewinnung verbrennen. Da die Atmungsfermente in den Mitochondrien* im Zuge der Verkrebsung zerstört werden, ist ein Ersatzmechanismus zur Bindung des aus dem Nahrungsabbau stammenden Wasserstoffes notwendig. Als Wasserstoffakzeptoren wirken hauptsächlich:

---

* Mitochondrien: Produktionszentren (insbesondere Kraftwerke der Zelle) für ATP-Moleküle, die Energieträger der Zelle.

Anthozyane, Betazyane, Bromelain, Cholin, Flavone, Heparin und Ozon.«

Zum Beispiel akzeptiert die rote Bete insgesamt 16 Wasserstoffatome (= H-Atome). 1 Liter Rote-Bete-Saft (möglichst aus biologischem Anbau) liefert laut Seeger 1000 Gramm aktiven Sauerstoff. In der Forschungsstelle für Krebsforschung der Charité in Berlin konnten Seeger und Schacht 1960 mit Hilfe elektrochemischer Zellatmungsmessungen nachweisen, daß sowohl frischer als auch abgestandener Saft von roten Rüben die Atmung von Tumorzellen um 400 bis 500 Prozent aktivieren.

In Kombination mit anderen Atmungsaktivatoren, wie Vitamin C, war sogar eine 1250fache (!) Aktivierung zu erzielen. (Viel Vitamin C ist zum Beispiel in der ebenfalls die Zellatmung stark aktivierenden Enzymhefe Zell Oxygen plus u. a. enthalten. Siehe im 9. Kapitel)

Heidelbeeren akzeptieren drei H-Atome und besitzen eine Atmungsaktivierung wie rote Bete um 400 bis 500 Prozent.

Holunder akzeptiert zwei H-Atome, Preiselbeeren akzeptieren zwei H-Atome, Brombeeren akzeptieren zwei H-Atome, Rotwein bindet ein H-Atom.

Die Schwedenkräuter

Schwedenkräuter akzeptieren mehr als 50 Wasserstoffatome und müssen laut P. G. Seeger infolge ihrer oxydierenden Wirkung als ganz hervorragendes Antikrebsmittel angesehen werden. (Sennes sollte aber nicht darin enthalten sein, da er darmreizend und zu stark abführend wirkt.)

Was die Volksheilkunde schon lange wußte, wird heute durch die moderne Forschung bestätigt. Gerade in so einfach scheinenden Heilpflanzen haben wir einen preiswerten, starken Schutz für unsere Gesundheit.

Ringelblume

Eine stark krebshemmende Wirkung wird von der Volksmedizin – Maria Treben empfiehlt einen Tee aus Ringelblumenblüten, Brennesseln und Schafgarbe gegen das Krebsleiden – der Ringelblume zugeschrieben, die diverse Forscher inzwischen bestätigen konnten. Die Ringelblume (regelmäßig als Tee getrunken) entzieht laut P. G. Seeger 35 Wasserstoffatome und ist demnach ein beachtlicher Atmungsaktivator für die gestörte Zellatmung. Dadurch wird das Geschwulstwachstum gebremst, und Krebszellen können wieder zu Normalzellen werden.

Als Heilpflanze seit alters sehr gelobt, weiß man heute, daß sie anregende und krampflösende Wirkungen hat und daher bei Asthma, Husten, Herzklopfen, Schlaflosigkeit und Angstzuständen verwendet werden kann (siehe *Das Mésségué Heilkräuter-Lexikon*). Auch sie reinigt (ähnlich wie Holundertee) gleich auf vielerlei Weise: sie ist harntreibend, blutreinigend, abführend und schweißtreibend.

Sie hat vernarbende Eigenschaften und wird bei allen Hautproblemen, seien es Wunden, Quetschungen, Frostbeulen, Brandwunden, Ekzemen, Milchschorf, Geschwüren, Furunkel, Hühneraugen, Warzen und Akne bei äußerlicher Anwendung als Ringelblumensalbe gerühmt.

Die Ringelblume wirkt sehr positiv auf unsere Leber und Gallentätigkeit, so daß sie eine gute Wirkung bei hartnäckigem Erbrechen hat. Besonders gute Wirkungen hat ein Ringelblütentee auch auf eine unregelmäßige, zu starke oder auch schmerzhafte Regel junger Mädchen oder im Klimakterium. Eine Kur mit Ringelblütentee eine Woche vor dem vermutlichen Eintritt der Regel regt die allgemeine Entgiftung so gut an, daß die Beschwerden ausbleiben. Die Schmerzen bei der

Regel werden durch zuviel freigesetzte Säuren und Gifte aus den Depots verursacht, die für den erwarteten »Aderlaß« freigesetzt werden. Werden die Entgiftungsfunktionen des Körpers dadurch überfordert, führt dies zu Verkrampfungen, was sich in oft sehr starken Schmerzen äußert.

Zinnkraut

Die große Heilpflanze vermag 15 Wasserstoffatome zu akzeptieren. Diese Pflanze besteht zu 70 bis 80 Prozent aus Kieselsäure. Laut Seeger kann die Kieselsäure geschädigte Eiweiße in den Zellmembranen der Krebszellen wieder aufbauen. Außerdem steigert sie im Binde- und Lymphgewebe erheblich unsere Abwehrzellen und hemmt somit das Krebswachstum. Viel Kieselsäure finden wir außerdem in Zwiebeln, Knoblauch und Schnittlauch, wie auch in Hirse und Gerste.
Auch diese wertvolle Heilpflanze wurde durch Pfarrer Kneipp der Vergessenheit entrissen. Sie gilt als eines der besten Lungenmittel (bei chronischer Bronchitis, auch bei Lungenblutungen). Durch die jahrelange Zufuhr von Zinnkrauttee (Kieselsäure!) wurden sogar tuberkulöse Prozesse ausgeheilt. Kneipp gelang es auch, Hauttuberkulose (Lupus) durch Zinnkrautbäder und -tee zu heilen.
Der hohe Gehalt an löslicher Kieselsäure – als »Reparaturstoff« für geschädigte Zellen – hat auch zur Folge, daß Magengeschwüre, Mastdarmfisteln, krebsartige Geschwüre etc. zum Abheilen kommen (siehe *Gesund durch Heilkräuter* von R. Willfort). Ein weiteres großes Gebiet des Zinnkrautes ist seine positive Wirkung auf die Harnorgane, sei es in Form von Sitzbädern oder Teekuren. Es wirkt gegen Steinbildung, bei Harnverhalt, Harnblutungen, Bettnässen, Nierenentzündun-

gen, häufigem Harndrang, bei beginnender Nierentuberkulose etc. Sehr gute Erfolge werden auch bei Wassersucht aller Art berichtet. Zinnkraut hilft – durch seine ebenfalls stark blutreinigende Wirkung – bei zu heftigen Monatsblutungen. Längere Teekuren, innerlich und äußerlich angewandt, helfen bei Hautkrankheiten aller Art (Ekzemen, Geschwüren, Flechten, Hautunreinheiten etc.). Lidrandentzündungen, Gerstenkornbildung sowie Juckreiz der Haut und äußerliche Pilzkrankheiten sprechen gut auf eine äußerliche Behandlung mit Zinnkrauttee an. (Gegen Juckreiz hilft auch sehr gut das Brennesselgelee Combuduron von Weleda bzw. die beruhigende und zellerneuernde Hautpflegeemulsion DermaSoma oleo plus [Bezugsquelle: Galoba; früher Dermasynton F]).

Wer Zinnkraut selbst sammeln möchte, sollte darauf achten, jüngere Pflanzen von etwa Anfang Juni bis Ende Juli zu sammeln, da die Pflanze später von einem Pilz befallen werden kann, der braunschwarze Flecken verursacht. Die Wedel sollten jedoch bereits hart und spröde sein, da sie erst dann genügend Kieselsäure enthalten. Zur Lösung der Kieselsäure kocht man den Tee mindestens 1 Minute lang.

Schöllkraut

Das Schöllkraut ist ein geschätztes Mittel für den Leber-Galle-Stoffwechsel, das die Ausleitung von Giften aktiviert. Es akzeptiert 11 H-Atome. Gleichzeitig hat das Schöllkraut eine proteolytische, das heißt eiweißauflösende Fermentwirkung für pathogenes (krankmachendes) Eiweiß, so daß es gerade in der Krebstherapie von P. G. Seeger sehr empfohlen wird. Neben seiner guten Wirkung auf Leber und Galle (Präparate sind in der Apotheke erhältlich) beruhigt das Schöllkraut, fördert den Schlaf und löst Krämpfe, so daß es für Hypernervöse und auch Asthmatiker günstig ist. Fußbäder aus getrockneten Blättern regeln den Zyklus der Frauen, besonders bei Aussetzen der Periode (siehe *Mességué Heilkräuter-Lexikon*).

Petersilie

Die ältere Generation wird es noch wissen: fast zu jeder Mahlzeit holte die Mutter oder Großmutter ein Sträußchen Petersilie aus dem Garten. Man gab sie gewiegt über die Kartoffeln, an Möhren und Spargel, in Suppen und besonders in Salate. Erst heute durch unsere modernen Untersuchungsmethoden erkennen wir, welch einen wirklich großen Schatz wir an der Petersilie haben.

Sie hat ähnlich große basische Anteile wie die Brennessel und sollte reichlich in die tägliche Misosuppe oder andere Speisen zum Schluß dazugegeben werden. Frische und getrocknete Petersilie, die es in sehr guter Qualität im Reformhaus gibt, unterscheiden sich jedoch gewaltig in der Stoffkonzentration (siehe die Tabellen auf der nächsten Seite).

Petersilie zeigt mit 165–190 mg Vitamin C auf 100 g einen sehr hohen Wert dieses so wichtigen Vitamins bei unseren Gartenpflanzen auf. An Vitamin A und Beta-Carotin finden wir je nach Düngung 3200–26 000 mcg per 100 g (M. Hoffmann: *Vom Lebendigen in Lebensmitteln,* S. 35). Mit diesen zwei starken Vitaminen, die zu den wichtigen Antioxidantien zählen, und ihrem hohen Schwefelgehalt (besonders in getrocknetem Zustand) zählt sie ebenfalls mit zu den sehr starken Entgiftern. Dies um so mehr, als wir sie auch als ein Entsäuerungsmittel ersten Ranges aufgrund ihrer basischen Stoffe betrachten können.

TABELLE: MINERALSTOFFE IN PETERSILIE UND KOPFSALAT

		100 g Petersilie frisch	*100 g Petersilie getrocknet*	*100 g Kopfsalat*
Kalium	mg	1000	7387	224
Kalzium	mg	245	1847	37
Magnesium	mg	41	295	11
Schwefel	mg	190	1404	12
Eisen	mcg	6000	44322	1100
Zink	mcg	900	6648	220
Kupfer	mcg	520	3694	54
Mangan	mcg	2700	19945	350

Quelle: GU Kompaß Mineralstoffe

TABELLE: VITAMINVERGLEICH PETERSILIE – KOPFSALAT

		100 g Petersilie	*100 g Kopfsalat*
Carotin	mcg	7250	790
Vitamin E	mcg	2700	440
Vitamin K	mcg	790	200
Vitamin B_1	mcg	140	60
Vitamin B_2	mcg	300	80
Vitamin B_3	mcg	1350	320
Vitamin B_6	mcg	300	55
Folsäure	mcg	115	35
Vitamin C	mcg	165	13

Quelle: Der kleine Souci-Fachmann Kraut

Auffallend ist der für die Blutbildung wichtige hohe Eisengehalt von 44,3 mg (44 322 mcg) im getrockneten Zustand. Das
Eisen aus grünen Pflanzen soll nicht so gut aufgenommen
werden wie das Eisen aus Hülsenfrüchten, Vollkorn-und So-

japrodukten, Bierhefe, Sesam oder zum Beispiel Aprikosen. Man nimmt an, daß nur 10% des durch die Nahrung aufgenommenen Eisens resorbiert werden. Schwarzer Tee (Tannin), Oxalate (speziell im Spinat) und Phytinsäure aus rohem Getreide behindern die Eisenaufnahme. Bei zuviel zugeführtem Eisen sinkt die Resorptionsquote im Darm, so daß es beim Gesunden nicht zu einer Überladung kommt.

Auch der Manganwert ist in der getrockneten Petersilie sehr hoch. Mangan ist, an Eiweiße gebunden, Bestandteil von Enzymen und beeinflußt die Knorpelbildung sowie den Fett- und Kohlehydratstoffwechsel. Es ist an der Entgiftung des Körpers beteiligt und unterstützt die körpereigene Abwehr. Im Darmtrakt werden nur 3 bis 5% resorbiert und Überschüsse über Darm und Galle ausgeschieden. Überhöhte Zufuhr mit der Nahrung ist bisher nicht bekannt.

Seit alters ist die Petersilie auch als Heilpflanze geschätzt. Samen und Wurzeln, in geringerer Konzentration auch die Blätter, enthalten ein ätherisches Öl. Laut Richard Willfort *Gesund durch Heilkräuter* wirkt Petersilie ähnlich wie Anis, Fenchel und Kümmel blähungstreibend, krampfstillend und gärungswidrig. Schon kleine Gaben können die Verdauungsvorgänge anregen und durch Anregung der Nierentätigkeit die wassersüchtigen Ansammlungen in den Beinen oder in der Brust ableiten. Auch bei häufigem Harndrang leistet sie gute Dienste. Bei akuten Nierenentzündungen sollte Petersilie (dies gilt besonders für die Samen und die Wurzeln) nicht gegeben werden.

Laut Maurice Mességué, *Das Mességué Heilkräuter-Lexikon* regt sie den Appetit an und gibt Spannkraft und Energie bei Erschöpfungszuständen. Sie reinigt den Körper von Giftstoffen, da sie stark harn- und schweißtreibend ist. Auch bringt sie einen unregelmäßigen Zyklus der Frauen wieder in

Ordnung und hilft – genau wie der Tee aus Ringelblumenblüten –, einige Tage vor der Regel genommen, bei Regelkrämpfen. Mességué empfiehlt diese Heilpflanze bei Gicht und Rheuma, bei Hautkrankheiten und Erkrankungen der Leber (Gelbsucht). Die Abkochung von Samen und Wurzeln ist ein Haarwuchsmittel.

Senfkörner

Senfkörner werden nach Pfarrer Kneipp zur Darmreinigung und bei Durchblutungsstörungen (Arteriosklerose) teelöffelweise unzerkaut geschluckt. Die Kräutermutter Grete Flach schreibt in ihrem Buch *Aus meinem Rezeptschatzkästlein* »Wer dreimal täglich 1 Teelöffel ganze Senfkörner schluckt und hinterher etwas trockenes Brot ißt, schützt sich vor Herzinfarkt und Schlaganfall, unterstützt die Funktion von Leber, Galle und Magen oder befreit sich von Blähungen, Verdauungsstörungen, Verstopfung, Rheuma und Gicht.«
Senf hat einen höheren Schwefelgehalt von 200 mg auf 100 g und wirkt somit allgemein entgiftend und stärkend auf die so wichtigen Kolibakterien. Da die Senfkörner das sehr scharfe Senföl enthalten, sollte man die innerliche Einnahme auch in Form von Senf oder Senfkeimlingen nicht übertreiben. In kleinen Mengen genossen, wirkt Senf gallensafttreibend und verdauungsfördernd.
Eine sehr gute Wirkung sagt man Senfumschlägen nach. Diese üben als Hautreizmittel bei Schmerzen (Ischias, Hexenschuß, schmerzenden Gelenken, Gallenblasenentzündungen, Nierenkoliken) eine krampflösende und rasch schmerzstillende Wirkung aus. Bei empfindlichen Personen kann man das Senfmehl mit Roggenmehl vermischen. Der Senfteig

sollte stets frisch gemahlen werden und mit lauwarmem Wasser verrührt werden. Am besten gibt man eine Gaze auf die zu behandelnde Stelle und streicht den Brei auf. Der Umschlag sollte solange liegenbleiben, bis ein intensives Brennen zu spüren ist, das man möglichst – laut Richard Willfort – noch eine Minute ertragen sollte. Die Haut ist danach stark gerötet und empfindlich und sollte mit Reismehl bestäubt werden. Die Rötung klingt nach einigen Tagen ab. Empfindliche Hautpartien dürfen damit nicht behandelt werden.

Wacholderbeeren

Der Wacholderstrauch und seine blauvioletten Beeren galten zu allen Zeiten als das »Heilgewächs« schlechthin.
Die Beeren wirken besonders günstig auf den Magen-Darm-Kanal. Ihr heilender und keimtötender Einfluß zeigt sich bei allen Darminfektionen, Koliken, Krämpfen, Entzündungen und Durchfällen. Einer Darmfäulnis und -gärung wird durch das Trinken von Tee oder das Kauen der Beeren schnell der Boden entzogen. Auch werden die natürlichen Funktionen des Magens und Darmes angeregt, ganz besonders die der Salzsäureproduktion.
Das ätherische Öl der Wacholderbeeren wirkt in hohem Maß keimtötend. Bei Anwendung auf der Haut dringt es leicht in den Organismus ein. Dies wirkt sich bei allen Gelenksleiden vorteilhaft aus.
Als Dämpfe eingeatmet, übt Wacholderöl einen beachtlichen Abheilungsprozeß auf Infekte der Lunge aus. Laut Richard Willfort wirkt Wacholdersirup im Kindesalter sehr positiv auf die Lunge, selbst bei schweren Erkrankungen.

Der Volksmund erzählt, daß das Kauen von Wacholderbeeren der beste Schutz gegen Ansteckungen aller Art sei. In Seuchenzeiten wurden Wacholderbeeren auch als desinfizierendes Räucherwerk benutzt. Man weiß, daß die »Wacholder-Häuser« von der Pest und Cholera verschont blieben.

Tee aus Wacholderbeeren wirkt wassertreibend (diuretisch). Er soll Harnsäureablagerungen im Körper beseitigen, wie auch bei chronischen Blasenkatharren und Wassersucht helfen. Man überbrüht 1 Teelöffel zerquetschte Beeren mit einer Tasse kochendem Wasser und läßt sie 5 bis 10 Minuten zugedeckt ziehen. Man trinkt hiervon 1–2 Tassen am Tag.

Innerlich eingenommen, kann man täglich 3 bis 5 Wacholderbeeren kauen. Doch sollte man mit Wacholderbeeren nicht übertreiben, da sie die Nieren reizen können.

Eine besondere Spezialität sind die außergewöhnlich süß und aromatisch schmeckenden besonnten Wacholderbeeren, die in einem violettblauen Glas als Lichtschutz angeboten werden (Bezugsquelle: Arkanum Wahre Naturwaren). Zu dem vorerwähnten reichen Wirkungsspektrum kommt hierbei noch die Energieanreicherung durch die Sonnenbestrahlung dazu. (Weiteres über die besonnten Mittel im folgenden Kapitel.)

14 Die Leiden der Seele

Hilfe bei psychischen Problemen und Süchten

Eine Patientin erzählte mir von ihrer sogenannten Prozeßarbeit im Netzwerk von Anne Wilson Schaef. Diese Grup-
penarbeit half ihr in der schwersten Zeit ihres Lebens von
ihren Depressionen und ihrer Alkoholsucht loszukommen, in
die sie durch gehäufte schwere Schicksalsschläge hineinge-
raten war. Ich durfte die wunderbare Veränderung dieser Frau
in einen frohen, freien Menschen zu einem guten Teil miter-
leben, so daß ich mich näher für ihre sogenannte Prozeßarbeit
zu interessieren begann. Sie teilte mir ihre Erfahrungen wie
folgt mit:
»Vor Jahren habe ich den besonderen therapeutischen Ansatz
von Anne Wilson Schaef (Psychotherapeutin, Dozentin und
Schriftstellerin) auf Workshops und später im Training kennengelernt. Nach umfangreichen konventionellen Therapien
war ich in meinem Leben an einem Tiefpunkt angekommen,
wo ich allein keinen Ausweg mehr sah. Da hörte ich von der
Prozeßarbeit und ließ mich darauf ein. Ich lernte einen neuen
Umgang mit meinen Gefühlen, mit meiner inneren Stimme
und mit dem mir eigenen Entwicklungsprozeß. Diesen meinen inneren Prozeß habe ich als von Gott geführt, ja, als Gott
selbst erlebt. Auf diesem Weg fand ich meinen Glauben wieder und lernte, meine spirituellen Kräfte im Alltag wahrzunehmen und mich von ihnen leiten zu lassen.
In gemischten Gruppen können gemeinsam abgebrochene
Prozesse aus der Kindheit durchgearbeitet werden – Anne

Wilson Schaef nennt sie ›Tiefenprozesse‹ – und es können aktuelle Lebenssituationen behandelt werden. Dazu gibt es keine vorgefertigte, ideologisierte Technik, kein starres Schema, in das der Mensch hineinpassen muß. Es wird angeschaut, was kommt, und so, wie es kommt, eben nach dem Plan unserer inneren Führung, ist es gut. Der Weg, der Seelenprozeß eines jeden Menschen ist einzigartig, und wir hüten uns vor Interpretationen oder Wertungen. Das ist für mich die respektvollste und liebevollste Weise, mit sich, mit anderen und mit unseren Geschichten umzugehen.

Auf diesem Weg ergab sich eine Veränderung meines gesamten Lebens von zum Teil großem Ausmaß. Das ›Leben im Prozeß‹ wird nach und nach auch im Alltag gelebt und macht dem Vorherigen Platz. Das war bei mir ein Leben mit materiellen und immateriellen Süchten, fern von Gott und der von Gott gewollten Bestimmung in meinem Leben. Die ›Genesung‹ vom Suchtprozeß zum Leben im Prozeß vollzieht sich langsam und behutsam, wiederum nach Gottes Plan, auch wenn ich meine Schritte der Arbeit und Genesung zu gehen hatte.«

In Deutschland existieren 8 Regionalgruppen »Leben im Prozeß« als Selbsthilfegruppen. Als Anlaufstelle in Deutschland fungiert die Internationale Seminarvermittlung.

Die Amerikanerin Anne Wilson Schaef, ehemalige Psychotherapeutin, erkannte bei ihrer Arbeit am Menschen, daß die bisherigen Methoden der Psychotherapie nicht ausreichen, um Leidenden tatsächlich aus ihren Nöten und Süchten herauszuhelfen. Schonungslos legt sie ihr Versagen in der Vergangenheit als Psychotherapeutin und das unserer gesamten westlichen Gesellschaft dar. Ich zitiere auszugsweise einige Sätze aus ihrem Buch »*Mein Weg zur Heilung – Ganzheitliche Lebenshilfe in der Praxis*«:

»Ich bin zu der Überzeugung gekommen, daß wir in einer Suchtgesellschaft leben und daß alle, die in dieser Kultur mit ihrem speziellen dominanten Weltbild aufgewachsen sind, den Suchtprozeß verinnerlicht haben. Der Suchtprozeß ist etwas Erlerntes und kann folglich auch wieder verlernt werden … Der Suchtprozeß ist eine Krankheit des Körpers, der Seele und des Geistes. Diesen Prozeß eine Krankheit zu nennen, bedeutet nicht, daß die Medizin und/oder Psychiatrie die besten Behandlungsformen wären. Meiner Erfahrung nach haben sowohl die Medizin als auch die Psychiatrie bei der Behandlung von Abhängigkeiten erbärmlich versagt, soweit sogar, daß man sie in dieser Hinsicht beinahe als nutzlos bezeichnen kann …

Genesung ist unter anderem deshalb so schwierig, weil die Sucht Teil der Gesellschaft ist, in der wir leben. Diese Gesellschaft *verlangt* Sucht als Merkmal der Zugehörigkeit …

Meiner Erfahrung nach sind das Zwölf-Schritte-Programm der Anonymen Alkoholiker und die aus einem Bedarf entstandenen Varianten dieses Programms die bisher besten Werkzeuge, die uns im Umgang mit Abhängigkeiten zur Verfügung stehen …

Wenn wir anfangen, uns aus unseren Abhängigkeiten zu lösen, ist die zunächst auffälligste Folge, daß wir zu *fühlen* beginnen; alle Arten von Gefühlen. Alte, unterdrückte, verborgene Tiefenprozesse stellen sich ein. Tatsächlich ist es eine der Hauptfunktionen der Sucht, uns vom Kontakt mit unseren Gefühlen, Wahrnehmungen und Tiefenprozessen fernzuhalten.«

Anne Wilson Schaef legt dar, daß wir von Kindheit an ein Suchtverhalten lernen. (Hat ein Kind Kummer, bekommt es ein Bonbon, ist es unruhig, setzt man es vor den Fernseher.)

Seelische Nöte werden abgelenkt und zugedeckt. Sie sagt, daß es eine der Hauptfunktionen der Sucht ist, seelische Tiefenprozesse in Schach zu halten, so daß uns die Möglichkeit der Heilung, des Wachsens und Reifens versagt bleibt. Solange wir in Süchten befangen sind, beachten und kennen wir unsere innere Welt nicht. Die Sucht schneidet uns von unserer inneren Führung und der Erkenntnis ab, daß wir mit allen Dingen eins sind. Wenn wir in die Genesung eintreten und anfangen, mehr auf unsere inneren Vorgänge achtzugeben, uns führen zu lassen, es geschehen zu lassen, werden wir uns dieser Einheit wieder bewußt. Sie sagt, daß es eine Genesung aus Abhängigkeiten nur geben kann, wenn die innere Reife und der richtige Zeitpunkt da sind, das heißt die Bereitschaft, eine Änderung des bisherigen Verhaltens und der bisherigen Weltsicht vorzunehmen. Unsere innere Stimme wartet geduldig, bis sich dieser Prozeß von Reife von allein einstellt. Sie sagt: »Ich bin dazu gekommen, Gott als meinen inneren Prozeß und den Prozeß des Universums zu verstehen, und wenn ich wirklich aus meinem inneren Prozeß (aus der inneren Führung) heraus lebe, bin ich eins mit Gott.« Sie sagt, es gibt keine Genesung ohne innere Wandlung, und es gibt keine innere Wandlung (Transformation) ohne Genesung. Wie ist es dagegen heute allgemein üblich? Depressionen und Abhängigkeiten nehmen erschreckend zu. Schwere Psychopharmaka decken die innerseelischen Vorgänge, die sich ja gerade durch eine tiefe innere Unzufriedenheit ankündigen, vollends zu bis zur Persönlichkeitsveränderung und Abhängigkeit. Die Seele trauert und zeigt uns dadurch an, daß wir uns weigern, ihr das zu geben, was sie von uns erhofft und erwartet.

Hunger der Seele

Wie ich in meinem Buch *Mykosen* in den Kapiteln »Unser Weltbild stimmt nicht mehr« und »Die innere Stimme des Universums« darlege, erkennen immer mehr große Wissenschaftler, daß der Geist der Erbauer der Materie ist und nicht umgekehrt. Diese neue Erkennnis bricht sich langsam Bahn und steht einer rein materialistischen Weltauffassung konträr gegenüber. Der Mensch in seiner Fortschrittseuphorie hat alle Erkenntnisse und Überlieferungen der Vergangenheit über Bord geworfen. Er erhob seinen Verstand als alleinigen Maßstab aller Dinge in einer solchen Weise, daß wir nun in zunehmendem Maß vor den Trümmern dieses Denkens stehen.

Durch alle Erkenntnisse der Vergangenheit zieht sich trotz vieler Irrtümer ein roter Faden, und dieser besagt: es gibt einen Schöpfer, der alle Dinge geschaffen hat, einen großen universalen Geist, der hinter allem Geschaffenen steht, der alles erhält und der seine Pläne mit dieser Schöpfung hat. Max Planck scheute sich nicht, diesen Universalgeist, den er aus seinen wissenschaftlichen Erkenntnissen heraus als tatsächlich existierend erkannte, Gott zu nennen.

Die Not und Verzweiflung der Seelen ohne Gott nimmt immer mehr zu. Ich habe auch dazugehört. Je empfindsamer eine Seele angelegt ist, um so eher leidet sie an der gänzlichen Gottesferne, in der wir heute in unserer Gesellschaft allgemein leben.

Der Mensch besteht aus der Dreiheit von Körper, Seele und Geist. Wir können nur gesund sein und uns wohl fühlen, wenn wir allen drei Aspekten das ihnen Gebührende geben. Über die Dinge, die unseren Körper gesund erhalten, habe ich sehr ausführlich in diesem Buch geschrieben. Diese materielle Seite der Gesundheit ist aber noch nicht alles.

Auch unser Geist und unsere Seele hungern nach Nahrung. Ihre Nahrung besteht in Herzenswärme, Güte und liebevollem Angenommensein. Sie benötigen eine natürliche Umgebung, die Ruhe und Frieden ausstrahlt. Nur in einer solchen Umgebung kann die Seele und der Geist ihre schöpferischen Begabungen entwickeln. Diese in jedem Menschen schlummernden Fähigkeiten sollten geweckt und gefördert werden. Erst daraus erwächst die Möglichkeit, tiefer zu empfinden und sich an allen Dingen zu erfreuen. Wir legen allgemein noch zuwenig Wert auf die Ausbildung des Gemütes. Jeder Mensch ist anders und birgt andere Reichtümer in sich. So vieles schlummert in den Seelen und ist durch Überlagerung des Verstandes erstickt, weil diese Werte in unserer heutigen Leistungsgesellschaft nicht gefragt sind.

Doch gerade diese Gemütswerte sind es, die uns zufrieden und im tiefsten Inneren glücklich sein lassen. Was nützen uns alle materiellen Erfolge und Reichtümer, wenn unsere Seele, die uns allein die Freude an allen Dingen schenken kann, verkümmert? Hier geht die Gleichung der modernen Denkweise nicht auf. Die große Anzahl verzweifelter, zutiefst unglücklicher Menschen, durch Psychopharmaka ruhiggestellt, wird immer größer, und die Selbstmordrate steigt weiterhin erschreckend an. Die Seele meldet sich durch tiefe seelische Unzufriedenheit und mit der Zeit auch durch Krankheiten, wenn wir ihr nicht das geben, was sie braucht. Krankheit macht bewußt; sie möchte uns zur Umkehr bringen.

Durch ständig neue Reize und immer absurdere Vergnügungen versuchen viele heute ihre innere Leere zu betäuben. Doch unser innerster Kern läßt sich nicht betrügen. Ich habe es an mir selbst erlebt. Ich war damals von einer Art Arbeitswut getrieben. Ich durfte nicht zulassen, daß ich zur Ruhe, zum Nachdenken kam, denn dann spürte ich, daß da etwas in mir bohrte, daß etwas nicht in Ordnung war. Das ging so lange, bis ich mich im Krankenhaus wiederfand. Dort hatte ich dann Zeit zum Nachdenken und konnte nicht mehr davonlaufen. In diesen Tagen der Ruhe begann die große Wende in meinem Leben.

Sehr viele Menschen haben heute das verloren, was sich im Grunde jeder ersehnt: wahre innere Zufriedenheit und ein von dankbarer Freude erfülltes Leben. Diese Kostbarkeiten sind nicht auf dem Weg des rein materiellen Strebens zu finden. Ich bin selbst den Weg durch einen erfolgreichen, sehr anstrengenden Beruf gegangen, bis ich seelisch und auch körperlich am Ende war. Es war alles so sinnlos. »Nur Geld verdienen und Geld ausgeben, wenn das der Sinn des Lebens ist, dann will ich nicht mehr leben. Es muß doch noch etwas anderes geben.« Und so begann ich nach dem geahnten höheren Sinn des Lebens zu suchen. »Suchet, so werdet ihr finden, klopfet an, so wird euch aufgetan.« Und ich durfte »finden«, es selbst erfahren und erleben.

Nur das, was man selbst im Tiefsten seiner Seele findet und erlebt, macht einen Glauben wahrhaft zum Wissen. Wir alle – wie alles, was existiert – sind von einem höheren Geist geschaffen, müssen von einem höheren Geist geschaffen sein, zu frappierend sind die vielen Wunder der Schöpfung und selbst das unvorstellbar geniale Funktionieren alles Lebendigen, das unsere Forschung jetzt immer mehr entdeckt.

Dieser Geist, den wir Gott nennen, ist uns so unendlich überlegen, daß unser kleiner Verstand Ihn nicht begreifen kann. Aber tief in unserer Seele gibt es eine Brücke zu dieser höheren Dimension, die wir beschreiten können, um Ihm näher zu kommen. Diese Brücke ist unser Empfinden, unsere Liebe zu diesem zuerst noch unbekannten höheren Wesen, das da so offensichtlich in großartigster Überlegenheit alles Leben, alles Werden und Gedeihen in Seinen Händen hält.

Als ein Abkömmling dieses höchsten Wesens können wir mit Ihm in Kontakt treten. Und da beginnt das Wunderbare. Ganz gleich, wie ich Gott sehe oder wie ich ihn nenne, wenn ich in aller Ernsthaftigkeit nach Ihm frage und mit Ihm in meinem Inneren zu sprechen beginne, antwortete Er. Doch antwortet Er nicht mit Worten, die wir hören können, sondern durch Empfindungen und einfließende Gedanken.

Am stärksten habe ich Seine Anwesenheit in Zeiten großer Angst und Not erlebt. Obwohl ich nicht an Ihn glaubte, entrang sich mir in höchster Not des öfteren der Satz: »Lieber Gott, ich weiß ja, daß es Dich nicht gibt, aber hilf mir bitte.« Damit hatte ich – wie ich es heute immer besser erkenne – die Tür geöffnet, die es Ihm möglich macht, sich uns deutlicher zu nahen. Es wurde mir wunderbar warm und tröstlich in meinem Herzen, es kamen Gedanken der Hoffnung und Zuversicht auf, neue Aspekte, die ich bisher nicht gesehen hatte. Und das geschah immer wieder, bis ich endlich verstand, daß da jemand war, der mich hörte, der mir antwortete und mir beistand. Aus diesem Erkennen erwuchs eine innige Liebe zu diesem unbekannten Helfer und Beschützer und der Wunsch, Ihn besser kennenzulernen. Ich begann, Ihm immer mehr für alles zu danken, was mir an schwierigen Dingen gelang, was mich erfreute oder wo ich deutlich eine Bewahrung oder Hilfe erfuhr. Und in diesem Dank fühlte sich meine Seele erhoben. Es war mir, als ob ich Seine Freude für meinen Dank fühlte, die so stark in mein Herz zurückfloß, daß ich immer froher, sicherer und freier wurde. Früher wurde ich sehr von schweren Ängsten geplagt. Im Zwiegespräch mit Ihm wurden sie immer kleiner, bis sie gänzlich verschwanden.

Als junges Mädchen hatte ich so gerne gesungen. Und jetzt,

wenn ich allein war, kam dieses Singen aus dem Inneren wieder. Auch im Singen, das aus einem frohen, dankbaren Gemüt kommt, sind wir direkt mit unserem Schöpfer verbunden, und Seine Energie kann heilend uns stärkend in unsere Seele einfließen: »Die Seele sättigt nichts allein als Gott, der sie erschuf.« Ich schreibe über diese Dinge in meinem Buch *Sehet die Lilien auf dem Felde! – Von der großen Liebe unseres Gottes.*

Wenn wir diese innere Quelle – Ihn selbst, kann ich inzwischen sagen – in uns entdecken, dann sieht plötzlich die Welt mit all ihrem Schweren ganz anders aus. Wo andere nur Trübsal und alles schwarz sehen, erkennen wir die tieferen Zusammenhänge und auch Wege zur Rettung und Lösung schwierigster Situationen. Diese Ruhe, dieses innere Getragensein in dem Wissen, daß alles seinen Sinn hat, entspringt der inneren lebendigen Verbindung zu Ihm, der uns geschaffen hat und so sehr liebt.

Heilung der Seele

Und noch etwas habe ich entdecken dürfen. Ungute, ungerechte Situationen verursachten mir früher schwere Aufregungen, die mich jedesmal auch körperlich sehr belasteten. Ich wollte mich aber nicht mehr aufregen und dadurch krank werden. So habe ich manches ausprobiert, um in meinem inneren Frieden zu bleiben.

Ich erkannte, daß es falsch ist, in einem Streitfall die Schuld an der belastenden Situation nur beim anderen zu suchen. Heute versuche ich mich *nur* auf *meinen* Anteil zu konzentrieren, und sei dieser auch noch so gering, und diesen in Ordnung zu bringen. Die Schuld des anderen geht mich nichts an. Das muß er mit seiner inneren Führung abmachen bzw. diese mit ihm. Auch der andere steht auf dem Prüfungsfeld des Lebens und wird von Gott geführt, und jedem wird nach seiner eigenen Saat vergolten. Es bringt nichts, mit den gleichen Waffen zurückzuschlagen: »Gewalt gebiert immer wieder Gewalt.« Wenn ich zurückschlage und mich aufrege, gieße ich Öl ins Feuer, und es wird alles schlimmer anstatt besser. Aber es gibt einen anderen Weg, über den ich immer wieder in Beispielen auf meinen Lebenshilfekassetten berichte.

Wenn ich beleidigt, beschimpft oder ungerecht behandelt werde, bin ich tief betroffen. Und hier, an diesem Betroffensein, können wir ansetzen, denn es steht bei mir, ob ich die Betroffenheit zulasse oder nicht. Eine kleine Geschichte mag dies verdeutlichen. Jeden Morgen trafen sich an einer Straßenbahnhaltestelle einige Leute. Es kam auch jeden Morgen ein Zeitungsverkäufer, der einen sehr herausfordernden Ton hatte. Ein Mann kaufte ihm jeden Morgen eine Zeitung ab und erwiderte auf seine Rüpelhaftigkeit stets höflich und freundlich. Da sprach ihn ein anderer an und sagte: »Ich verstehe es nicht, daß Sie zu diesem Menschen so freundlich sein können.« Der erste Mann erwiderte: »Ja, soll ich mir denn von einem anderen vorschreiben lassen, wie ich mich zu benehmen habe?«

In diesem Verhalten liegt der Schlüssel auch für uns, um von dem Leiden durch andere frei zu werden. Je mehr ich mich wehre, mich ebenfalls erregen lasse und zurückschlage, um so belastender und unerfreulicher wird die Situation. Die Gedanken kreisen nur noch um diesen Streit, es »schlägt uns auf den Magen«; wir fühlen uns elend und unglücklich durch den Unfrieden in uns und um uns.

Wenn ich jedoch versuche, den anderen zu verstehen, um so mehr bleibe ich in innerer Ruhe und bin Herr der Situation. Ich denke nicht in erster Linie an meine eigene Verletztheit, lasse diese groß werden und beginne zu leiden, nein, ich denke nur: »Warum macht dieser Mensch jetzt so etwas. Er muß sehr gereizt oder unglücklich sein. Vielleicht ist er krank oder hat anderweitig Sorgen und Probleme, so daß ihm die Nerven durchgehen.« Durch solch ein Denken fühlen wir Mitleid in uns aufsteigen, das dem anderen helfen möchte, wieder in seine Mitte zu kommen. Und wenn man ihm dann noch segnende Gedanken sendet und unseren himmlischen Vater um Kraft und Hilfe für ihn bittet, dann geschehen oft genug Wunder.

Wenn mich der Chef zum Beispiel für einen Fehler, an dem er selbst nicht ganz unschuldig ist, scharf maßregelt, dann versuche ich, mich zu verteidigen und ihm auch seine Schuld daran vorzuhalten. Also Kampf auf beiden Seiten. Warum nicht einmal anders. Wenn wir nicht kämpfen, sondern den Fehler anerkennen und uns dafür ehrlichen Herzens entschuldigen, dann dreht sich meist das Blatt. Der gereizte Chef lenkt ein und sagt: »Aber, Frau Müller, so schlimm war es nun auch wieder nicht.« Der Chef ist besänftigt, weil ihm seine innere Führung zeigt, daß auch er nicht ganz unschuldig an dieser Sache ist. Er wird sich vornehmen, geduldiger zu sein. Im stillen bewundert er seine Sekretärin in ihrem Verhalten, die, um den Frieden zu bewahren, nicht um ihr Recht gekämpft hat. Beide Seelen haben einen inneren Fortschritt gemacht, der von oben gesegnet werden kann, denn alles, was ich tue, kommt im guten wie im schlechten wieder auf mich zurück. Das Verhältnis der beiden verbessert sich. Achtung und Zuneigung wachsen, und diese gegenseitige freundschaftliche Haltung setzt Kräfte frei, die letztlich der Arbeit und dem ganzen Unternehmen zugute kommen.

Diese positive Entwicklung wurde möglich, weil einer damit begonnen hat, nicht mehr zurückzuschlagen und auf seinem

Recht zu bestehen, gemäß dem meist nicht verstandenen Bibelvers »Wenn einer dich auf die rechte Wange schlägt, halte ihm auch die linke hin«, nur damit der Friede erhalten bleibt. Den Frieden, die Harmonie und gegenseitige Liebe zu erhalten sollte unser Hauptanliegen sein. Es geht immer um den Frieden, den Frieden in mir selbst, den Frieden in der Familie oder in Gemeinschaften, den Frieden unter den Völkern. Und diesen Frieden müssen wir zuerst *in uns selbst* erringen. Indem wir erkennen, daß niemand schon vollkommen ist und die anderen nur böse, sondern daß wir alles in uns haben und daß jeder an sich arbeiten und entsprechend schwere Prüfungen über sich ergehen lassen muß. Auch sind wir alle so verschiedenartig angelegt, weshalb es schwerfällt, zu verstehen und zu akzeptieren. Der Frieden mit den anderen wird sich erst dann einstellen, wenn ich gelernt habe, jeden frei seinen Entwicklungsweg gehen zu lassen. Jeder muß seine eigenen Erfahrungen machen, und jeder wird dabei von höherer Hand geführt. Je mehr wir selbst in die Liebe finden – gütig, geduldig, verstehend, beruhigend, schützend, segnend –, um so mehr verbinden wir uns mit dem, der die Liebe selbst ist. »Nur die Liebe kann alles erlösen.« Und nur Er in uns kann uns verstehen lassen, was der andere wirklich braucht.

Dazu wieder eine kleine Geschichte: Eine junge Mutter klagte mir ihr Leid darüber, daß ihre Kinder häufig so furchtbar streiten. Sie würde dann dazwischentreten und sich meist hinreißen lassen, die Kinder anzuschreien, daß sie endlich aufhören sollen. Doch sie würden nicht hören. Sie sei jetzt am Ende ihrer Kraft.

Ich gab ihr den Rat, bei einem beginnenden Streit sofort einen ruhigen, abgelegenen Raum aufzusuchen, damit sie nicht mit in die Erregung hineingerissen werde. Dort möge sie Gott um Kraft und Hilfe für die richtige Entscheidung bitten, denn

»schon der geringste Ärger entstammt der Hölle«. Als wir uns das nächste Mal sahen, erzählte sie mir freudestrahlend, daß sie es so gemacht habe. Sie habe gebetet und plötzlich stiegen ganz klar die Gedanken in ihr auf: »Nimm jedes Kind bei der Hand und führe es in sein Zimmer.« Sie fühlte in sich eine tiefe Ruhe. Ruhig und bestimmt sagte sie jedem Kind, daß es erst wiederkommen dürfe, wenn es nicht mehr zanken wolle. Nach einiger Zeit kamen die Kinder wieder und wollten »wieder lieb sein«. Sie spielten dann friedlich weiter.

Der Friede ist das kostbarste, was unsere Seele erringen kann, und dieser Friede ist nur möglich, wenn ich im Ein-Klang schwinge mit Gott, der die Liebe selbst ist. Die Schwingung der Liebe ist es auch, die unserer Seele Kraft und Licht schenkt.

Liebe ist das Gesetz des Universums. Wenn ich mich ernsthaft um die Liebe bemühe und diese in Gedanken, Worten und Taten zu leben beginne, sind die Kräfte des Himmels auf meiner Seite. Feindschaften verwandeln sich, belastende Situationen verändern sich, Probleme lösen sich, Menschen verändern sich; es geschehen wunderbare Dinge, die das Leben glücklich und harmonisch machen.

Seelenstärkung durch die Heilkraft der Sonne

Da die seelischen Probleme immer mehr zunehmen, möchte ich noch auf die besonnten Mittel zur Seelenstärkung hinweisen.

Die Bachblüten sind inzwischen allgemein bekannt, und viele haben ihre sanfte, wohltuend stärkende Wirkung bereits erfahren. Wenn wir der Frage nachgehen, wie Bachblütenessenzen hergestellt werden, erfahren wir, daß die gesammelten Blüten, zum Beispiel einige Heckenrosen, in einer flachen Glasschale mit gutem Quellwasser 2–3 Stunden der Sonne ausgesetzt werden. Dadurch überträgt sich die Information der Blüten auf das Wasser, das als Trägermedium die Information speichert und behält. Durch tropfenweise Verabreichung dieses Wassers wird die Botschaft weitergegeben. Der englische Arzt Dr. Edward Bach, der uns durch besondere Gnade die Bachblütentherapie schenken durfte, war der Überzeugung, daß die Information, die Pflanzenbotschaft der von ihm verwendeten Blüten durch die Kraft der Sonne auf das Wasser übertragen wird (siehe Y. Kraushaar: *Sonnenmedizin*). Pflanzen und Blüten speichern durch Photosynthese das Sonnenlicht. In jeder Pflanze entstehen – je nachdem, wie es in sie hineingelegt ist – andere Potenzen, die der Seele in bestimmten Bereichen guttun. Alle Materie ist aus Licht entstanden. Während die Pflanzen spezifisch wirkende Kräfte ausbilden, die man kennen muß, um sich ihrer zu bedienen, ist die Wirkung des eingefangenen Sonnenlichts unspezifisch. Das gesamte Spektrum der Sonnenkraft bindet sich unter besonderen, sehr zeitaufwendigen Bedingungen durch langzeitige Bestrahlung an bestimmte Trägerstoffe.

Genau wie die Hildegard-Medizin sind uns die besonnten Mittel durch göttliche Offenbarung zuteil geworden. Vor ca. 150 Jahren hörte ein einfacher Mann aus dem Volk (Jakob Lorber in Graz 1800–1864) in sich eine Stimme, die ihm – ähnlich wie bei Hildegard von Bingen – zu diktieren begann. 24 Jahre lang bis zu seinem Tod schrieb er alles getreulich auf, was er in sich vernahm. Uns sind dadurch 24 dicke Bände über die verschiedensten Wissensgebiete geschenkt worden, die zum Teil so modern sind, daß erst die Wissenschaft der neueren Zeit Aussagen über Urzentralsonnen, Milchstraßensystem, das Wesen der Materie, den Aufbau der Atome etc.

bestätigen konnte. So haben wir unter anderem auch Rezepte zur Herstellung von besonnten Trägerstoffen durch diesen »Schreibknecht Gottes« erhalten, die in erster Linie die Seele stärken sollen, damit diese dann die verschiedenen Übel des Leibes besser ordnen und heilen kann. Denn wie uns durch Lorber gesagt wird, ist es die Seele, die für ein gesundes Funktionieren unseres Körpers verantwortlich ist. Sie ist die übergeordnete Intelligenz, der Koordinator, den die alten Ärzte »den inneren Arzt« nannten. Die Seele ist über den Ätherleib (bei Lorber heißt diese meßbare elektrische Abstrahlung des Körpers Nervengeist – das ist die Abstrahlung, die uns die Kirlianfotografie zeigt) mit unserem Körper verbunden. Über diesen Energiekörper, der unseren materiellen Fleischleib durchstrahlt und auch etwas über diesen hinausstrahlt, reguliert die Seele auf dem Weg der Schwingung oder des Lichtes alle Lebensvorgänge.

Inzwischen ist unsere Wissenschaft soweit, uns auch hierfür die Bestätigung zu geben. Laut Professor Dr. Fritz Albert Popp ist »jede Krankheit auf einen Lichtmangel in der Zelle zurückzuführen«. Auch Rupert Sheldrake spricht in *Die Wiedergeburt der Natur* bei entgleisten Zellfunktionen von »mangelnder Lichtenergie im Zellkörper«. Dr. Hugo Niggli vom Universitätsspital in Lausanne wies in seinen Studien nach, daß mit jeder Krebserkrankung massive Energieverluste einhergehen. Auch er sprach »vom Versiegen des Zellichtes«. Die Lichtteilchen in unseren Zellen werden Biophotonen genannt.

Im Institut von Professor Popp wurden besonnte und unbesonnte Milchzuckerkügelchen auf ihre Energieabstrahlung untersucht. Professor Popp konnte bei den besonnten Milchzuckerkügelchen »starke Biophotonen-Anreicherungen (im Gegensatz zu unbesonnten Globuli) feststellen.« (Y. Kraushaar: *Sonnenmedizin – Herstellung und Anwendung.*) Nehmen wir also diese besonnten Globuli – am wirkungsvollsten sind sie, wenn wir sie nach der besonderen Vorschrift (u. a. Reinigungsdiät – siehe Kraushaar, Seite 61) einnehmen –, so wirken die Biophotonen auf unseren aus reiner Energie bestehenden Seelenkörper. Ganz gleich, wie letztlich die Krankheit als Endstation der Entgleisung heißt, fast immer ist die Ursache ein Seelen-Thema. (Siehe weitere Ausführungen in dem hochinteressanten Buch *Sonnenmedizin – Herstellung und Anwendung,* das uns im vorbeschriebenen Sinn völlig neue Perspektiven auch in bezug auf körperliche Entgleisungen, sprich Krankheiten, schenkt. Wir stehen am Beginn einer neuen Ära. Großartige Erkenntnisse, uns zum Heil und Segen gegeben, brechen sich immer mehr Bahn. Die Seele umgibt uns als ein noch feinerer und weiter ausstrahlender Energiekörper, dessen Farben je nach unseren Stimmungen wechseln. Je mehr geistige Interessen ein Mensch hat und je mehr er im göttlichen Sinn an der Veredelung seines inneren Menschen arbeitet, um so größer ist diese Seelenabstrahlung und um so schöner und klarer werden die Farben, die man bei einer Aufnahme der Aura sehen kann. Unsere Technik ist inzwischen so weit, daß wir die Seelenabstrahlung (Aura) tatsächlich sichtbar machen können.

Eine junge Frau, deren innere Wandlung ich seit einigen Monaten begleiten durfte, ließ auf einer Esoterikmesse solch ein Polaroidfarbfoto ihrer Aura von sich anfertigen. Die Abstrahlung war sehr groß (vielleicht bis $1\frac{1}{2}$ m), und die Farben und Anordnungen zeigten, wie ihr erklärt wurde, genau ihren momentanen Zustand des Umbruchs und geistigen Erwachsens. Auch ihre sehr hartnäckigen gesundheitlichen Probleme besonders im Kopfbereich waren als Schwächung deutlich zu erkennen.

Vermutlich ist diese Art von Fotografie vorläufig noch ein roher Versuch, die menschliche Seele (Aura) sichtbar zu machen. Doch man erkennt – besonders wenn man die Möglichkeit hat, die Bilder mehrerer bekannter Personen zu vergleichen –, daß wir von einer farbigen Lichthülle umgeben sind, die sich je nach unseren Stimmungen ändert. Es bleibt eine Grundstimmung, die von der jeweiligen Seelenstimmung überlagert wird. Es sind also nicht irgendwelche zufälligen Farben oder Farben, die zum Beispiel bei jedem gleich sind. Die besagte Freundin sah auch das Foto des Mannes, der sich vor ihr eine Aufnahme machen ließ. Seine Aura bestand nur aus roten Farben und war sehr viel kleiner. Bei einer anderen Freundin, die Energien mit ihren Händen fühlen kann, zeigte sich im Hals- und Herzbereich eine runde Kugel (Hals- und Herzchakra) mit schönen bunten Farben.

Nach Lorber ist die Seele ein aus Milliarden von Sonnenpartikeln (Photonen) zusammengesetzter reiner Lichtenergiekörper. Durch Fehlverhalten entstehen auf unserem lichten Seelengewand zunächst Schatten, mitunter aber auch regelrechte dunkle Löcher. Seher und Seherinnen aller Zeiten haben diese Schatten als »schwarze, graue oder braune Flekken« beschrieben. Durch Zuführung von Biophotonen kann die Seele ihren Energiemangel auffüllen und das zugrunde liegende seelische Thema einer daraus resultierenden Krankheit aufarbeiten. Es ist also keine vordergründige Symptomheilung, sondern die Heilung setzt im tiefsten Bereich der Seele an, wo es aus Lichtmangel zu einer Blockade und damit zu einer Krankheit kam.

Durch den österreichischen Seher Gottfried Mayerhofer (siehe *Heilung und Gesundheitspflege*) hören wir: »Die Sonne hat also die Kraft und Fähigkeit, alle Störungen auszugleichen und, wo ein Mangel ist, das Fehlende zu ersetzen. Und ebendeswegen ist die Sonnenkur eine der einfachsten, aber auch wirksamsten, weil sie, wie die Homöopathie, mit einfachen, geistigen Schöpfungselementen der Seele wiedergibt, was sie durch Verirrungen eingebüßt hatte.« Hier wird auf die »Verirrungen« der Seele hingewiesen, das heißt auf die Abirrungen vom Willen unseres Schöpfers und Seinen Geboten der Liebe. Auch das seelische Fehlverhalten sollten wir anschauen und aufrichtig zu ändern suchen, wenn wir uns der Sonnen-Arkana bedienen, denn sonst ist sehr schnell wieder alles beim alten.

Die Farbe Violett spielt bei der Herstellung der Sonnenmedizin eine ganz große Rolle. Aus diesem Grund sind die besonnten Mittel auch in blauviolette Gefäße abgefüllt, denn wie die Untersuchungen und beeindruckenden Fotos von Dr. Dieter Knapp, Mittenwald, zeigten, tritt in Braunglasbehältern bereits nach 36 Tagen ein beachtlicher Energieverlust ein, während die Globuli in violetten Behältern ihre volle Strahlkraft behalten. Vier namhafte Institute für Lebensmitteltechnologie prüften das Violettglas und kamen zu dem Ergebnis, »daß im Violettglas hochsensible ›Körper‹ mit Abstand die beste Konservierung und optimalen Bio-Schutz erhalten« (siehe das Buch von Y. Kraushaar). So sollten auch andere empfindliche Stoffe wie Homöopathika möglichst in violetten Gläsern aufbewahrt werden, damit ihre Schwingungen nicht geschwächt werden. (Info über Miron-Glas GmbH, Dietikon, Schweiz.)

Nach Roman Brantschen *(Heilen mit Licht und Farbe)* ist das menschliche Nervensystem als universeller Heilverteiler und Heilregulator anzusehen. Und dieses Nervensystem schwingt auf einer Frequenz, die der Farbe Violett entspricht.

Wer die besonnten Mittel einnehmen möchte, sollte laut Lorber für viel Ruhe, genügend Schlaf und einen geregelten Lebensrhythmus sorgen. Auch sollten die Gifte des Körpers über den Darm (Darmspülungen, Bittersalzgaben – siehe »Mayr-Kur«), über Niere, Haut und bewußte Atmung abgeleitet werden. Während dieser Zeit sollte eine besondere Reinigungsdiät, die möglichst u. a. Dinkelgerichte nach Hildegard von Bingen enthält, beachtet werden. Auch das im Sommer mit einer großen Linse besonnte Wasser verstärkt die Lichtübertragung und unterstützt, über den Tag getrunken, die Erneuerung sehr. (Eine ausführliche Beschreibung dieser Sonnenmedizin-Diät wie auch Herstellung des besonnten Wassers finden wir auf Seite 60/61 des Buches *Sonnenmedizin – Herstellung und Anwendung* von Yves Kraushaar.) Info über die Sonnenkur, Besonnungslinsen, Bücher etc. bei Arkanum Wahre Naturwaren.

15 Umdenken tut not

Die ewige Ordnung aller Dinge

In der großen Not, die immer mehr über die Erde herein-
bricht, sind wir nicht allein gelassen. Wie ich eingangs erwähnt habe, wächst in Zeiten der Not das Rettende auch. Wir
haben nur verlernt, nach Gott, unserem Schöpfer, Ausschau
zu halten. Er sagt uns bereits durch Hildegard von Bingen:
»Ihr geht an Mir vorbei. Wie kann Ich euch helfen?«
Der Mensch erhob sich über Ihn, und viele meinen auch heute
noch, allein – ohne Gott – alles viel besser zu können. Wir
haben in fast allen Lebensbereichen die Natur, die ein weiser
Schöpfergeist für unser Wohlergehen mit soviel Liebe und
auch mit ganz besonderen Absichten für unsere Weiterentwicklung geschaffen hat, verändert. Die böse Saat geht jetzt
auf: eine Unzahl von schwersten Krankheiten, denen die Ärzte hilflos gegenüberstehen. Zu vieles (Nahrung, Luft, Wasser,
Sonnenlicht, die gesunde elektromagnetische Schwingung,
die wir alle zum Leben brauchen) wurde kurzsichtig vom
Menschen verändert, und noch ist kein Ende abzusehen.
Wieviel Elend, Not und Qual muß noch über die Erde gehen,
bevor die Menschen bereit sind, nach neuen Techniken Ausschau zu halten, wie sie sich überall schon im Ansatz zeigen?
Noch hält das alte materialistische Prinzip die Macht in Händen, das die Natur nur roh ausbeutet und rücksichtslos unser
aller Lebensgrundlage zerstört. Es zieht aber eine Generation
herauf, die durch ihre Liebe zu Gott und allem Geschaffenen
ein neues Denken prägt. Ein Denken, das aus der Achtung

und Bewunderung der Werke unseres Schöpfers geboren ist, welches darauf abzielt, zu erlauschen, zu erspüren, was uns und allem Leben zum Heil und zur Weiterentwicklung dient. Denn es ist nicht genug, nur zu essen, zu schlafen und sich's wohlgehen zu lassen. Der Mensch ist zu Höherem bestimmt. Dafür kommt er hierher in diese harte Erdenschule.

Wir alle wissen, daß wir nicht ewig leben werden. Und doch tun wir so, als ob es so wäre. Der Tod und alle Fragen nach einem »Woher?« und »Wohin?« werden verdrängt. Wer – meist durch Krankheit zur Ruhe gezwungen – endlich beginnt, diesen wichtigen Fragen nicht mehr auszuweichen, der erkennt, daß es außer der vordergründig sichtbaren materiellen Welt noch eine unsichtbare, geistige Welt gibt, von einer Kraft geleitet, die hinter allen Dingen steht, die seit undenklichen Zeiten alles in der Ordnung, im Sein und Werden erhält. Er beginnt dann immer mehr nach dem geahnten Schöpfer aller Dinge Ausschau zu halten. Sobald man sich öffnet und wahrhaft zu suchen beginnt, öffnet sich diese andere Ebene. Jeder wird es erleben. Man bekommt Antwort, und zur rechten Zeit sind Bücher und Menschen da, die die Fragen beantworten.

Wie ich in meinem Buch *Sehet die Lilien auf dem Felde* beschreibe, stand ich der christlichen Lehre viele Jahre meines Lebens ablehnend gegenüber, da mich die Resultate, die uns die Geschichte überliefert hat, zu sehr erschreckten. Nach langem Suchen und Ringen habe ich durch eigenes Erleben einen ganz neuen Zugang zu Gott gefunden. Das, was wir Glauben nennen, muß durch eigene Erfahrung, durch wiederholtes Erleben von Fügungen und Bewahrungen, von Rat und Hilfe, Schutz und Trost im eigenen Inneren zur Gewißheit werden. Gott ist etwas, was man erleben, empfinden, erfahren muß. Es genügt nicht, vom Verstand her über Ihn zu wissen und mit Worten darüber zu diskutieren. Ein solches Wissen, das nicht die Gefühlsebene, das Herz, berührt, kann den lebendigen Bezug zu Ihm nicht aufbauen. Es bleibt alles kalt und tot, wenn es nicht zum tatsächlichen Erleben dieser anderen Realität kommt.

Nicht Gott hat die Schuld an unserem weltweiten inneren und äußeren Niedergang. Wir selbst sind aus Seiner Ordnung getreten und haben gegen die Gesetze der Liebe und des Lebens verstoßen. Die Früchte sehen und schmecken wir immer bitterer. So wird uns gar nichts anderes übrigbleiben, als nach den Ursachen allen Niedergangs zu suchen, wenn wir noch ein lebenswertes Leben auf dieser Erde leben wollen.

Das Bild, das uns im allgemeinen durch die Jahrhunderte von unserem Schöpfer als einem strengen Richter überliefert wurde, stimmt nicht. Diese falsche Sichtweise hat bisher die Liebe zu Ihm verhindert. Nur durch die Liebe erhalten wir die Kraft, uns selbst zurückzunehmen und von der die Welt zerstörenden Eigenliebe (Egoismus) zur wohltuenden, gütigen Nächstenliebe zu gelangen, die uns den Himmel bereits auf Erden bereiten wird. Denn indem ich mich zurücknehme, um anderen etwas Gutes zu tun, setze ich Mechanismen in Gang, die letztlich als Freude und Segen vielfältig auf mich zurückfallen, während unsere heutigen Taten der gewissenlosen Ausbeutung unserer Mutter Erde, der Pflanzen, Tiere und Menschen nach dem Motto »Was der Mensch sät, das wird er ernten« ebenso auf uns selbst zurückfallen, wie wir es so erschreckend immer mehr erleben.

Die Zeit, in der wir jetzt leben, wurde uns bereits in der Bibel beschrieben. Beim Propheten Jesaja 24,3–6 heißt es:

> »Die Erde wird entleert und völlig ausgeplündert; denn so hat Jehova gesprochen. Es trauert und verwelkt die Erde; es verschmachtet und verwelkt der Erdkreis, es ver-

schmachtet der Himmel mit der Erde. Die Erde ist entweiht durch ihre Bewohner; denn sie haben die Weisungen übertreten, die Gesetze verletzt, den ewigen Bund gebrochen. Darum wird ein Fluch die Erde zerfressen; ihre Bewohner haben sich schuldig gemacht.«

Was muß noch alles geschehen, ehe wir auf *allen* Gebieten zu einer Umkehr bereit sind? Unser Gott und Vater wartet so sehr auf unsere Umkehr, damit Er nicht immer mehr harte, uns aufrüttelnde Gerichte über uns kommen lassen muß. Wer sich gründlicher mit der Bibel befaßt, wird erkennen, daß wir in der dort angekündigten »letzten Zeit« leben, wo die gottferne, materialistische Zeit zu Ende geht. Nicht das Ende der Erde steht vor der Tür, sondern das Ende der »Welt«, die vom »Herrscher dieser Welt« (dem Prinzip des Widergöttlichen) beherrscht wird. Wir leben in einer großen Zeit des Umbruchs, wo sich die Geister scheiden. Für diese Zeit sind uns auch in der Bibel verstärkt neue Propheten und Weissagungen angekündigt (siehe Joel 3 bzw. Apostelgeschichte 2,17–18).

So sagt uns unser himmlischer Vater durch Gottfried Mayerhofer (1807–1877), einen Propheten des letzten Jahrhunderts, in *Kennzeichen der Zeit:* »Ich schuf Menschen, Tiere, Pflanzen und die ganze Erde zu einem harmonischen Verein, zu einem Paradiese: der Mensch mit seinem freien Willen hat sich aus diesem Paradies selbst vertrieben, er hat sich die Natur zum Feinde gemacht, ist Sklave geworden, wo er Herr sein könnte! Und so muß er auch die Folgen selbst tragen, die nicht ein zürnender Gott, sondern ein blinder, von Leidenschaften geleiteter Mensch nur für sich selbst erfinden konnte! – Wachet auf, ihr Eingeschlafenen, und öffnet eure Augen, damit ihr erkennet, wohin euch eure ›Kultur‹, eure ›Zivilisation‹ führt! Noch ist es Zeit! Versäumet das Gegebene nicht!

Es ist euch geboten von eurem Vater, der keinen Verfall, keine Zerstörung, keinen Ruin des Geschaffenen will, sondern alles unter einem Zepter vereinen möchte, unter dem Zepter der besänftigenden Liebe! In verschiedenen Formen und an verschiedenen Orten ertönt dieser Mahnruf; es sind die ›Posaunen der Engel‹, die noch warnen, ehe alle Zornschalen ausgegossen werden, welche die Menschheit über ihrem Haupte selbst mit Qualen aller Art angefüllt hat.«

In der Bibel heißt es im Matthäus-Evangelium 24,12:

>»Und weil die Mißachtung von Gottes Gesetz überhandnimmt, wird die Liebe bei vielen erkalten.« Und als Folge des Verstoßes gegen die Liebe und die göttlichen Gebote »wird es zu einer so großen Not kommen, wie es noch nie eine gegeben hat, seit die Erde besteht, und wie es auch keine mehr geben wird.« (Mt. 24,21)

Diese Zeit der Not erleben wir jetzt immer mehr. Überall hört man den Vorwurf: »Wie kann Gott so etwas zulassen?« Der blinde Menschenverstand erkennt nicht, daß er selbst die Ursache zu all diesen Entgleisungen gelegt hat. Unser himmlischer Vater sagt uns dazu durch Gottfried Mayerhofer in *Lebensgeheimnisse,* Seite 177:

>»Ich als Gott und höchste Liebe schuf die Welt, schuf die einzelnen Sonnen und Erden. Aber diese Liebe darf nicht nach euren Ideen von Liebe beurteilt werden; diese Meine Liebe ist eine ganz andere. … Liebe, wie Ich sie verstehe, vergißt auch den Wurm nicht und nicht den gefühllosen Stein und noch weniger die größeren und feiner ausgebildeten Wesen; aber diese Liebe hat andere Gesetze, hat andere Absichten, hat andere Zwecke …

Die Menschen machen sich die Übel nur selbst, und Mein Geschäft ist kein anderes, als das tröstende Wort aus einer besseren Welt in die Brust der Bedrängten einfließen zu lassen ... Das, was dem Anschein nach unverschuldetes Leiden ist, dieses ist oft, wie bei Krankheiten, eine nötige Medizin, wo im allgemeinen die bittersten am ehesten kurieren ... Ich benutze bloß die Umstände, *führe sie aber nicht herbei!* Dieses überlasse Ich dem Menschen, der sich so gern stolz den ›Herrn der Erde‹ nennt und alles zu regieren und zu unterjochen wähnt ... Daher, Meine Kinder, klaget Mich nicht an! Ich bin Der, welcher alle Schuld in den Sand schreibt, nicht flucht, nicht haßt, nicht vergilt, sondern stets bereit war und ist, Balsam auf klaffende Wunden zu streuen. Ich bin nie ein ungerechter Gott gewesen, ebensowenig ein strenger Vater gegen Meine Kinder! So wir ihr nun seid, habe Ich euch ja nicht geschaffen, sondern zu dem habt ihr euch selbst gemacht.«

Was können wir tun?

Wir sollten uns unserer Herkunft, unserer Abkunft wieder bewußt werden. Der Mensch ist, wie alles Leben, aus dem Sein, aus dem Geist Gottes hervorgegangen. Deshalb sind ihm auch so viele wunderbare Dinge und Erfindungen möglich. Wir tragen schöpferische, göttliche Gaben in uns, die Großes bewirken können, je nachdem, wie wir sie einsetzen. Wir können Großes und Segenbringendes durch Verständnis, Rücksicht und Güte bewirken, aber auch Großes im egoistischen Besitzen- und Genießenwollen um jeden Preis, wie wir es heute erleben. Auf unsere innere Haltung allen Dingen gegenüber kommt es an. Diese innere Haltung, die sich in Gedanken, Worten und Taten ausdrückt, ist der Erbauer unserer Welt. Wir sind viel mehr geistige Wesen, als es den meisten bisher bewußt wird.

Da so vieles in unserer Welt heute nicht in Ordnung ist, muß mit der herrschenden geistigen Grundhaltung etwas Entscheidendes nicht stimmen. Hier sollten wir wach werden. Wir sollten uns Gedanken machen, wo wir selbst noch nicht im inneren Frieden und Harmonie leben. Denn jeder kann nur bei sich selbst anfangen. Je mehr Menschen es tun werden, um so schneller wird die ebenfalls prophezeite Wende zum Guten eintreten.

Heute in der Zeit des großen geistigen Erwachens erkennen es immer mehr Menschen in ihrem Herzen, daß unser bisheriges Gottesbild so nicht stimmt. Sie beginnen überall zu suchen, bis sie es immer mehr in sich erkennen, daß Gott wirklich die Liebe ist. In diesem Erkennen treffen sich immer mehr Menschen aus allen Richtungen, denn es geht nicht mehr in erster Linie um Dogmen, Thesen und Verstandesauslegungen, sondern um ein lebendiges, persönliches Erleben. Dieses Aufbrechen eines neuen Gottesbewußtseins ist gerade in der heutigen Zeit der Not etwas ungemein Mutmachendes und Beglückendes. Konfessionen, Auslegungen, Gemeinschaften, Religionen etc. spielen nicht mehr die erste Rolle. Man versteht sich in dem Bemühen, ein gütiger, hilfreicher, aufrichtiger Mensch zu sein und den göttlichen Frieden im Herzen zu erleben und im täglichen Leben zu bewahren. Dieser neue Geist der Liebe verbindet immer mehr Menschen unterschiedlicher Glaubensherkunft.

Der Geist ist der Erbauer der Materie, der Erbauer unserer Welt. Und so kann auch nur unser menschlicher Geist, der sich nicht mehr gegen Gott richtet, sondern auf Ihn gestützt und aus Ihm gespeist wird, die Wandlung herbeiführen. Mühen wir uns alle um eine geistige Erneuerung und senden wir unsere segnenden Gedanken und Gebete zu allen Menschen, die noch nicht erwacht sind. Wie der Nobelpreisträger Alexis Carrell einmal sagte, ist das liebende Gebet die größte Kraft im Universum. Lernen wir unsere geistigen Kräfte kennen und nutzen wir sie, dann setzen wir Kräfte in Gang, die für uns alle und unsere arme, gequälte Erde zum Segen werden.

Anhang

Antipilz-Diätplan auf einen Blick

Stark säuernd und damit pilzfördernd sind:
Zucker und Süßes aller Art, Marmelade, süßes Obst = Kraftfutter
für die Pilze. Die »gesunden Süßungsmittel«, wie Honig, ge-
trocknetes Zuckerrohr etc., sollten auch nur knapp verwendet
werden und nicht zusammen mit Gärungsfreudigem, wie Getrei-
despeisen, Joghurt, Quark etc. oder Brot. Wer bereits Pilzbefall
hat, sollte konsequent auf Süßes und zuviel Mehlprodukte (Kuchen etc.) verzichten.

Ausgemahlene Mehle (Weißmehl) und Erzeugnisse daraus, wie
Nudeln, Kuchen, Brot, Brötchen, wirken *genauso* wie Zucker.

Vollkorn als Brot wirkt säuernd, z. B. Schrotbrot 4,5 pH, Roggen-
mischbrot 4,2–4,7 pH. Brot kann anfangs gut durch selbstgebak-
kene Waffen ersetzt werden. Die Getreide allein, ohne Backtrieb-
mittel, sind nur schwach sauer, wie zum Beispiel Weizen 6,2,
Gerste 6,2, Hirse 6,4, Buchweizen 6,6, Hafer 6,7 pH. Unser Blut
hat einen pH-Wert von 7,4. Der Neutralwert liegt bei 7. Was
darüber ist, ist basisch, was unter 7 pH liegt, wirkt säuernd, wobei
der Unterschied von 6 zu 5 nicht 1 x saurer, sondern etwa 10 x
saurer bedeutet.

Milchsaures: Dickmilch, Quark, Joghurt (von all diesem nur kleine
Mengen, da sehr sauer (pH 3,5). Möglichst nur Erzeugnisse von
Bio-Heukühen.

Fleisch, Fisch, Eier: Schweinefleisch sollte gemieden werden,
ebenso jegliches Fleisch von Masttieren, ebenso Batterie-Eier.

Obst in größerer Menge, weil meist nicht zügig abgebaut = gärungs-erzeugend = Candida-fördernd (saurer Stuhl!). In Maßen und aus Bio-Anbau, vollreif, zwischen den Mahlzeiten. Am gesündesten scheint der Apfel zu sein.

Säfte, weil gärend, nur likörglasweise und gut einspeicheln. Am empfehlenswertesten sind Demeter Rote-Bete-Most, Papaya-Vollfrucht, Heidelbeermuttersaft, Holunder- oder Möhrensaft (nur aus biologischem Anbau).

Rohes Müsli (schwerstverdaulich!) Es geht durch die süßen Trok-kenfrüchte und seine schwere Verdaulichkeit schnell in Gärung über = Kraftfutter für die Pilze.

Rohes in größeren Mengen: Alles Rohe (besonders Bananen) geht, wenn nicht zügig enzymatisch aufgeschlossen, in Gärung über. Die Säure raubt uns basische Mineralstoffe aus Knochen und Geweben, dadurch wird z. B. die Osteoporose, Venenschwäche etc. sehr gefördert.

Nach 17 Uhr sollten Salate, Rohes, Nüsse, schweres Vollkorn etc. nicht mehr gegessen werden. Eine nicht richtig verdaute Abend-mahlzeit füttert die Pilze ganz besonders stark und erzeugt viel Säure und Gifte.

Das Rauchen: (s. Kap. 10)

Alkohol, auch Bier (pH 4,2): Jeder Alkohol wird im Körper sofort zu Säure. Wein entsteht durch Pilzgärung. (1–2 Teel. Obstessig in Wasser oder Salat etc. = gut)

Colagetränke = durch Phosphorsäure und Zucker extrem säuernd

Kaffee = starke Droge = stark säuernd (pH 5)

Schwarzer Tee raubt Kalzium.

Kuhmilch und deren Erzeugnisse: Negativ durch die moderne artfremde Intensivhaltung der Kühe (Silofutter, Antibiotika und Eiweißmast). Sie wird von immer mehr Menschen immer we-niger vertragen. (Bio-Heukuhmilch: gut, wenn generell vertra-gen)

Unruhe, Lärm, Reizüberflutung (z. B. ständige TV-bzw. Radiobe-rieselung, was die innere Stille in uns nicht zuläßt), Streß, Aufre-gungen, Angst, Hetze, negative Gedanken, Mißtrauen, Streit-sucht etc. erzeugt Säure in uns. (»Ich bin sauer.«)

Elektrosmog jeder Art (wie Stromleitungen, Leuchtstoffröhren, Ra-diowecker, Halogenlampen, Funk- u. Fernsehwellen, Computer, drahtlose Telefone, Mikrowelle, Radar- und Röntgenstrahlen, Atomstrahlung) stört erheblich die elektrischen Impulse unserer Körperzellen und Nerven, säuert unser natürlicherweise basi-sches (magnetisches) Blut an und macht dieses immer mehr elek-trisch, denn Flüssigkeiten leiten Strom gut. Dieser elektrischen Verstrahlung können wir mit der natürlichen Energie des »belebe-ten« (magnetischen) Wassers entgegensteuern, denn wir beste-hen zu $^3/_4$ aus Wasser. Unser Trinkwasser sollte so gesund und natürlich wie nur irgend möglich sein. Auch bestrahlte Nah-rungsmittel und die Mikrowelle sollten gemieden werden = Zer-störung der natürlichen Zellenergie.

Basische Entlastungsdiät, die gleichzeitig Darmpilze verringert:

Gemüse: (mögl. Bio-Anbau) 2–3 x täglich ein Schälchen. (Mit Gemüse können die Pilze am wenigsten anfangen.) Gekeimte Mungobohnen mit Zwiebeln in Olivenöl gedünstet.

Möhren, gekocht oder roh gerieben (*unbedingt* aus natürlichem An-bau.)

Keimlinge, selbst gekeimt, im Biosnacky-Keimgerät, besonders gut: Alfalfa, Bockshornkleesamen, tägl. 1–2 Eßl. Weizen als be-ster Vitaminlieferant (s. Kap. 10). Weizen 3 Tage lang in einer Schüssel, die in eine Plastiktüte gestellt wird, keimen lassen oder in Jenaer Glasform mit Deckel. Zuerst 12 Std. in Wasser aufquel-len lassen, dann 2–3 x täglich abspülen. Zu groß werdende Keime auf Teller zu Weizengras auswachsen lassen (s. Kap. 9). Weizen-keimlinge in Waffeln oder Brot verbacken. Mungobohnen als

Sprossen roh bzw. gedünstet. (Alle Keimlinge möglichst mit »belebtem« Wasser nach Johann Grander keimen lassen. Oft durchspülen. Das belebte Wasser hemmt die Keimentwicklung.)

Sonnenblumenkerne, auch gekeimt! Über Nacht ins Wasser geben und weiter feucht halten.

Bio-Mandeln, 12 Std. in Wasser bzw. Mandelmus.

Carob-Pulver bzw. Carob-Raspeln: gesunde Leckerei, ähnlich wie Schokolade.

Kokoscreme aus Thailandläden (sehr gut auf heißem Milchbrei, auch auf Brot) – Nicht zuviel davon essen. Enthält viel Selen!

Joghurt, ungesüßt, mit rechtdrehender Milchsäure aus Bio-Milch. In kleinerer Menge hilft uns die rechtsdrehende Milchsäure, Säure auszuscheiden. Zuviel Milchsaures (pH 3,5) säuert dagegen unser Blut an.

Butter: als Brotaufstrich gut (möglichst knapp verwenden, möglichst von Bio-Kühen).

Fleisch: (keine Masttierhaltung!): selten in geringer Menge, Geflügel (freilaufend) wäre noch am besten.

Fische: aus möglichst noch nicht zu sehr belasteten, natürlichen Gewässern.

Gesundes Eiweiß:

Sesam als Brotaufstrich als Tahin bzw. Gomasio (enthält *sehr* viel Selen, Methionin, Kalzium, Vitamin E) Sehr pikant mit Miso.

Bio-Hartkäse: gut, da besonders viel Methionin, Kalzium, Schwefel, Vitamin B_3 (Nicotinamid) etc. Besonders auch Bergkäse. (Jeder Bergkäse wird immer aus Rohmilch gemacht! Käse aus Rohmilch ist nur bei artgerechter Haltung möglich.)

Rote Linsen: sehr leicht verdaulich. Rezept siehe am Schluß.

Hülsenfrüchte: grüne Erbsen und braune Linsen am besten einige Tage vorkeimen. 10 Stunden in Wasser geben, abgießen, in Jenaer Glasform mit Deckel feucht halten. Mindestens zweimal täglich mit gutem Wasser spülen, bis sich die Keime zeigen. Sie sind leichter verdaulich und vitalstoffreicher.

Sojaprodukte, Sojamilch aus Bio-Anbau (Reformhaus, Bioladen).

Miso, (s. Kap. 8), Gersten-Miso, Soja (Hatcho)-Miso. Hatcho-Miso (unpasteurisiert) hat 20% vorverdautes Eiweiß. Schützt zusammen mit Vollreis vor den Folgen radioaktiver Verstrahlung (Bioladen). 2 x täglich einen Teelöffel in Vollreismehlsuppen oder dünn auf Brot. Mugi-Miso (Gersten-Miso) aus Ökoanbau aus Frankreich.

Miso-Suppe: aus grob zerkleinertem bzw. gemahlenem Vollreis. Zum Salzen Tamari bzw. Sojasauce. Würzen mit Majoran, Basilikum, Zwiebelpulver, Meerrettich, Knoblauch etc. Olivenöl. Reichlich Brennesseln (gerebelt) bzw. rohe oder getrocknete Petersilie zur Entsäuerung. Mit Wasser aufgerührtes Miso zum Schluß hinzugeben. Nicht mitkochen!

Bio-Tamari oder andere Sojasauce: Zum Würzen und Salzen. Wirkt basisch und regt, wie die Praxis zeigt, sehr die Entgiftung an. Wasser bzw. Tee mit 1–2 Eßl. Tamari hilft gut bei Übersäuerungserscheinungen und Übelkeit. (Kater!)

Lupineneiweiß »Lopino« ähnlich wie Tofu als Block oder Bratlinge. Der Block mit Senf verrührt als Brotaufstrich. Sehr gut: »Loyu«-Würze aus der Süßlupine, ähnlich wie Sojasauce. (Reformhaus, Bioladen; s. Kap. 8).

Flüssige Bierhefe bzw. Enzym-Hefe Zell Oxygen, Melasse-Hefepulver (s. Kap. 9). Hefeprodukte werden häufig bei stärkerem Pilzbefall nicht vertragen.

Spirulina-Alge ist basisch (s. Kap. 9). Sehr gutes Eiweiß. Ideale Kombination: Selen hefefrei der Firma Sanatur mit 30–40 mcg pro Tabl. und Zink hefefrei-Tabletten. Jede Abwehrzelle braucht Zink. Schwermetalle können nur mit genügend Zink »entsorgt« werden. (Bezugsquelle: Arkanum, Sanatur)

Getreide:

Stets frisch vermahlen. Durch Luftzutritt wird auch gelagertes Vollkornmehl laut Prof. Kühnau (siehe Kap. 7) sehr schnell wertlos. Einkorn, das Urgetreide für Getreideallergiker und Darmempfindliche. 13–17% Eiweiß. Eignet sich sehr gut für Waffeln und zum Selberbacken. Nicht für Backautomat geeignet. (Bezug Bioland-Anbau Armin Knauf, Telefon 09564/4955)

Knäckebrot (ungesäuert) bzw. Puffreis-Waffeln mit Bio-Butter. Am Anfang wenig oder kein Brot. Das Brot sollte durch ungesäuerte Waffeln ersetzt werden.

Dinkel: säuert von den Brotgetreiden am wenigsten. Zur Anreicherung des Brotes: 2–3 Tage lang gekeimte Weizenkörner, Sonnenblumenkerne, Sesam, Kürbiskerne, Flohsamen.

Entlastungsdiät im Sinne einer Halbfasten-Mayr-Kur (s. Kap. 11): Einige Tage nur 3 x 1 Scheibe Dinkelbrot der Stadtmühle Geisingen oder Vollreismehlsuppen bzw. Buchweizen, Hirse oder Haferflocken in Wasser gekocht (gewürzt mit Kelpamare oder Tamari). Pellkartoffeldiät mit etwas roter Bete (wenn vertragen). *Alles gut kauen und sehr lange einspeicheln.* Dadurch verringert sich die Säureflora im Darm.

Buchweizen: als Brei (1 Teil Buchweizen, 5 Teile Wasser). Schmeckt gut gewürzt mit Kelpamare (Bio-Laden, Reformhaus – enthält Algen = Spurenelemente!). Buchweizen kräftigt Muskelgewebe und besonders Gefäße. Er ist die leichtverdaulichste Vollwertnahrung, meist auch von Schwerstkranken gut vertragen. Ebenso als erste Getreidenahrung (neben Reis) beim Säugling (glutenfrei).

Hirse: das mineralstoffreichste »Getreide« der Welt. Baut Knochen, Haare, Haut, Zähne, Gelenke etc. auf. (Als Brei am Morgen mit 50% Sojamilch bzw. Reismilch oder verdünnter Sahne oder Vorzugsmilch gekocht oder in Waffeln verbacken.)

Vollreis: enthält viel Kalium, Magnesium und viel Nicotinamid

(Vitamin B$_3$), das zu den stärksten Entgiftern zählt. Wirkt sehr entwässernd und entlastend. Auch als Brei gut, mit $^1/_3$ Sojamilch gekocht, Zimt. Viertägige Vollreis-Wasser-Kuren haben sich häufig gut auch bei Pilzen und Rheuma bewährt. (Dann einige Wochen 2–3 mal täglich Gemüse und eine selbstgebackene Waffel, nur mit etwas Bio-Butter, Miso, Avocado-Creme, Nußmus bestrichen. Mittags Bio-Kartoffeln und viel Gemüse, Olivenöl. Die »Salatcreme«, Tahin (Sesammus) oder Miso als Fleischersatz. Gekochter Vollreis (wie auch Buchweizen, Hirse, Mais etc.) gewinnt an Energie und Gesundheitswert noch durch leichtes Anbraten in der Pfanne mit Olivenöl. (Makrobiotik)

Gemüse:

Salat-Creme: Sesamsaat und Sonnenblumenkerne (Selen u. Vit. E) im Mixer zu Mehl zerkleinern, belebtes Leitungswasser dazugeben. Knoblauch, wenn vertragen.

Olivenöl, nur erste Pressung »extra vergine« als das wertvollste Öl. (Öle mit hochungestättigten Fettsäuren wie Distelöl, Sonnenblumenöl etc. rauben uns bei Luftzutritt viel Selen und Vitamin E, da sie sehr schnell oxidieren.)

Kartoffeln: unbedingt aus natürlichem Anbau! Sie sind häufig *sehr* giftbelastet. Auch einige Tage reine Kartoffeldiät (evtl. mit roter Bete) wirken entlastend u. entsäuernd. In Olivenöl leicht gedünstete Zwiebeln, darin Pellkartoffeln anwärmen und mit viel Kräutern, besonders gerebelten Brennesseln, Majoran, Basilikum, Curry, Meerrettichpulver, Zwiebelpulver etc. vermengen. Herbamare Kräutersalz. (Leicht Angebratenes sättigt mehr. Laut Makrobiotik bekommt es mehr »Yang« = Kraft.)

Reichlich Kräuter, besonders, wenn sie ätherische Öle enthalten. Sie wirken milieuverbessernd und besonders getrocknete Kräuter sehr gut entsäuernd. Meist benötigt man dann keine Entsäuerungssalze mehr. Getrocknet haben sie u. a. *sehr viel* Kalzium.

Ein Apfel hat z. B. 7 mg Kalzium, Majoran 2500, Thymian 2070, Petersilie 1847, Brennessel ca. 2000 mg/100 g. Weiter: Fenchel, Galgantpulver, Wacholderbeeren, Zimt, Kümmel, Koriander, Lorbeerblätter, Basilikum, Bohnenkraut, Salbei, Knoblauch, Zwiebeln, Nelken, Meerrettich (getrocknet bzw. im Glas, ungeschwefelt!) etc. Sie alle haben einen großen gesundheitlichen Wert durch ihren Vitalstoffreichtum.

Salate (aus Bio-Anbau – sonst zuviel Nitrat!): (nicht zuviel Rohes = Gärung = weicherer Gärungsstuhl = Säure), mögl. mit (Rotwein)-Essig u. Olivenöl, etwas Senf, Sojasauce angemacht.

Avocado: mit Kräutersalz und zerdrücktem Knoblauch als Brotaufstrich.

Getränke:

30 Minuten vor dem Essen 1 großes Glas belebtes Wasser. Brennesseltee, Löwenzahntee (Wurzel u. Kraut), Ringelblütentee!, Vollmers Grüner Hafertee, Holundertee, Zinnkrauttee, Walnußblättertee, d. h. Kräutertees aller Art bis auf Früchtetee (zu sauer), möglichst ungesüßt. Der Lapacho-Tee (Reformhaus) hemmt Gärung und damit Pilze, hilfreich bei saurem Stuhl/Durchfall. (Nicht ständig trinken) Alle Tees nicht zu stark und ungesüßt. Zur Anregung: Rosmarintee.

Schwarze Zuckerrohrmelasse (Reformhaus), 1 Teelöffel täglich in warmem Wasser auflösen als basisches Entsäuerungsgetränk. Jeweils sehr gut verdünnen, damit es nicht süß schmeckt. Sonst Pilzfutter. (s. Kap. 8)

Süßtee: süßt 300mal stärker als Zucker; ohne Nachteile für die Kinderküche. (s. Kap. 8)

»Belebtes« Wasser: Wir können unserem energetisch toten Leitungswasser mit der Wasserbelebung nach Johann Grander wieder die natürliche (magnetische) Lebensenergie eines guten Quellwassers verleihen. (Beratung für die Grander-Technologie:

UVO Vertriebs KG) Das belebte Wasser hat eine starke Reinigungskraft für Gifte und ist mikrobenhemmend. Welker Salat und welkes Gemüse werden knackig frisch. Original Grander-Wasser: zur Energieanhebung besonders wertvoll. (s. Kap. 6)

Schaf- und Ziegenmilch: wertvoller als Kuhmilch (s. Kap. 8)

Rezepte:

Selbstgebackene Waffeln: Buchweizen und Hirse zu je 50% möglichst mit eigener Getreidemühle sehr fein mahlen, mit Salz, Wasser, Kümmel, Fenchel, Koriander (gem.) verrührt, eine halbe Stunde quellen lassen. Pro Person ca. 1–2 Eßlöffel gerebelte Brennesseln und 1–2 Eßl. Weizenkeimlinge dazugeben. Zur Abwechslung eine feingeriebene Bio-Möhre oder kleingeschnittene Zwiebeln. Ca. 10 Minuten auf mittlerer Stufe backen. Schmecken gut mit wenig Bio-Butter, Miso, frischem Knoblauch. Sehr gut auch Einkorn-Urgetreide (vermahlen). (s. Kap. 7)

Rote-Bete-Suppe: frische Bio-Rote-Bete auf grober Reibe reiben. 40 Minuten vorkochen. Kleingeschnittene Kartoffeln dazugeben. Zum Schluß 1–2 Gemüsebrühwürfel (Reformhaus, Bioladen), etwas Tamari- oder Sojasauce dazugeben. Abschmecken mit Majoran, Petersilie, etwas saurer Bio-Sahne, Olivenöl.

Rote Linsensuppe oder -Aufstrich: Sie sind sehr leicht verdaulich und wertvoll als Eiweiß (Fleischersatz). Morgens in Wasser geben. Mittags ca. 7 Minuten weichkochen mit Gemüsebrühwürfel. Zum Schluß Olivenöl und frische oder getrocknete Kräuter. Als Suppe oder mit wenig Wasser als Brotaufstrich.

Kürbis-Suppe: in größerem Topf Zwiebeln in Olivenöl andünsten. Dahinein Kürbis-Würfel und 1–2 geriebene Möhren ca. 10 Min. mitdünsten. Separat Gemüsebrühe aus Brühwürfel kochen. Damit ablöschen. Als Gewürz »Schabziger Klee« (Reformhaus), Sojasauce, Salz und Pfeffer. Pürieren. Zum Schluß frische oder getrocknete Petersilie, Schnittlauch.

Dinkelklößchensuppe: Wasser mit Brühwürfel zum Kochen bringen. Frisch gemahlenes Dinkelmehl, Kräutersalz, Kräuter und Wasser zu dickem Teig verarbeiten. Klößchen in die kochende Brühe abstechen. Zerquetschten Knoblauch kurz mitkochen lassen. Suppe vom Herd nehmen und würzen mit aufgerührtem Miso, Tamari, Kräutern, extra in einer Pfanne in Olivenöl gedünstete Zwiebeln etc.

Kartoffelsuppe: Kleingeschnittene Möhren zuerst kochen, dann kleingeschnittene Kartoffeln dazugeben, etwas Porree, etwas Sellerie. Garkochen. Zum Schluß zerkleinerten Knoblauch kurz mitkochen. 1–2 Gemüsebrühwürfel. Separat kleingeschnittene Zwiebeln mit Olivenöl dünsten. Dazugeben. Abschmecken mit Tamari, Petersilie (getrocknet), Majoran.

»Leberwurst«, vegetarisch: wenn Hefe vertragen wird; das Rezept stammt aus der Hildegard-Küche:
3 Zwiebeln, 100 g Butter, 1 Würfel frische Bio-Hefe von Rapunzel, $^1/_4$ l Gemüsebrühe, 100 g Dinkelvollkornmehl, 1 Eßlöffel Essig, Gewürze wie Galgantpulver, Pfeffer, Majoran, Thymian bzw. die Hildegardgewürze Zimt, Gewürznelken, Muskatnuß, Bertram, Diptam, schwarzer Pfeffer): Die Zwiebeln kleinschneiden und in 50 g Butter andünsten. Hefewürfel dazubröckeln und verrühren, bis die Hefe sich aufgelöst hat. Mit Brühe und Mehl aufkochen. Die restliche Butter dazugeben. Nach dem Abkühlen mit Essig und Gewürzen abschmecken. Kühl halten. Sehr lecker!

Was Sie sonst noch für Ihre Gesundheit tun können:
Stille, Gelassenheit, Hören von sanfter guter Musik. Das Lesen geistiger Bücher. Sich dankbar ausrichten auf Den, Der uns geschaffen hat und uns das Leben jeden Tag erhält. Aufmerksam werden für unser inneres und äußeres Fehlverhalten. Innerer Friede und dankbare, aufbauende Gedanken.
Bewegung: Spazierengehen auf Naturboden. Heilsames Sonnen-

licht (s. Kap. 10), körperliche Bewegung, Arbeiten und Schwitzen in frischer Luft (z. B. früh morgens im Bio-Garten).

Atemübungen (s. Kap. 10): Entsäuerung durch die verstärkte Ausatmungsphase.

Kalte morgendliche Abwaschungen mit einem Gästehandtuch (möglichst mit belebtem Wasser) nach Pfarrer Kneipp = enorme Funktionsanregung der Haut. Hautpflege mit Olivenöl u. etwas grüner Tonerde. Harn-Meerwasser-Einreibungen (besonders gut das Salz des Toten Meeres). Die Haut ist unsere »dritte Niere«. (s. Kap. 12)

Mäßigkeit und Natürlichkeit in allem. Sehr wichtig: Ca. 30 Minuten vor dem Essen 1 großes Glas Wasser (s. Kap. 6) trinken, damit die Magensäfte ordnungsgemäß bereitet werden können. Knapp und einfach essen. Möglichst geregelte Mahlzeiten und sehr lang einspeicheln. Magen und Darm haben keine Zähne; Grobzerkleinertes füttert enorm Dysbakterien und Pilze im Darm.

Literaturverzeichnis

Alexandersson, Olof: *Lebendes Wasser*. W. Ennsthaler Verlag, Steyr, Österreich 1995.

Alternatives Branchenbuch. ALTOP Verlag, Gotzinger Straße 48, D-81371 München, Telefon 089/746611-0.

Batmanghelidj, F.: *Wasser – die gesunde Lösung – Ein Umlernbuch*. VAK Verlag für Angewandte Kinesiologie, Freiburg 1996.

Bellene, John & Jan: *Schätze der japanischen Naturküche*. Edition Lebenszeichen, Sebersdorf 1992.

Billings, Dr. med. Evelyn; Westmore, Ann: *Schluß mit der Pille*. Ullstein Verlag, Berlin 1982.

Bischof, Marco: *Biophotonen – Das Licht in unseren Zellen*. Verlag Zweitausendeins, Frankfurt/M. 1995.

Buchwald, Dr. med. Gerhard: *Impfen – Das Geschäft mit der Angst*. Knaur, München 1997.

Buist, Robert A.: *Sauerstoffmangel-Syndrom*. Herausgeber Dr. Wolz, Zell-Hefepräparate GmbH, Buchenweg 9, D-65366 Geisenheim, Telefon 06722/8262.

Colborn, Theo: *Die bedrohte Zukunft – Gefährden wir unsere Fruchtbarkeit und Überlebensfähigkeit?* München 1997.

Couplan, François: *Wildpflanzen für die Küche*. AT Verlag, Aarau/ Schweiz 1997.

Daunderer, Max: Schriftenreihe *Amalgam. Formaldeyhd. Palladium. Drogen. Holzgifte, Umweltgifte. Lösemittel*. Ecomed, Landsberg/Lech 1996.

Die Verbraucherinitiative e.V., Breite Straße 51, D-53111 Bonn, Telefon 0228/7263393 Info: »Elektrosmog – Macht Strom krank?«

Dumrese, Jost, Haefeli, Bruno: *Pleomorphismus – Blutpilze – Blutsymbionten – Blutparasiten unter besonderer Berücksichtigung der Enderleinschen Cyclogenie und der diagnostischen Metho-den nach Haefeli.* Karl F. Haug-Verlag, Heidelberg 1996.

Eggenstein, Kurt: *Der Prophet Jakob Lorber verkündet bevorste-hende Katastrophen und das wahre Christentum.* Verlag Mehr Wissen Kurt Winter, Düsseldorf 1995. (heute: Wissen und Leben Versand, Postfach 1427, D-40739 Langenfeld)

Fischer Jürgen: *Lebens-Energie aus der Atmosphäre.* Fischer-ORGON-Technik, (Einführungsschrift, 2 Mark, Schluß-dorfer Straße 52, D-27726 Worpswede, Telefon 04792/2503.

Fuchs, Richard: *Gen-Food – Ernährung der Zukunft?* Ullstein Ver-lag, Berlin 1997.

Gamerith, Anni: *Lebendiges Ganzkorn,* sowie: *Ehrfurcht vor Korn und Brot.* Verlag Neues Leben. Bad Goisern, Oberösterreich 1956.

Goetz, Rolf: *Naturkost – ein praktischer Warenführer.* Pala Verlag, Darmstadt 1991.

Gray Robert: *Das Darmheilungsbuch.* Knaur, München 1995.

Haller, Albert von: *Gefährdete Menschheit.* Hippokrates Verlag, Stuttgart 1971.

Heideklang, Christine: *Mykosen – Ursachen und natürliche Be-handlung von Pilzerkrankungen,* Knaur, München 1995.

Heideklang, Christine: *Sehet die Lilien auf dem Felde ... – Von der großen Liebe unseres Gottes.* Heideklang Verlag, Schuld 1996. (heute: Bärnreuther Weg 12, D-95460 Bad Berneck)

Henning, Erhard: *Geheimnisse der fruchtbaren Böden.* Organischer Landbau-Verlag, Nettersheim 1994.

Hildegard Heilkunde. Zeitschrift für Hildegardfreunde: Förderkreis Hildegard von Bingen e.V., Nestgasse 2, D-78464 Konstanz.

Hoffmann, Manfred: *Vom Lebendigen in Lebensmitteln.* Deukalion Verlag, Postfach 1113, D-25488 Holm 1997.

Hopfenzitz, Petra: *GU Kompaß Mineralstoffe.* Gräfe und Unzer, München 1992.

Issels, Dr. med. Josef: *Mehr Heilungen von Krebs.* Helfer-Verlag E. Schwabe, Bad Homburg v.d.H. 1982.

Kaschl, Norbert: *Aussaattage nach kosmischen Rhythmen – Tägliche Arbeitsempfehlungen von der Aussaat bis zur Ernte für jedermann.* Organischer Landbauverlag, Xanten.

Kastner, Raimund Friedrich; Seutemann, Sigrun: *Homöotherapie mit Bio-Katalysatoren I* (1979) *und II* (1981). Edition Kastner, Ludwigstraße 38, D-64646 Heppenheim.

Klitzing, Dr. rer. nat. Lebrecht: *Gibt es für das biologische System eine elektromagnetische Verträglichkeit?* Mediz. Universität zu Lübeck, Ratzeburger Allee 160, D-23538 Lübeck.

Knapp, Dieter: *Unser strahlender Körper.* Knaur, München 1996.

König, Holger: *Wege zum gesunden Bauen.* Verlag Ökobuch, Staufen bei Freiburg 1993.

Kraushaar, Yves: *Sonnenmedizin – Herstellung und Anwendung.* Miron Verlag, Bleichmattstraße 54, CH-4600 Olten, Telefon 0041/(0)6221292-82, Telefax -83.

Kronenberger, Hans: Lattacher, Siegbert: *Auf der Spur des Wasserrätsels.* Uranus-Verlag, Wien 1996.

Kühnau, Prof. J. und Dr. Bernaesek: *Neue Inhaltsstoffe des Getreides von Wirkstoffcharakter,* Vortrag am 5. Welt- Brot- und Getreidekongreß, Dresden 1970.

Kuklinski, Dr. med. Bodo; Lunteren, Dr. med Ina van: *Neue Chancen zur natürlichen Vorbeugung und Behandlung von umweltbedingten Krankheiten – Zellschutz mit Antioxidantien.* Lebensbaum Verlag GmbH, Bielefeld 1995.

Lugerth, Wilhelm: *2000 Jahre Erfahrung im biologischen Gartenbau.* Waldthausen Verlag, D-27718 Ritterhude 1995.

Lorber, Jakob: *Heilung und Gesundheitspflege.* 1980. *Erde und Mond.* 1969. *Die Heilkraft des Sonnenlichts.* 1996, Lorber Verlag, Bietigheim

Maes, Wolfgang: *Streß durch Strom und Strahlung – Umwelt fängt zu Hause an.* Institut für Baubiologie und Ökologie, Holzham 25, D-83115 Neubeuern 1998.

Maurizio, A.: *Die Geschichte unserer Pflanzennahrung von den Urzeiten bis zur Gegenwart.* Paul-Parey-Verlag, Berlin 1927.

Mayerhofer, Gottfried: *Lebensgeheimnisse* (1981), *Heilung und Gesundheitspflege* (1980), *Kennzeichen der Zeit,* Lorber-Verlag, Hindenburgstraße 3, D-74321 Bietigheim 1981.

Mayr, Franz Xaver: *Darmträgheit – ihre radikale Behandlung.* Verlag Neues Leben, Bad Goisern, Oberösterreich 1967.

Mességué, Maurice: *Das Mességué Heilkräuter-Lexikon.* Verlag Fritz Molden, Wien–München–Zürich 1976.

Mezger, Julius: *Gesichtete Homöopathische Arzneimittellehre.* Karl F. Haug Verlag, Heidelberg 1991.

Ohlenschläger, Prof. Gerhard: *Das Glutathionsystem – Ordnungs- und informationserhaltende Grundregulation lebender Systeme.* Verlag für Medizin Dr. Ewald Fischer, Heidelberg 1991.

Orth, Dr. Gerhard: *Blutreinigung: Eine Frage des Überlebens,* Raum & Zeit Nr. 68/94, Ehlers Verlag GmbH, Poazlgasteig 5, D-83623 Dietramszell.

Paungger, Johanna; Poppe, Thomas: *Vom richtigen Zeitpunkt – Die Anwendung des Mondkalenders im täglichen Leben.* Hugendubel, München 1994.

Pfeiffer, Ehrenfried; Riese, Erika: *Der erfreuliche Pflanzgarten.* Verlag am Goetheanum, Dornach/Schweiz 1996.

Popp, Fritz-Albert: *Die Botschaft der Nahrung.* Fischer Verlag, Frankfurt am Main 1993.

Rauch, Dr. med. Erich: *Blut- und Säftereinigung – Milde Ableitungskur.* 1975 sowie *Die Darmreinigung nach Dr. F. X. Mayr.* 1990. *Heilung der Erkältungs- und Infektionskrankheiten durch natürliche Behandlung.* 1976. Karl F. Haug Verlag, Heidelberg.

Reckeweg, Dr. med. H.-H.: *Homotoxikologie – Ganzheitsschau einer Synthese der Medizin.* Aurelia-Verlag, Baden-Baden 1981.

Resch, Karl-Ludwig; Till, Uwe; Riezler, Reiner; Pütter, Sigurd: *Homocystein.* Ponte Press Verlags GmbH, Stockimer Straße 148, D-44892 Bochum 1995.

Resch, Dr. med. Karl-Ludwig: *Risikofaktor Homocystein – Daten, Fakten, Strategien.* GFI Gesellschaft für med. Information mbH, Bochum 1995.

Sander, Friedrich F.: Der Säure-Basen-Haushalt des menschlichen Organismus und sein Zusammenspiel mit dem Kochsalzkreislauf und Leberrhythmus. Hippokrates-Verlag, Stuttgart 1953.

Sander, Dr. med. phil. nat. Friedrich F.: Über Genese und Pathologie latenter Azidosen. Aus: »Der Deutsche Apotheker«, Die aktuelle Zeitschrift für pharmazeutische Berufe des Hessischen Apothekervereins e. V., Heft 5, Mai 1969.

Schmid, Reiner: *Die heilende Aloe – das Geschenk der Natur an uns alle sowie Weizengrassaft – Medizin für ein neues Zeitalter,* Verlag und Vertrieb Ernährung & Gesundheit, Ölbergweg 12, D-82205 Gilching 1997.

Schneider, Anton: *Baubiologie in Frage und Antwort.* 1993. Herausgeber: Institut für Baubiologie und Ökologie, Holzham 25, D-83115 Neubeuern, Telefon 08035/2039.

Schwind, Peter: *Alles im Lot: Rolfing.* Goldmann Verlag, München 1991.

Schwintzer, Ida: *Das Milchschaf.* Verlag Eugen Ulmer, Stuttgart 1976.

Scott, Cyril: *Das schwarze Wunder.* Vita Reform-Verlag AG, CH-4657 Dulliken/Schweiz 1996.

Seeger, Paul Gerhardt; Wolz, S.: *Erfolgreiche biologische Krebsabwehr durch Ursachenbekämpfung.* Neuwieder Verlagsgesellschaft, Neuwied 1995.

Seeger, Paul Gerhardt: *Leitfaden für Krebsleidende und die es nicht werden wollen.* 1983. *Krebsverhütung.* 1984. Verlag Mehr Wissen, Düsseldorf (heute: Wissen und Leben Versand, Postfach 1427, D-40739 Langenfeld).

434

Sheldrake, Rupert: Die Wiedergeburt der Natur. Scherz, München 1991.

Sklenar, Dr. med Rudolf; Fasching, Rosina: *Krebsdiagnose aus dem Blut und die Behandlung von Krebs, Präkanzerosen und sonstigen Stoffwechselkrankheiten mit Kombucha und Colipräparaten.* Sonderdruck aus Raum & Zeit Nr. 20 »Die Heilkraft des Pilzes Kombucha« über: Dr. med. Sklenar Bio-Produkte GmbH, Hohewege 3, D-44879 Bochum.

Steiner, Rudolf: *Themen aus dem Gesamtwerk 6 – Naturgrundlagen der Ernährung.* Verlag Freies Geistesleben, Stuttgart 1994.

Steiner, Rudolf: *Geisteswissenschaftliche Grundfragen zum Gedeihen der Landwirtschaft. Landwirtschaftlicher Kurs Koberwitz bei Breslau 1924. Vortrag »Die Wirkung des Geistes in der Natur«,* Rudolf Steiner Verlag, Dornach/Schweiz.

Thun, Maria: *Aussaattage,* M.-Thun-Verlag, Postfach 1518, D-35216 Biedenkopf/Lahn.

Tirala, Professor Dr. med. et phil. Lothar Gottlieb: *Heilatmung – Gesundheit ohne Medikamente.* Vier Flamingos Verlag, Rheine 1997.

Ulmer, Günter Albert: *Die Gesundheit finden mit Flor*Essence.* 1993, *Gesund und schön durch Heilerde.* 1996, sowie: *Krank durch Wellen und Elektrosmog?* 1994. Günter Albert Ulmer Verlag, Tuningen.

Verenas ungewöhnliche Krebsgeschichte – ein Anlaß zum Umdenken? Zu beziehen unter Einsendung eines frankierten DIN-A5-Umschlages mit einem Verrechnungsscheck über 5 Mark »Stichwort Verena«, postlagernd, D-56288 Kastellaun.

Volkrodt, Dr. Ing. Wolfgang: *Gesundheitswesen: Die Krankmacher müssen zahlen!* Waldsiedlung 8, D-97616 Neustadt.

Walker, Dr. Ross: *If I eat another carrot I'll go crazy! The five point way to a healthy heart.* Kingsclear Books, Australien 1996.

Weischet, Horst: *Milchschafe halten.* Ulmer, Stuttgart 1990.

Willfort, Richard: *Gesundheit durch Heilkräuter.* Rudolf Trauner Verlag, Linz 1959.

Wilson Schaef, Anne: *Mein Weg zur Heilung – Ganzheitliche Lebenshilfe in der Praxis.* Hoffmann & Campe, Hamburg 1993.

Zimmermann, Prof. Dr. Werner: *Steine geben Brot.* Verlag Ernst-Otto Cohrs, Rotenburg/Wümme 1975.

Adressen

Anti-Pilzdiät-Seminare im Haus der Begegnung, »Die Quelle«, Bärnreuther Weg 12, D-95460 Bad Berneck, Telefon 09273/6181.

Arkanum Wahre Naturwaren (u. a. Spirulina, grüne Tonerde, besonnte Mittel), Friedrich-Karl-Straße 65, D-28205 Bremen, Telefon 0421/43298-08, Telefax -09.

Argiletz-Tonerde-Produkte (Grüne Tonerde): Siegfried Bachert, Schoppastraße 2, D-65719 Hofheim, Telefon 06192/22201, Telefax 22208.

Aurafotografie, Bocksberg 9, D-94368 Perkam (bei Straubing)

BHS-Labor (für Blutanalysen nach Bruno Haefeli), Postfach 268, CH-8808 Pfäffikon, Telefon von Deutschland: 0041/17850720.

Carbonis GmbH, Gesellschaft für Humusforschung, Dr. Gotthard Stielow, Dorfsfeld 1, D-29348 Scharnhorst-Endeholz, Telefon 05142/92140, Telefax 05142/92142 (Adressenverzeichnis entsprechend arbeitender Demeter-Bauern gegen Einsendung eines mit 3 Mark frankierten DIN-A5-Rückumschlages).

Carbonis GmbH, Spezial-Labor für Elektrochemische Qualitätsuntersuchungen, Triesdorfer Straße 29, D-91746 Weidenbach, Telefon 09826/61183+84.

Eich, Helmut, Info und Therapeutenliste der Eichotherm-Bestrahlungsanlagen, Postfach 7121, D-72784 Pfullingen, Telefon 07121/72441.

Endotronic Gesellschaft für strahlentechnische Geräte mbH, D-88260 Argenbühl-Siggen, Telefon 07566/465

Erdmannhauser Getreideprodukte, D-71729 Erdmannhausen, Telefon 07144/34482: Hydro-thermische Getreideaufbereitungen (Demeter) für Kinder (Kindernährmehle) und Erwachsene.

Galoba GmbH (Mineralstoffpräparate mit Heilquellenextrakt), Kiefernweg 7, D-50767 Köln, Telefon 0221/5902219.

Gen-Technik: Info für DM 1,00 plus Rückporto »Essen aus dem Genlabor? – natürlich nicht« über Gen-ethisches Netzwerk, Schöneweider Straße 3, D-12055 Berlin, Telefon 030/6857073.

Gesundheitskurier, Zentralorgan & Fachzeitschrift der Organisation Gesundheits-Selbsthilfe Goldenes Kreuz, Kreuzwiesen 38, D-87547 Missen-Wilhams.

Grander, Johann: »Wasserbelebung«, Info über: UVO Vertriebs KG, Archstraße 15, D-82467 Garmisch-Partenkirchen, Telefon 08821/79579.

Greenpeace e.V., Große Elbstraße 39, D-22745 Hamburg, Telefon 040/306180

Green Valley (Spirulina-Algen, Acerola-Pulver etc.), Grüntaler Straße 56, D-13359 Berlin, Telefon 030/4935055

Haefeli, Bruno, Rotseeweg 9, CH-6030 Ebikon/Schweiz

Heideklang, Christine: Entspannungsübungen aus dem Prospekt: »Kassetten für die innere Einkehr«, Bärnreuther Weg 12, D-95460 Bad Berneck, Telefon 09273/6183.

Institut für Baubiologie und Ökologie, Holzham 25, D-83115 Neubeuern, Telefon 08035/2039. (Herausgeber der Fachzeitschrift: »Wohnen und Gesundheit«)

Internationale Seminarvermittlung, Hochstraße 9, D-38102 Braunschweig, Telefon 0531/78081 (ab November 1998 in Berlin: »Leben im Prozeß«).

Jura Naturheilmittel, Nestgasse 2, D-78464 Konstanz (liefert Zutaten zur Hildegard-Küche u. a. auch Ziegenmilchpulver).

Käsereibedarf Bunte Kuh, Jay Brady, Hinterdorfstraße 18, D-36154 Hosenfeld-Hainzell, Telefon 06650/1560 (gerebelte Brennesselspitzen aus Demeter-Anbau).

Knauf, Armin: Weizen zum Keimen, Einkorn, Dinkel etc. (Postversand) Bioland-Anbau, Elsa 42, D-96476 Rodach, Telefon 09564/4955.

Lebensschutzinformationen »Stimme des Gewissens«: Nr. 5/97,

Weltbund zum Schutze des Lebens, Bretthorststraße 221, D-32602 Vlotho, Telefon 05733/7330.

Lipp & Bergmann, Am Dummelsmoos 36, D-87561 Oberstdorf, Telefon 08322/80799. (Messung von Umweltbelastungen, Wohnraumanalysen, Abschirmungsmaterialien etc.)

Meeresalgen-Dünger:

– Importeur der braunen Nordmeeralge: Roswitha Kriete, Knoopspark 17, D-28701 Bremen-Lesum, Telefon 0421/631306;

– der weißen Kalkalge: Paul Johannsen GmbH, D-21762 Otterndorf, Telefon 04751/92222;

– Versand von Algen, Steinmehl, Bio-Samen etc.: Gundula Gebler Naturprodukte, Fasanenweg 9, D-41844 Wegberg-Arsbeck, Telefon 02436/339111.

Maes, Wolfgang: Baubiologie und Umweltanalytik (Beratung und Messungen), Schorlemerstraße 87, D-41464 Neuss, Telefon 02131/43741 und Lauferstraße 38, D-90571 Schwaig, Telefon 0911/5075550.

Metz KG, Postfach 1446, D-65764 Kelkheim/Taunus. Gesundheitsforum: »Selen, Zink, Chrom« und Gordon Freeman Fraser »Bis ins hohe Alter geistig rege und aktiv«.

Mühle Heinrich, D-14913 Niedergörsdorf, Telefon 033741/72362; entfernt schonend die Holzfaseroberhaut von Getreide.

Orgon Körperpflegemittel GmbH (Orgon-Badesalz, Orgon-Tee), D-48163 Münster, Telefon 02536/9576 bzw. Firma Arkanum Wahre Naturwaren, Friedrich-Karl-Straße 65, D-28205 Bremen, Telefon 0421/43298-08, Telefax -09.

*Plocher-*Energiesysteme Vertriebs GmbH, Postfach 1464, D-88704 Meersburg, Telefon 07532/382.

Procare GmbH (Spirulina atlantica), Am Kirchberg 11, D-64397 Modautal, Telefon 06167/1001.

Pumpernickelhersteller:

– Bäckerei Bahde, Nessdeich 166, D-21129 Hamburg, Telefon

040/7426579. Man verwendet keinen Sauerteig zur Lockerung des Brotes, sondern das von Rudolf Steiner empfohlene Honig-Salz-Verfahren.

– Bäckerei Lubig, Dottendorfer Straße 92, D-53129 Bonn, Telefon 0228/540030 liefert das säuerlich schmeckende Lubig-Laktose-brot, mit Milcheiweiß angereichert: ein schwarzes Spezialbrot im Sinne eines Pumpernickels. Auch für Diabetiker geeignet.

Pura Vita Naturwaren, Ölbergweg 12, D-82205 Gilching, Telefon 08105/23954.

Rolfing: Therapeutenadressen über European Rolfing Association e.V., Ohmstraße 9, D-80802 München, Telefon 089/396802.

RubiePharm Arzneimittel GmbH, D-36396 Steinau.

Sanatur GmbH, (Spirulina-Algen), Georg-Fischer-Straße 40a, D-78224 Singen, Telefon 07731/8783-0

Sanolux Medizinische Lichttechnik GmbH, D-55128 Mainz, Vertrieb Elisabeth Jung, Bad Berneck, Telefon 09273/6181.

Seatone forte-Kapseln: Hastar Enterprises International, Sternstraße 3, D-40479 Düsseldorf, Telefon 0211/490005.

Spira-Versand, Postfach 1107, D-63544 Hammersbach, Telefon 06185/2742.

Stadtmühle Geisingen, Mühlenweg 11, D-78187 Geisingen, Telefon 07704/92410 Dinkelflocken und Brote, die weitgehend von der Holzfaseroberhaut befreit sind.

Stuplich Topf, Görgenstraße 7, D-56068 Koblenz, Telefon 0261/32277.

Syncomp Pharma GmbH, Frankfurt/M., Telefon 069/574020.

Umweltstiftung WWF-Deutschland, Hedderichstraße 110, D-60591 Frankfurt/Main, Telefon 069/605003-42.

Register